C. Thomas (Herausgeber)
Grundlagen der klinischen Medizin
8 Knochen und Gelenke

Grundlagen der klinischen Medizin

Anatomie Physiologie Pathologie Mikrobiologie Klinik

Herausgegeben von C. Thomas

8 Knochen und Gelenke

Von
C.-P. Adler, W. Krause und **G. Gebert**

Unter Mitwirkung von
K. Neumann und **K. Joseph**

Mit 180 Abbildungen in 311 Einzeldarstellungen,
davon 208 mehrfarbig

Schattauer Stuttgart–
New York 1992

Autoren:

Prof. Dr. C. Thomas

Geschäftsführender Direktor des Medizinischen Zentrums für Pathologie der Philipps-Universität Marburg, Klinikum Lahnberge, D-3550 Marburg

Prof. Dr. C.-P. Adler

Leiter des Knochenregisters am Pathologischen Institut der Universität Freiburg, Albertstraße 19, D-7800 Freiburg

Prof. Dr. G. Gebert

Institut für medizinische und pharmazeutische Prüfungsfragen, Große Langgasse 8, D-6500 Mainz 1, apl. Prof. für Physiologie, Universität Ulm

Prof. Dr. K. Joseph

Abteilung für klinische Nuklearmedizin der Philipps-Universität Marburg, Klinikum Lahnberge, D-3550 Marburg

Prof. Dr. W. Krause

Leiter der Orthopädischen Klinik, Wilhelmshöher Allee 345, D-3500 Kassel-Wilhelmshöhe

Doz. Dr. K. Neumann

Medizinisches Zentrum für Pathologie der Philipps-Universität Marburg, Klinikum Lahnberge, D-3550 Marburg

Die Deutsche Bibliothek – CIP-Einheitsaufnahme

Grundlagen der klinischen Medizin : Anatomie, Physiologie, Pathologie, Mikrobiologie, Klinik / hrsg. von C. Thomas. – Stuttgart ; New York : Schattauer.
NE: Thomas, Carlos [Hrsg.]

8. Knochen und Gelenke / von C.-P. Adler ... Unter Mitw. von K. Neumann und K. Joseph. – 1992
ISBN 3-7945-1320-7
NE: Adler, Claus-Peter

Printed in Germany
Satz, Druck und Einband: Mayr Miesbach, Druckerei und Verlag GmbH, Am Windfeld 15, D-8160 Miesbach, Germany

ISBN 3-7945-1320-7

Vorwort zur Reihe »Grundlagen der klinischen Medizin«

Das Faktenwissen in der Medizin macht eine rasante Entwicklung durch, die zu einer immer höheren Spezialisierung zwingt. Dabei geht häufiger der Anschluß an andere Fächer verloren. Dies trifft für die überwiegend klinischen, aber auch für die klinisch-theoretischen Fächer (Pathologie, Mikrobiologie u. a.) zu. Im Rahmen dieser Spezialisierung geraten auch die Grundlagen der Medizin (Anatomie und Physiologie) häufiger in Vergessenheit.

Ziel der Reihe **Grundlagen der klinischen Medizin** ist es, ein »Grundwissen« in Anatomie, Physiologie, Pathologie, Mikrobiologie und Klinik zusammenzustellen, so daß der Arzt rasch einen **Einblick in bestimmte Fächer der Medizin, die nicht zu seinem unmittelbaren Wissensgebiet gehören,** gewinnen kann. Will man Basiswissen darstellen, dann muß man eine bestimmte Auswahl des Stoffes vornehmen: Es sind nicht die neuesten oder modernsten Fakten abzuhandeln, sondern die, die sich in der Praxis als relevant erwiesen haben. In der Lehre der Pathologie gilt der Grundsatz, das Faktenwissen zu lehren, das mit größter Wahrscheinlichkeit auch in den nächsten 5 Jahren noch seine Gültigkeit behalten wird. Diese Richtlinien sollen in dieser Reihe berücksichtigt werden. Wissenslücken werden sich nicht vermeiden lassen, denn Darstellungsart und Ziel des Werkes (»Minimalwissen«) zwingen zu einer knappen Abhandlung.

Der Leser wird sich die Frage stellen, welche Zielgruppe mit dieser Reihe angesprochen werden soll. Die Beantwortung ist im Zusammenhang mit den Untersuchungen, die wir Anfang der 70er Jahre unter der Leitung von W. Sandritter in Freiburg durchführten, zu sehen. Damals prüften wir im Auftrag der Volkswagen-Stiftung die Effektivität verschiedener Lehr- und Lernmethoden (Hauptvorlesung, Gruppenunterricht, audiovisueller Unterricht und Eigenstudium) in der Pathologie. Sie wurde am »Kurzzeitgedächtnis« (Überprüfung des Faktenwissens am Ende des Semesters) und am »Langzeitgedächtnis« (Überprüfung im Rahmen des Staatsexamens nach der alten Approbationsordnung) kontrolliert.

Studenten und sicher auch viele Dozenten sind der Meinung, daß der **Gruppenunterricht** die einzig richtige Unterrichtsmethode in der Medizin sei. Dabei werden aber in der Regel die Begriffe verwechselt: Gemeint ist der **Unterricht in der kleinen Gruppe** (also der Frontalunterricht vor einer kleinen Studentengruppe) und nicht der **dynamische Gruppenunterricht.** Dieser setzt voraus, daß sich der Student im Eigenstudium Faktenwissen aneignet und im Gespräch in der kleinen Gruppe, unter der Leitung eines erfahrenen Tutors, praktisch einsetzt. In dieser Form ist der dynamische Gruppenunterricht ohne Zweifel sehr leistungsfähig. Die Praxis zeigt aber, daß sich die Studenten nicht regelmäßig und intensiv vorbereiten. Obwohl es immer wieder bestritten wird, stellen die Kontrollen (Klausuren und Prüfungen) die wichtigste Lernmotivation dar. Leider führt aber die derzeitige Prüfungsform zu einer Vernachlässigung der praktischen Ausbildung (so z. B. in den Kursen in *allgemeiner* und *spezieller Pathologie*).

Die Freiburger Untersuchungen haben gezeigt, daß es *keine ideale Lehr-Lern-Methode gibt.* Die alte, vielgeschmähte **Hauptvorlesung** wird immer noch von einem Drittel aller Studenten bevorzugt. Der Rest des Studentenkollektivs verteilt sich auf den **Unterricht in der kleinen Gruppe** oder auf das **Eigenstudium.** Bemerkenswert ist, daß 80% der Studenten eine der oben genannten Lehr-Lern-Methoden durch den **audiovisuellen Unterricht** ergänzten. Er nimmt bei entsprechendem Angebot einen zentralen Stellenwert ein.

Bei der Überprüfung des »Kurzzeitgedächtnisses« erzielten die Studenten, die die Hauptvorlesung regelmäßig besucht hatten, die besten Ergebnisse, beim »Langzeitgedächtnis« waren es die Studenten, die das Eigenstudium bevorzugt hatten. Überraschend war die Feststellung, daß nur 15% des vermittelten Faktenwissens letztlich »übriggeblieben« waren. Aber welcher Hochschullehrer kennt nicht die Schwierigkeiten, die die Studenten in den Pathologiekursen mit der normalen Anatomie und Histologie haben? (Wahrscheinlich stehen die Kliniker vor ähnlichen Problemen, wenn es um pathologisch-anatomisches Faktenwissen geht!)

Diese Situation hat den Herausgeber und die Schattauer Verlagsgesellschaft dazu bewogen, die Reihe **Grundlagen der klinischen Medizin** ins Leben zu rufen. Sie soll

- den *Studenten in der vorklinischen Ausbildung* auf die Bedeutung der Fächer Anatomie, Histologie und Physiologie aufmerksam machen;

- dem *Studenten in den klinischen Studienabschnitten* (einschließlich praktischem Jahr) sowie dem *approbierten Arzt* ein Basiswissen über Anatomie, Physiologie, Pathologie und Klinik wieder ins Gedächtnis rufen. Dies trifft besonders für die für ihn *fachfremden medizinischen Disziplinen* zu;

- durch zahlreiche Abbildungen die einschlägigen Lehrbücher ergänzen, aber nicht ersetzen.

- Ausdrücklich sei hier darauf hingewiesen, daß die einzelnen Beiträge nicht die jeweiligen Spezialisten ansprechen sollen. Aus diesem Grund haben wir auch auf die Darstellung der Therapie und der hochspezialisierten, fachspezifischen Untersuchungen verzichtet.

In den Rezensionen bereits erschienener Bände aus dieser Reihe wird eine Kritik regelmäßig geäußert: *zu viel Pathologie, zu wenig Klinik*. Es wird sogar der Wunsch ausgesprochen, zugunsten der Therapie auf weite Abschnitte der Anatomie zu verzichten. Der Ruf nach einer »praxisnahen Ausbildung« weckt in vielen Studenten den Glauben, auf »spezifisches Faktenwissen« verzichten zu können. So müssen wir heute feststellen, daß der Weg zum empirischen Lernen uns immer weiter von der Medizin als Wissenschaft entfernt. Das Ziel dieser Reihe ist es aber, nicht diesem Trend mit einem »Bilderbuch der klinischen Medizin« zu folgen. Ganz im Gegenteil: Herausgeber und Autoren bemühen sich, Faktenwissen zu vermitteln, um Defizite zu decken, die möglicherweise während des Studiums entstanden sind.

So möchte ich an dieser Stelle erneut darauf hinweisen, daß in dieser Reihe die Grundlagen – und nicht die Klinik – im Vordergrund stehen. Und wenn es heißt, daß man dem Leser das parallele Herumblättern in mehreren Büchern gleichzeitig ersparen möchte, so trifft dies natürlich nicht für die klinischen Bücher zu. Ebenso selbstverständlich sollte es sein, daß wir hier nur eine erste, orientierende Information vermitteln können, vertiefen muß der Leser sein Wissen anhand von Fachbüchern!

Die Gliederung dieser Reihe richtet sich nach der Organpathologie bzw. den entsprechenden klinischen Fachrichtungen: Kardiologie, Pulmologie, Neurologie, Hepatogastroenterologie, Urogenitalsystem u. a. Bei der Bearbeitung des Themas haben wir uns bevorzugt auf das Bild (Schema, Mikro-, Makrophotographie, Röntgenbild usw.) gestützt und dieses durch einen kurzen Text erklärt bzw. ergänzt. Für die Schemata haben wir Vorbilder gesucht oder besonders aussagekräftige Abbildungen aus eigenen bzw. Werken anderer Autoren übernommen (siehe Quellennachweis der Abbildungen).

Vorwort zum Band 8 (Knochen und Gelenke)

Die Betreuung dieses Bandes in meiner Eigenschaft als Herausgeber war für mich Anlaß, die Rolle der Orthopädie und Traumatologie in der pathologisch-anatomischen Ausbildung zu überprüfen. Die Lebenserwartung des Menschen hat in den letzten Jahrzehnten erheblich zugenommen, und so werden die Erkrankungen der Knochen und Gelenke auch immer häufiger. Sie führen zwar nur selten unmittelbar zum Tod, spielen aber als Grunderkrankungen eine große Rolle in der allgemeinen Medizin. Sie beeinträchtigen – besonders den alten Menschen – erheblich in seiner Beweglichkeit und mindern so auch seine Lebensqualität. Aus diesem Grund erscheint es mir nicht gerechtfertigt, daß die Vorlesungen über Knochen- und Gelenkerkrankungen z. Z. nur 2 bis 5% der Vorlesungszeiten in Spezieller Pathologie ausmachen. Sie sollten den anderen Disziplinen (z. B. der Kardiopathologie) gleichgesetzt werden.

An dieser Stelle möchte ich den Autoren und Mitwirkenden für ihre Unterstützung danken. Mein besonderer Dank gilt Herrn Prof. Adler (Freiburg) für die sorgfältige und kritische Darstellung dieses Beitrags. Mein Dank gilt auch Herrn Geschäftsführer D. Bergemann und Herrn W. Krause von der Schattauer Verlagsgesellschaft sowie Herrn Haub von der Graphischen Kunstanstalt Brend'amour und dem Zeichner, Herrn H. Tschörner.

Marburg, im Frühjahr 1992
Prof. Dr. C. Thomas

Inhaltsverzeichnis

A. Einleitung

Das **Skelett** (passiver Anteil des Bewegungsapparats, bestehend aus Knochen und Gelenken) ist mit seiner Größe und proportionalen Gliederung bestimmend für die Architektonik des Körpers. Die **Gelenke** dienen der körperlichen Beweglichkeit.

Eine wesentliche Aufgabe des Skeletts ist die **Stützfunktion,** dabei spielt der spezifische Aufbau von Kortikalis und Spongiosa eine entscheidende Rolle. Der Knochen ist – in Grenzen – widerstandsfähig gegen mechanische Belastungen wie Druck, Biegung, Drehung und Zug. Wegen seiner Festigkeit kommt dem knöchernen Gerüst auch eine **Schutzfunktion** (Schädel, Thorax) zu.

Die **Bewegung** stellt eine weitere lebenswichtige Funktion dar, die durch die Weichteile (Nerven, Muskeln, Sehnen, Bänder) auf Knochen und Gelenke übertragen wird.

Ferner ist das Skelett ein lebenswichtiges **Speicherorgan** zur Regulation des Kalziumstoffwechsels. 99% des Kalziums im Körper werden hier abgelagert. Die Spongiosa und das dichte Canaliculi-Netz, mit welchem die Osteozyten untereinander kommunizieren, bilden eine Ionenaustauschfläche von 250 m^2. Auch in diesem Zusammenhang unterliegt die Knochenstruktur einer Reihe von Regulationsmechanismen verschiedener Organe (Epithelkörperchen, Nieren, Darm), die sich unter pathologischen Bedingungen auf den Knochenauf- und -umbau auswirken.

Bereits während der Embryonalperiode müssen die einzelnen Knochen regelrecht angelegt sein und danach ein kontinuierliches physiologisches Wachstum aufweisen bzw. einem Umbau unterliegen. Der **ständige Umbau** dient der Strukturerhaltung von Knochen und Gelenken. Er findet schon während der physiologischen Skelettentwicklung statt, wobei die *Osteoblasten* subperiostal und in den Havers-Kanälen zu einem Knochenanbau führen, während die *Osteoklasten* eine endosteale Resorption bewirken. Durch harmonische Wechselbeziehungen zwischen An- und Umbau erfolgt ein proportionales Längen- und Dickenwachstum mit Entwicklung einer gleichmäßigen Spongiosa. Dieses Wachstum wird an die jeweilige Belastung des Knochens adaptiert: So kommt es z. B. bei einer Achsenabweichung eines Röhrenknochens mit andauernder asymmetrischer Belastung zu einer adaptativen Knochenverformung mit Verdickung der Kortikalis an der konvexen Seite und Verschmälerung an der konkaven Seite.

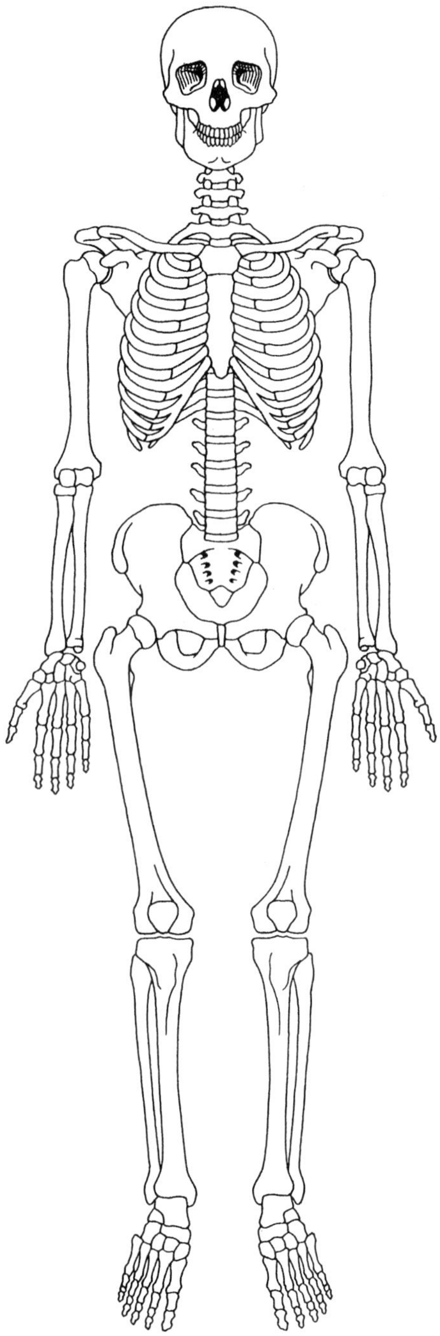

Abb. A-1: Das menschliche Skelett

B. Anatomie

1 Knorpelgewebe

Das Knorpelgewebe besteht aus Grundsubstanz, Knorpelzellen und Perichondrium. Nerven, Lymph- oder Blutgefäße lassen sich nicht nachweisen. Aufgabe des Knorpels ist das Kompensieren wechselnder Druckbelastungen. Als **Chondrozyten** bezeichnet man die Zellen in den Knorpelhöhlen. Kleine Chondrozytenansammlungen, die aus einer Knorpelzelle hervorgegangen sind, stellen eine *isogene Gruppe* (Brutkapsel) dar.

Die **Knorpelgrundsubstanz** (Interzellularsubstanz oder Matrix) besteht aus Wasser (bis 70%) und Trokkensubstanz (Kollagenfasern Typ I und II, spezifische Mukoproteine und Mineralien). Ferner können auch elastische Fasern vorkommen. Die in unmittelbarer Nachbarschaft der Chondrozyten stärker basophil gefärbte Grundsubstanz wird als **Knorpelhof** bezeichnet. Sie schließt die **Knorpelhöhle** mit den Chondrozyten ein, wobei die Zelle von der **Knorpelkapsel** umgeben wird. Knorpelhof, Knorpelkapsel und Chondrozyt bilden das **Chondron,** das die funktionelle Einheit darstellt.

Der Knorpel wird – mit Ausnahme der Oberfläche des Gelenkknorpels – durch das **Perichondrium** begrenzt, das in Knochennähe besonders zellreich ist, sonst vorwiegend aus Kollagenfasern besteht.

1.1 Knorpelarten

1.1.1 Hyaliner Knorpel

Der **hyaline Knorpel** kommt an der Gelenkoberfläche vor, ferner in den Spangen der Trachea und der Bronchien sowie am Rippenansatz. Die Grundsubstanz ist basophil (in der HE-Färbung hellblau) und weitgehend homogen. Fibrilläre Strukturen sind durch Proteoglykane maskiert und lassen sich nur mit Spezialmethoden (im Polarisationsmikroskop) oder unter pathologischen Bedingungen (Bildung von *Asbestfasern* als Zeichen der Degeneration) nachweisen.

1.1.2 Elastischer Knorpel

Der elastische Knorpel kommt in der Wand der kleinen Bronchien, in den Ohrmuscheln und in der Epiglottis vor. Die eosinrote Grundsubstanz schließt ein dichtes Netz von elastischen Fasern ein.

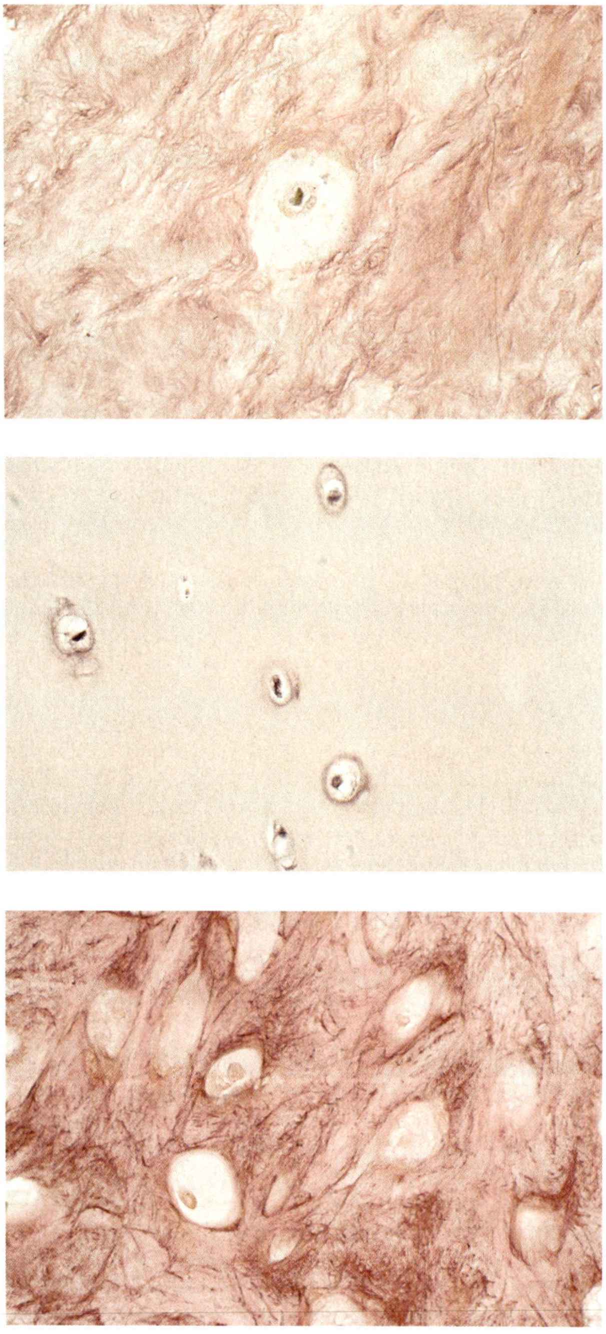

Abb. B-1: Knorpelgewebe. Oben: Hyaliner Knorpel mit Brutkapseln. HE-Fbg. Mitte: Elastischer Knorpel. van-Gieson-Fbg. Unten: Faserknorpel. van-Gieson-Fbg.

1.1.3 Faserknorpel

Aus Faserknorpel bestehen die Bandscheiben der Wirbelsäule, die Symphysis pubica, die Menisci und die Knochenansätze verschiedener Bänder. In der HE-Färbung erscheint die sehr kollagenfaserreiche Grundsubstanz eosinrot. Die **Zwischenwirbelkörper** bestehen aus Faserknorpel *(Anulus fibrosus)* und dem eingeschlossenen gelatinösen *Nucleus pulposus.*

1.2 Knorpelwachstum und Regeneration

Die Vermehrung kann durch Teilung der Chondrozyten *(interstitielles Wachstum)* oder durch eine Differenzierung der perichondrialen Fibrozyten in Chondroblasten und Chondrozyten *(appositionelles Wachstum)* erfolgen. Eine Knorpelregeneration findet in größerem Ausmaß nur bei Kindern statt. Beim Erwachsenen werden ausgedehnte Knorpeldefekte durch bindegewebige Narben ersetzt.

2 Knochengewebe

Je nach Form, Größe und Entwicklungsart unterscheidet man makroskopisch

- **lange Knochen** (Röhrenknochen: Oberarmknochen, Elle, Speiche, Oberschenkel-, Schienbein- und Wadenbeinknochen sowie Mittelhand- und Mittelfußknochen). Sie bestehen aus einer *Diaphyse* und zwei Enden *(Epiphysen)*. Zwischen Diaphyse und Epiphysen liegen – besonders in der Wachstumsphase – die *Metaphysen;*
- **kurze Knochen.** Dazu zählen Hand- und Fußwurzelknochen mit äußerer *Kompakta* und innerer *Spongiosa*. Die Wirbelkörper werden von einigen Autoren als **unregelmäßige Knochen** bezeichnet;
- **flache** oder **platte Knochen.** Dazu gehören Schädelknochen, Schulterblatt, Beckenknochen, Rippen und Brustbein. Sie werden außen von einer unterschiedlich dicken *Kompakta* begrenzt und schließen innen eine *Spongiosa* ein. Im Bereich der Schädelknochen wird diese als *Diploe* bezeichnet und von der *Lamina interna et externa* eingeschlossen.

2.1 Makroskopischer Knochenaufbau

Der Knochen setzt sich aus kompaktem oder spongiösem Gewebe zusammen, das außen vom Periost begrenzt wird. Innen wird der Knochen mehr oder weniger deutlich vom Endost ausgekleidet. Der **kompakte Knochen** besteht aus einem dichten Knochengewebe, den spongiösen Knochen bildet dagegen ein Netz aus kleinen Knochenbälkchen. Das Periost dient mit seinen Kollagenfasern, Zellen, Nerven und Blutgefäßen vorwiegend der Ernährung des Knochens. Ferner können sich Periostfibroblasten in Osteoblasten umwandeln und somit zur Knochenneubildung beitragen. Eine ähnliche Morphologie (mit weniger Kollagenfasern) und Funktion kommt dem **Endost** zu.

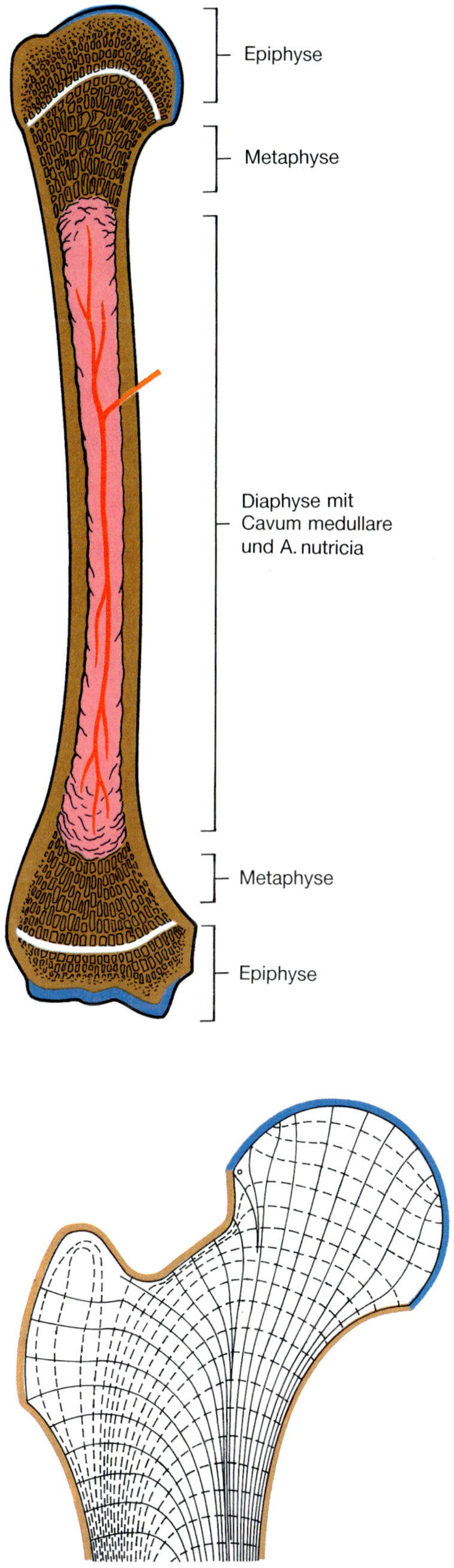

Abb. B-2: Oben: Schematische Darstellung eines **langen Röhrenknochens** (Humerus). Unten: Als **Kraftlinien** gerichtete Knochenlamellen (proximales Femur).

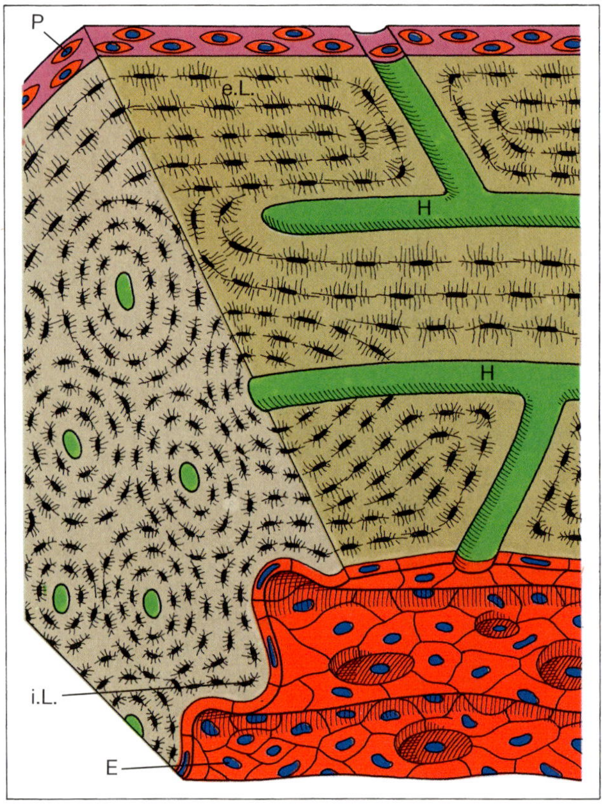

Abb. B-3: Schematische Darstellung der **Kompakta eines Röhrenknochens** mit lamellärem Aufbau. **P** Periost. **E** Endost. **H** Havers-Kanal. **i. L.** innere Lamelle. **e. L.** externe Lamelle.

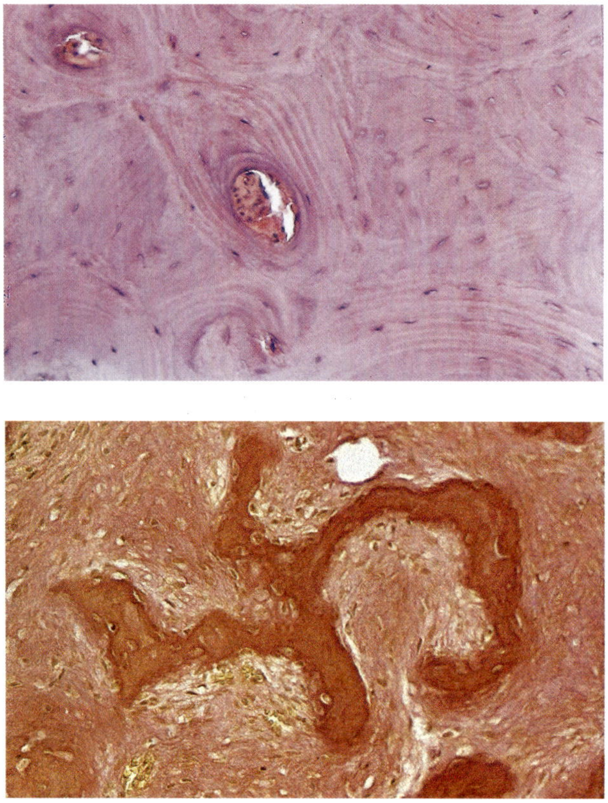

Abb. B-4: Oben: **Kompakter Knochen.** HE-Fbg. Unten: **Geflechtknochen.** van-Gieson-Fbg.

2.2 Histologischer Knochenaufbau

2.2.1 Geflechtknochen

Der Geflechtknochen stellt in der Wachstumsperiode oder während einer Reparation ein Entwicklungsstadium der Knochenneubildung dar. Er ist gegenüber dem Lamellenknochen reicher an Zellen und ärmer an Mineralien. Die gebildeten Knochenbälkchen sind noch nicht ausgerichtet.

2.2.2 Lamellenknochen

Der Lamellenknochen ist der typische reife Knochen, der z. B. in der Kompakta eines Röhrenknochens vorkommt. Man erkennt mehrere, bis zu 7 µm dicke Schichten, die sich konzentrisch um längsgerichtete Hohlräume (Havers-Kanäle) lagern und durch Kittsubstanz miteinander verklebt sind. Die Kanäle führen Blutgefäße und Nerven und sind untereinander querverbunden (*Volkmann-Kanäle* oder *Canales perforantes*). In und zwischen den Lamellen liegen die **Knochenhöhlen der Osteozyten,** die über 1 µm dicke Canaliculi kommunizieren. Zentralkanal und konzentrisch geschichtete Knochenlamellen bilden das **Havers-System** oder **Osteon.** Zwischen den einzelnen Osteonen liegen die nichtgerichteten **Interstitial-** oder **Schaltlamellen.**

2.3 Zytologie des Knochens

2.3.1 Osteoblasten

Undifferenzierte Mesenchymzellen differenzieren zu *Präosteoblasten,* die sich mitotisch vermehren und zu Osteoblasten reifen. *Inaktive Osteoblasten* sind klein, weisen einen runden Kern auf und stehen in enger Verbindung mit den Knochentrabekeln. *Aktivierte Osteoblasten* bilden an ihrer basalen Seite **Osteoid** (eosinroter Vorknochen), das der Knochenoberfläche angelagert wird und nach Verkalkung (Einlagerung von Hydroxylapatit) zur Verbreiterung der Knochenstruktur **(Knochenanbau)** dient. Osteoblasten besitzen alkalische Phosphatase, mit der sie die primäre Mineralisation des Osteoids steuern. Durch Zellausläufer stehen sie mit den Osteozyten in Verbindung und werden nach Einbau in das Knochengewebe zu Osteozyten umgewandelt.

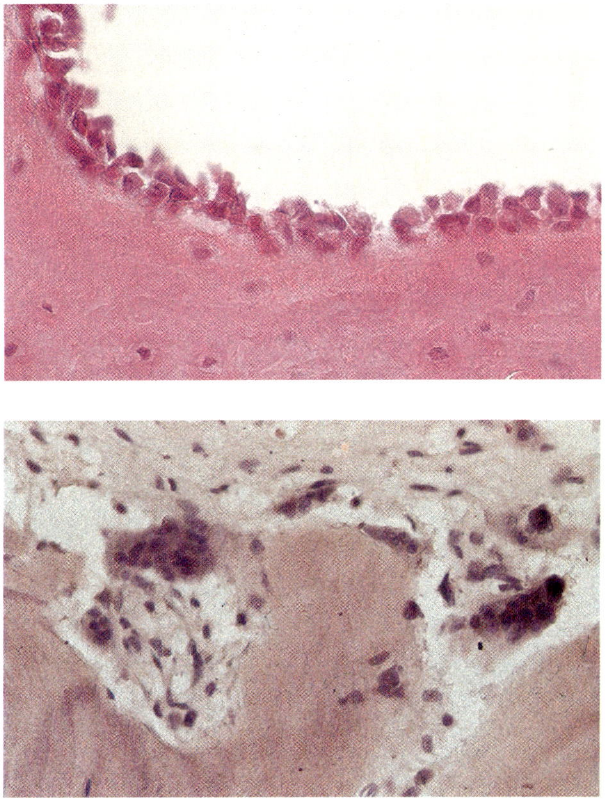

Abb. B-5: **Knochenzellen.** Oben: Zellsaum aus **Osteoblasten.** Unten: Mehrkernige Osteoklasten in Resorptionslakunen. HE-Fbg.

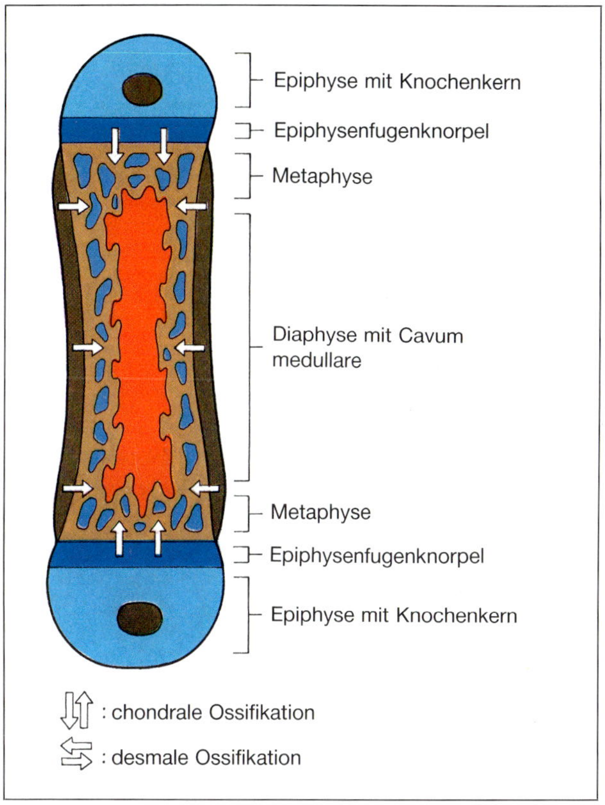

Abb. B-6: Schematische Darstellung des **Knochenwachstums**

2.3.2 Osteozyten

Osteozyten liegen mit ihrem rundlichen oder länglichen Kern in kleinen Lakunen, die von mineralisiertem Zwischengewebe umgeben sind. Über Anastomosen und Canaliculi sorgen sie für den Stoffwechselaustausch des Knochengewebes. In geringem Maße können sie auch osteoblastische bzw. osteoklastische Funktionen ausüben. Eine erhaltene Kernzeichnung der Osteozyten ist ein Zeichen der Vitalität des Knochengewebes; leere Osteozytenlakunen sprechen dagegen für eine Knochennekrose.

2.3.3 Osteoklasten

Diese Zellen sind für die Knochenresorption verantwortlich. Sie werden von mononukleären Blutmonozyten abgeleitet und enthalten reichlich saure Phosphatase. Diese mehrkernigen Riesenzellen sind in den *Howship-Lakunen* (Knocheneinbuchtungen) besonders leicht zu erkennen. Es gibt aber auch *kleine, einkernige Osteoklasten,* die nur durch ihren Gehalt an tartratresistenter saurer Phosphatase nachweisbar sind. Mit proteolytischen Enzymen (Kollagenase u. a.) sind Osteoklasten in der Lage, mineralisiertes Knochengewebe zu resorbieren, nicht jedoch unverkalktes Osteoid. Bei gleichzeitiger Stimulierung von Osteoblasten und Osteoklasten (z. B. unter dem Einfluß von Parathormon) überwiegt die osteoklastäre Knochenresorption.

2.3.4 Fibroblasten

Die Bindegewebszellen des Knochenmarks und des Periosts stehen in enger Verbindung mit dem Knochengewebe. Sie können Kollagenfasern bilden, im Extremfall als Markfibrose.

Dem Knochen stehen somit unterschiedliche Zellsysteme mit z. T. gegensätzlicher Wirkung zur Verfügung, die ihn modellieren und an die jeweilige Funktion anpassen. Diese Zellen sind auch für reparative Vorgänge (z. B. bei der Heilung einer Knochenfraktur) von Bedeutung.

3 Knochenwachstum

Knochengewebe kann aus einer *desmalen* (bindegewebigen) oder einer *chondralen Ossifikation* hervorgehen. Zunächst wird ein unreifer Geflechtknochen

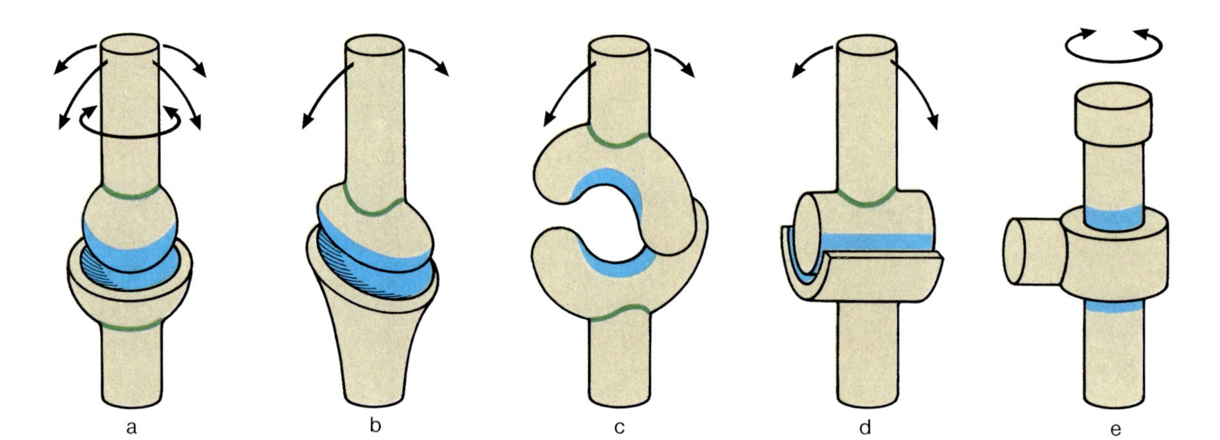

Abb. B-7: Schematische Darstellung der verschiedenen Gelenkformen. a Kugelgelenk (Schultergelenk), **b** Eigelenk (Radiokarpalgelenk), **c** Sattelgelenk (Wurzelmittelhandgelenk), **d** Scharniergelenk (Humeroulnarisgelenk), **e** Rotationsgelenk (Humeroradialgelenk).

gebildet, der später durch Lamellenknochen ersetzt wird. In der späteren Fetalzeit bilden sich sog. **Knochenkerne** (Ossifikationspunkte), von denen die Skelettverknöcherung ausgeht. Im letzten Fetalmonat treten Knochenkerne in der distalen Femurepiphyse und in der proximalen Tibiaepiphyse auf. Sie sind als Reifezeichen zu werten.

Die **desmale Knochenneubildung** kommt selten isoliert vor. Bestimmte Schädelknochen und die Fontanellen des Neugeborenen werden über diesen Mechanismus gebildet bzw. verknöchert. Auch vom Periost langer Knochen geht die Knochenneubildung der Kompakta (appositionelles Dickenwachstum) aus.

Die **chondrale Knochenneubildung** kommt als peri- und enchondrale Ossifikation vor. In den Epiphysenfugen – insbesondere der Röhrenknochen – findet sich während der Skelettentwicklung eine Knorpelschicht, von der das physiologische Längenwachstum ausgeht. Histologisch setzt sie sich zusammen aus
- einem **ruhenden Knorpel,** der die sog. Stammzellen oder kleinen Chondrozyten darstellt
- einem **proliferierenden Knorpel** mit größeren Chondrozyten mit dunklem Kern und Mitosen
- einem **Säulenknorpel** mit großen blasigen, reihenförmig angeordneten Chondrozyten und neugebildeter Matrix
- einer **präparatorischen Verkalkungszone** mit spießartigen Kalkablagerungen
- einer **primären Spongiosa** mit eingewanderten Osteoblasten, neugebildetem Osteoid und Kalkspießen
- einer **sekundären Spongiosa** mit Verkalkung des Osteoids und konsekutivem osteoklastärem Knochenabbau.

Die Skelettszintigraphie zeigt in dieser Wachstumszone eine intensive Aktivitätsanreicherung (^{87m}Sr). In der frühen Wachstumsperiode treten enchondrale **Ossifikationskerne** auf. Sie werden später durch knöcherne Epiphysenkerne ersetzt, die sich erst nach der Geburt entwickeln. Lediglich in der distalen Femurepiphyse und in der proximalen Tibiaepiphyse sind sie im 10. Fetalmonat bereits angelegt (Reifezeichen). Die Verknöcherung beginnt zentral und schreitet nach peripher fort. Mit Abschluß der Wachstumsphase ist die Epiphyse vollständig verknöchert und bleibt röntgenologisch als schmale Verdichtungslinie *(Epiphysenfugennarbe)* zeitlebens bestehen.

4 Gelenke

Knochen sind untereinander fest (Hafte) oder beweglich (Gelenk, Diarthrosen) verbunden. **Hafte** können aus folgenden Strukturen bestehen:
- *Bindegewebe* (Bandhaft oder Syndesmose), z. B. die Fontanellen des Neugeborenen oder die Membrana interossea des Unterarms. Hier sind auch die Schädelnähte des Erwachsenen (Sutura plana, serrata oder squamosa) zu erwähnen. Die Befestigung der Zähne wird als *Gomphoresis* bezeichnet.
- *Knorpel* (Knorpelhaft oder Synchondrose), z. B. Zwischenwirbelscheiben, die Epiphysenfugen vor der Wachstumsperiode und die Symphyse
- *Knochen* (Knochenhaft oder Synostose), z. B. das Kreuzbein, die Verbindung der Epiphysen und Metaphysen nach der Wachstumsperiode und die Verbindung zwischen Dia- und Epiphysen.

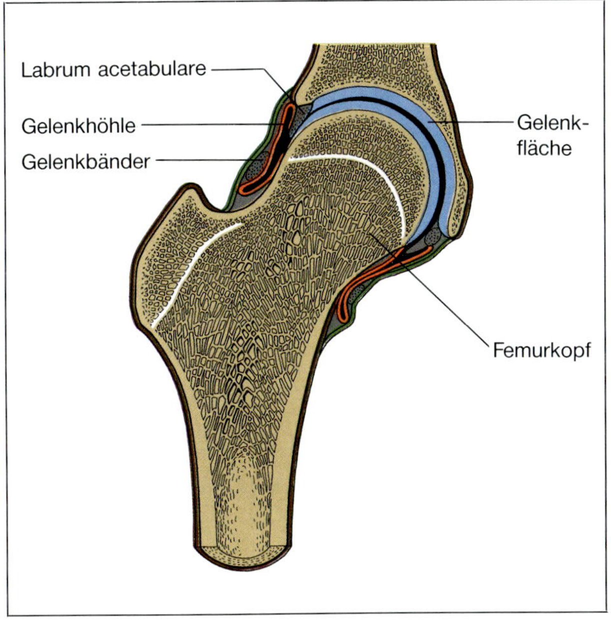

Abb. B-8: Schematische Darstellung eines Gelenks (Hüftgelenk)

4.1 Morphologische Merkmale der Gelenke

- Sie stellen eine *bewegliche Verbindung* zwischen zwei Knochen dar.
- Die *Gelenkoberfläche* besteht aus Knorpel.
- Zwischen den Gelenkoberflächen liegt ein *Spalt*.
- Gelenkoberfläche und -spalt werden von einer *Gelenkkapsel* eingeschlossen, die innen von der *Synovialhaut* ausgekleidet ist. Die Gelenkfläche kann durch Gelenklippen (*Labra articulares*, z. B. im Schultergelenk) erweitert werden. *Disci* und *Menisci* sind Gelenkzwischenscheiben, die den Gelenkspalt vollständig bzw. teilweise unterteilen. Ihre Funktion ist es, den Gelenkkontakt zu verbessern.
- *Gelenkbänder* schränken die Bewegung *(Bandhemmung)* ein und festigen das Gelenk. Ferner können auch Knochen die Beweglichkeit begrenzen *(Knochenhemmung)*.

4.2 Makroskopie der Gelenke

Der anatomische Aufbau und die Funktionen der verschiedenen Gelenkformen gehen aus Abbildung B-7 hervor. Sonderformen sind Gelenke mit ebener Fläche (*Articulatio plana:* Wirbelgelenke) und straffe Gelenke *(Amphiarthrosen)* mit stark eingeschränkter Beweglichkeit (z. B. Sakroiliakalgelenk).

4.3 Histologie der Gelenke

4.3.1 Gelenkknorpel

Die Gelenkfläche wird von Knorpelgewebe (in der Regel von hyalinem Knorpel) überzogen. An der Oberfläche weist dieses eine Verdichtung (tangentiale Schicht) auf.

4.3.2 Gelenkkapsel

Die Gelenkkapsel besteht aus einem faserreichen Bindegewebe, das von kleinen Gefäßen durchzogen wird.

4.3.3 Synovia

Die Synovia *(Membrana synovialis)* bildet die Innenschicht der Gelenkkapsel und ist zottig strukturiert. Diese Synoviazotten *(Villi articulares)* weisen ein lockeres bindegewebiges Stroma mit Blutkapillaren auf und sind an der Oberfläche von Synoviazellen überzogen. Hier wird die Synoviaflüssigkeit gebildet, die für die Gleitfunktion der Gelenke von Bedeutung ist.

4.3.4 Bänder

Die Bänder (z. B. Kreuzbänder des Kniegelenks) festigen die Gelenke und verhindern eine Überdehnung. Sie bestehen aus dichten Ansammlungen von Kollagenfasern, die bündelförmig angeordnet sind und längs verlaufen.

4.3.5 Menisci und Disci intervertebrales

Menisci sind Scheiben aus Faserknorpel im Kniegelenk, die die Gelenkform mitgestalten. Die Disci intervertebrales (Bandscheiben) liegen zwischen den Wirbelkörpern und bestehen ebenfalls aus Faserknorpel.

5 Blutversorgung

Der Knochen ist mit ca. 6% des Herzminutenvolumens relativ stark durchblutet. Die **arterielle Blutzufuhr** der Röhrenknochen erfolgt über die *A. nutricia* sowie über die metaphysären und periostalen Arterien. Die ossäre Blutversorgung findet vom Periost aus statt: Die *A. nutricia* dringt durch die *Foramina nutricia* – entlang den Volkmann- und Havers-Kanälen – in den Markraum und verzweigt sich hier in ab- und aufsteigende Äste. Die *Aa. accessoriae* durchbluten Meta- und Epiphysen. Während der Wachstumsperiode wird die Epiphyse getrennt von periostalen Gefäßen versorgt. Der **venöse Blutabfluß** erfolgt über die Sinusoide und metaphysären Venen, die in der Diaphyse in den zentralen Venenkanal einmünden. Dieser durchzieht den Knochen in Längsrichtung und führt das venöse Blut über eine *Vena nutricia* aus dem Knochen.

C. Physiologie

1 Interstitielle Matrix

1.1 Matrixbestandteile und -eigenschaften

Bindegewebs-, Knorpel-, Knochen- und Muskelzellen sezernieren hochmolekulare Proteine mit zahlreichen Bindungsdomänen in den Zwischenzellraum. Viele dieser Proteine können sich an spezifische Rezeptoren der Zelloberfläche oder anderer Proteine binden und infolge ihrer Größe und der Vielzahl der Bindungsstellen das Interstitium durch Vernetzung zur extrazellulären Matrix verfestigen. Zu den **Matrixproteinen** gehören die Familien der *Kollagene* (Typ I bis X), der *adhäsiven Glykoproteine* (Fibronektin, Laminin, Vitronektin, Thrombospondin, von-Willebrand-Faktor), der *Proteoglykane* (Proteine, die Glykosaminoglykane bzw. Mukopolysaccharide aus azetylierten oder sulfatierten Aminozuckern, Glucuronsäure und Galaktose enthalten) und weitere Proteine (z.B. Elastin). Matrixproteine liefern nicht nur die Basis für die Zelladhäsion und für die Verfestigung der Gewebsstruktur, sondern sind auch an den dynamischen Prozessen des Gewebes (Zellwanderung und Wachstum von Zellausläufern, Zelldifferenzierung, Proliferation, z.B. bei der Wundheilung) beteiligt. Darüber hinaus bilden sie durch Wasseraufnahme ein Gel als strukturelle Basis für die Funktion des Interstitiums als Flüssigkeitspuffer.

Die Eigenschaften der interstitiellen Matrix ergeben sich aus der Art der in den Extrazellulärraum sezernierten Proteine. **Kollagene** sind Proteine, die Tripelhelix-Strukturen mit sich wiederholenden, jeweils ein Glycin enthaltenden Tripletts aufweisen und hydroxylierte Prolin- und Lysinreste besitzen. Sie haben die Fähigkeit, sich zu supramolekularen Strukturen wie Netzen, Fibrillen und Filamenten zu aggregieren. Kollagenfibrillen besitzen hohe Reißfestigkeit bei geringer Dehnbarkeit (nur ca. 5% der Ausgangslänge). Zellen verschiedener Gewebe produzieren unterschiedliche Kollagene. Kollagen vom Typ X beispielsweise findet sich nur in den Mineralisationszonen von hyalinem Knorpelgewebe und Kollagen Typ IV nur in den epitheliale Strukturen abgrenzenden Basalmembranen. Knorpelmatrix enthält vorwiegend Fibrillen aus Kollagen vom Typ II, in geringerem Ausmaß vom Typ IX, während im Knochen Fibrillen aus Kollagen Typ I und III dominieren. Während das Kollagen für die *Zugfestigkeit des Gewebes* verantwortlich ist, wird die *elastische Verformbarkeit* vom Gehalt an Fasern aus dem Matrixprotein **Elastin** bestimmt. Diese elastischen Fasern sind auf mehr als das Doppelte ihrer Ruhelänge reversibel dehnbar. Für die *Konsistenz der Gewebe* sind vor allem die Proteoglykane der Matrix und ggf. eingelagerte anorganische Substanzen verantwortlich.

Die Zusammensetzung der extrazellulären Matrix kann sich physiologisch oder pathologisch im Rahmen von Abbau und Erneuerung ändern (Halbwertszeit der Proteoglykane etwa eine Woche).

1.2 Entstehung des Knochens

Die Bildung von festem Stützgewebe (Knochen) erfolgt durch Mineralisierung der extrazellulären Matrix, hauptsächlich durch Deposition von Hydroxylapatit $Ca_{10}(PO_4)_6$, zum geringen Teil von Fluor- oder Karbonatapatit und Kalzium- oder Magnesiumkarbonat. Die **organische Matrix,** das Osteoid aus Kollagen, Glykoproteinen und Proteoglykanen, wird von Osteoblasten sezerniert. Nach Abschluß der Sekretion der Osteoidproteine (ca. 90% Kollagen) werden die Osteoblasten zu Osteozyten. In diesen wird Kalzium an saure Phospholipide der Zellmembran gebunden, lokal angereichert und nach Zellmembranausstülpung in Form von Matrixvesikeln sezerniert. In den Matrixvesikeln wird Phosphat aus organischen Bindungen durch Phosphatasen, vor allem alkalische Phosphatase, freigesetzt und kann als anorganisches Phosphat mit Kalzium reagieren. Im Vesikelinneren bilden sich nadelförmige Kristalle aus Hydroxylapatit, die durch Perforation der Vesikelmembran nach außen gelangen. Im Interstitium heften sich die Kristalle bevorzugt an durch interstitielle Eiweiße, insbesondere Kollagen, gelieferte Einbettungsstellen an, deren Strukturen als Kristallisationskerne dienen können. Sie wachsen durch Anlagerung von Salzen, die aus dem Kalzium und Phosphat (z.T. unter Mitwirkung alkalischer Phosphatase freigesetzt) der interstitiellen Flüssigkeit entstehen, und erreichen eine Größe von etwa 20 × 3 nm. Durch selektive Plazierung der sezernierten Matrixvesikel und lokalisierte Kristallablagerung wird die **Mineralisation** auf die zur Strukturstabilisierung erforderlichen Bereiche beschränkt. Zur Kontrolle der Mineralisierung tragen kristallwachstumshemmende Proteine (Proteoglykane, Osteocalcin, Osteonectin usw.) bei. Dies ist besonders wichtig, weil die Matrixvesikel nur für die Startphase der Ossifikation notwendig sind. Wenn sich in der organischen Knochenmatrix (Osteoid) ein mineralisierter Bereich gebildet hat, greift die Ablagerung von Hydroxylapatit auch ohne Vesikelhilfe auf die noch nicht verknöcherten Osteoidbereiche über (Bildung einer Mineralisationsfront). Bei unzureichender Mineralisationskontrolle kann es zu pathologischer Ablagerung von Apatit außerhalb der normalen Prädilektionsstellen kommen (Verkalkung atherosklerotischer Plaques, Linsentrübung, Herzklappenverkalkung usw.).

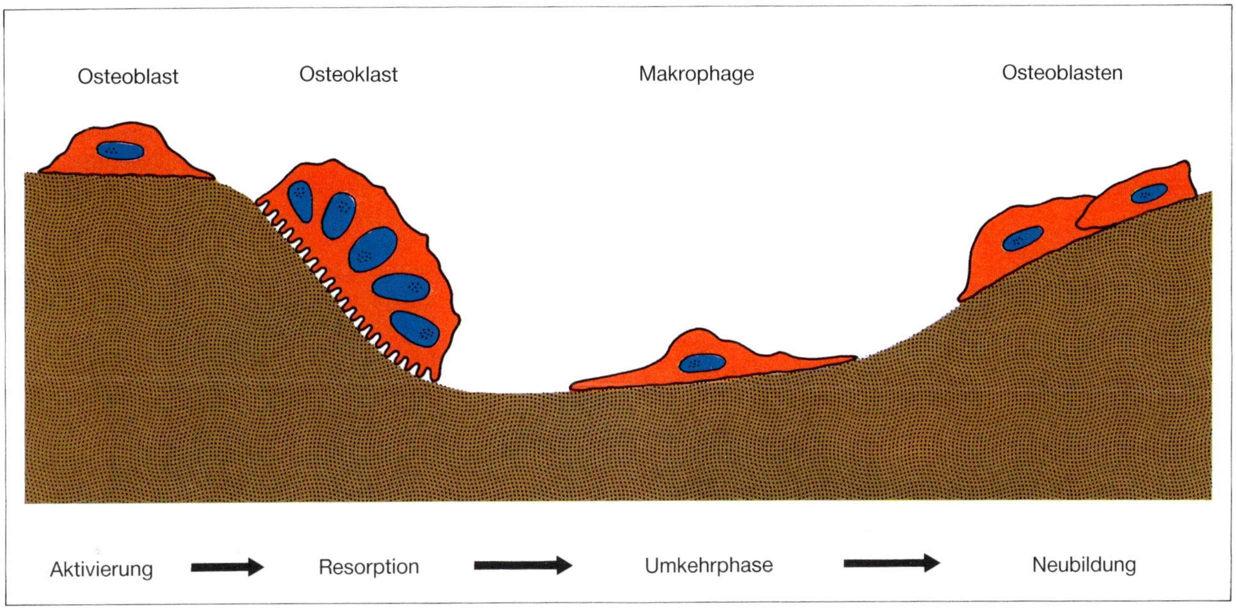

Abb. C-1: Schema des in einer »multizellulären Basiseinheit« des Knochens (braun) ablaufenden **Umbauzyklus**

2 Funktion des Knochens

2.1 Belastbarkeit

Die hauptsächlich aus Kollagen bestehenden Fasern der Knochengrundstruktur sorgen für die **Zugfestigkeit**, die eingelagerten Mineralien für die **Druckfestigkeit** des Knochens. Bei getrockneten Knochen liegt die Druckfestigkeit in der Größenordnung von 10^{11} Pa (10 kp/mm^2). Die **Zugfestigkeit** ist etwas geringer. Knochen sind nicht homogen, sondern besitzen einen trajektoriellen Aufbau aus Lamellen, Platten und Stäbchen, so daß Zug- und Druckfestigkeit je nach Richtung der einwirkenden Kraft unterschiedlich hoch sind. Die Belastbarkeit der komplizierten Knochenstrukturen bzw. ihre Bruchgefährdung läßt sich daher nicht unmittelbar aus der röntgenologisch meßbaren Knochendichte (Mineralisationsgrad) ableiten, obwohl selbstverständlich eine Korrelation zwischen der Knochendichte und der durchschnittlichen Druckfestigkeit des Knochens besteht.

2.2 Steuerung von Auf- und Umbau des Skeletts

Der einmal entstandene Knochen unterliegt einem ständigen Umbau *(remodeling)*, bei dem die sich erneuernden Strukturen den Belastungsänderungen angepaßt werden können. Als strukturelle Basis der Umbauprozesse wird eine **multizelluläre Basiseinheit** *(basic multicellular unit,* BMU) angesehen, die pro Durchlauf etwa 0,05 mm^3 Knochensubstanz umschlägt. Der lokale Umbau beginnt mit einer Aktivierungsphase, in der (wahrscheinlich hormonell) stimulierte Zellen der osteoblastischen Linie auf der Knochenoberfläche proteolytische Enzyme wie Kollagenase sezernieren und die mineralisierte Matrix des Knochens freilegen. In der folgenden *Resorptionsphase* heften sich Osteoklasten, die durch Zusammenfließen aus dem Knochenmark stammender Vorläuferzellen entstehen, an die Knochenoberfläche, lösen mittels sezernierter Säuren die Knochenmineralien auf und bauen in dem sauren Milieu die organischen Matrixbestandteile durch lysosomale Enzyme ab. Gegen Abschluß der Resorptionsphase lagern sich Makrophagen an die erodierte Knochenoberfläche an, und in einer *Umkehrphase* werden die Wiederbesiedlung der Knochenoberfläche mit Osteoblasten und die Knochenneubildung *(Formationsphase)* eingeleitet. Wie rasch und umfangreich der abgebaute Knochen erneuert wird, hängt von dem Ausmaß des verbliebenen, als Matrize dienenden unresorbierten Knochens und von der Aktivität der Osteoblasten und ihrer Stimulation durch lokale (Wachstumsfaktoren) und systemische Botenstoffe (Hormone) ab. Die Knochenneubildung wird mit dem Übergang in eine neue Ruhephase unter Umwandlung der Osteoblasten zu Osteozyten abgeschlossen. Insgesamt dauert ein Zyklus etwa vier Monate.

Der in den Basiseinheiten (BMU) ständig ablaufende Knochenumbau erleichtert die Aufrechterhaltung des Fließgleichgewichts im Mineralhaushalt des Organismus (Knochen als Pufferdepot für Kalzium, Phosphat und Magnesium), regeneriert gealterte, möglicher-

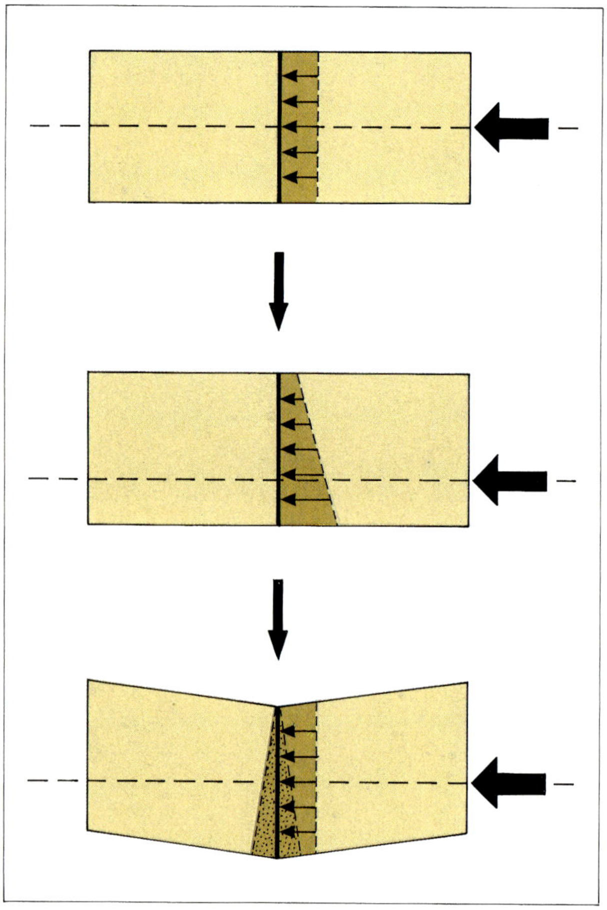

Abb. C-2: Durch exzentrische Druckbelastung induzierte **asymmetrische Knochenneubildung** in einer Wachstumsfuge mit resultierender Anpassung des Knochens durch Formänderung. (Nach Pauwels)

weise durch ständige Belastung mikrofrakturierte Knochen und ermöglicht die Anpassung an geänderte Belastungsbedingungen. Wie und wodurch die Aktivierung der einzelnen BMU gestartet wird, ist noch nicht bekannt. Die Zahl der Basiseinheiten, die pro Jahr den Aktivierungs/Resorptions/Neubildungs-Zyklus durchlaufen, wird auf 6 Millionen geschätzt. Da damit pro Jahr nur etwa 300 ml Knochenvolumen dem Umbauprozeß unterworfen werden, dauert es mehrere Jahre, bis sich eine verminderte Resynthese der Knochenmatrix auf die generelle Stabilität des Skeletts auswirkt.

Die Ausbildung, das Wachstum und die adaptiven Umbauvorgänge des Skeletts nach Wachstumsabschluß werden von der **mechanischen Belastung** (Druck und Biegespannung) beeinflußt. Eine druckbedingte Verformung stellt sowohl für Knorpel- als auch für Knochengewebe einen Wachstumsreiz dar. Dies gilt für die eigentliche Wachstumsphase ebenso wie für die nach ihrem Abschluß ablaufenden Umbauvorgänge. Aktivierung und Inaktivierung von Wachstum und Umbau werden darüber hinaus von **Signalsubstanzen** (systemisch als Hormone, lokal als Wachstumsfaktoren) gesteuert. Zu diesen gehören

- **Parathormon:** Förderung von Knochenabbau und -neubildung in physiologischer Konzentration, Verstärkung des Knochenabbaus bei erhöhter Konzentration
- **Kalzitonin:** Hemmung der Knochenresorption
- **D-Hormon:** Förderung der Knochenresorption, direkte Hemmung und indirekte (über verbesserte Kalziumverfügbarkeit) Förderung der Knochenneubildung
- **Somatotropin:** indirekte Förderung des Knochenwachstums (über Somatomedin-C-Bildung)
- **Insulin:** Anregung der Knochenneubildung
- **Glukokortikoide:** Hemmung der Knochenneubildung, indirekte Förderung des Knochenabbaus (Stimulierung der Parathormonsekretion infolge verminderter enteraler Kalziumabsorption und erhöhter renaler Kalziumexkretion)
- **Thyroxin:** Anregung von Knochenauf- und -abbau
- **Östrogene:** Hemmung der Knochenresorption
- **Androgene:** Hemmung der Knochenresorption
- **Prostaglandin E_2:** Förderung von Knochenab- und -aufbau (erhöhter Umsatz)
- **β-TGF:** Förderung der Knochenneubildung, Hemmung der Knochenresorption
- **Interleukin 1:** Steigerung des Knochenabbaus, Hemmung der Neubildung
- **α-Interferon:** Hemmung von Knochenauf- und -abbau.

Mangel an systemisch wirksamen Hormonen wie Somatotropin, Thyroxin, D-Hormon oder Sexualhormon führt in der Wachstumsphase zu Störungen der Skelettbildung (z. B. Minderwuchs bei Mangel an STH oder Thyroxin, hypogonadaler Hochwuchs bei Androgenmangel). Übermäßige Einwirkung von Glukokortikoiden und Mangel an Sexualhormon führt beim Erwachsenen zu gesteigerter Resorption und Demineralisierung des Knochens (Osteoporose).

D. Untersuchungsmethoden

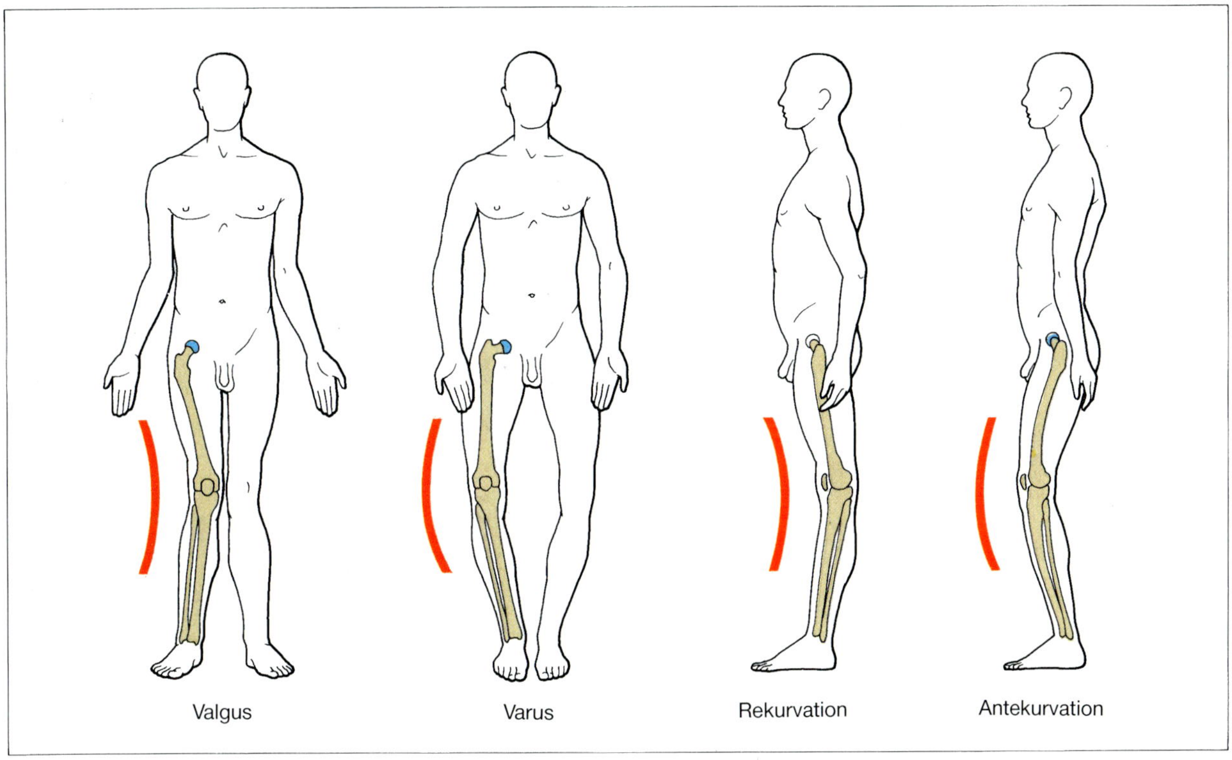

Abb. D-1: Inspektion. Achsenabweichungen der Extremitäten.

Zur Erfassung von Skelettveränderungen stehen verschiedene klinische, bildgebende und pathologisch-anatomische Verfahren zur Verfügung. Die Diagnose einer Knochenerkrankung setzt eine enge interdisziplinäre Zusammenarbeit zwischen Klinikern (Orthopäden, Onkologen, Pädiatern), Radiologen und Pathologen voraus. Sowohl in der Radiologie als auch in der Pathologie sind in den letzten Jahren zahlreiche neue Untersuchungsmethoden entwickelt worden, mit denen die verschiedenen Skeletterkrankungen genauer und sicherer zu diagnostizieren sind.

1 Klinische Untersuchung

1.1 Anamnese

Zu berücksichtigen sind krankheitsauslösende bzw. -begünstigende Ursachen (berufliche oder sportliche Belastungen) sowie die gegenwärtigen Beschwerden. Eine Skeletterkrankung ist häufig keine isolierte Erkrankung, sondern Haupt- oder Teilmanifestation eines anderen Leidens, z. B. einer Endokrinopathie (Hyperparathyreoidismus, M. Cushing), einer Stoffwechselkrankheit (Gicht), einer Nieren- (renale Osteopathie) oder Darmerkrankung (Resorptionsstörungen).

1.1.1 Knochen- oder Gelenkschmerz

Er kann spontan oder induziert, lokalisiert oder projiziert (fern vom eigentlichen pathologischen Prozeß) sein. Von diagnostischer Bedeutung sind Angaben zur Intensität des Schmerzes: Verstärkung während bestimmter Tageszeiten bzw. durch Druck, Belastung oder Bewegung.

1.1.2 Einschränkungen der Bewegung

Sie können ossären, artikulären, parossären, muskulären oder nervösen Ursprungs sein. Sie sind von funktionellen Ursachen (Einschränkung der Bewegung infolge von Durchblutungsstörungen) abzugrenzen. Manifestationsformen sind:

- *Kontraktur* durch Muskel- oder Gelenkerkrankung
- *Hinken* und *Gangstörungen* durch Schmerzen, Muskelschwäche, Gelenkerkrankung, einseitige Extremitätenverkürzung von mehr als 3 cm u. a.

1.2 Inspektion

Skelettdeformitäten sind Formveränderungen, die in einem Knochen (Fraktur, Schwellung) oder in Teilen des Skeletts (Skoliose, Systemerkrankungen) vorkommen können. In den Extremitäten lassen sich Achsenabweichungen (Varus, Valgus) nachweisen.

1.3 Manuelle Untersuchung

Sie umfaßt die allgemeine Palpation (Konsistenz, Muskeltonus, Druckschmerz) sowie die Prüfung der normalen oder pathologischen Beweglichkeit von Gelenken und Knochen.

1.4 Neurologische Untersuchung

Bestimmung der Muskelfunktion und Sensibilität sowie Erfassung zentralnervöser Erkrankungen, die sich auf Skelett und Muskulatur auswirken.

2 Laboruntersuchungen

Die Laboruntersuchungen werden unter Berücksichtigung der klinischen Fragestellung durchgeführt.

- *Blutuntersuchung:* Blutbild, Blutsenkungsgeschwindigkeit
- *Blut- und Harnchemie:* Kalzium, Harnsäure, Eiweiß (Immunelektrophorese) u. a.
- *Serologie:* Rheumafaktoren, Antikörperbestimmung bei verschiedenen Infektionskrankheiten
- *Hormonbestimmung:* Parathormon, Kalzitonin, Wachstumshormon, ACTH, Kortison.

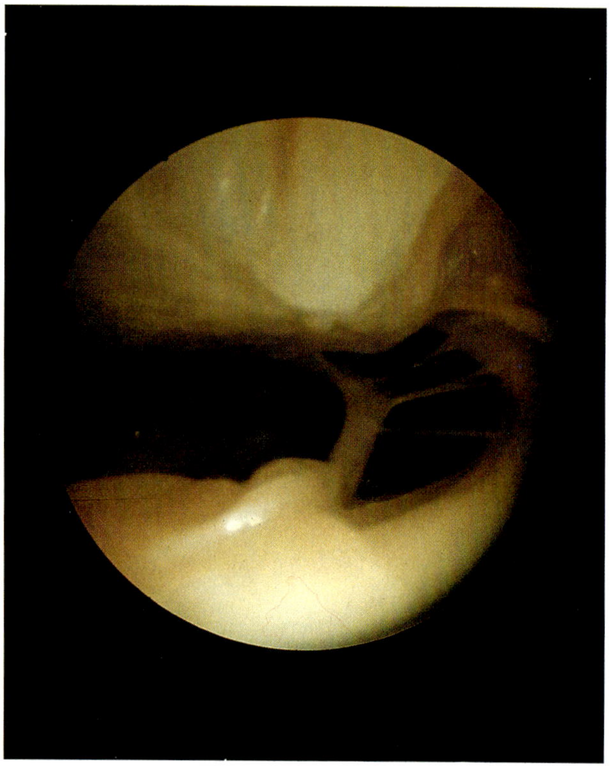

Abb. D-2: Arthroskopie. Retropatellararthrose mit Verwachsungen nach Fraktur.

3 Arthroskopie

Invasive diagnostische Methode, bei der endoskopisch ein Gelenk (häufig das Kniegelenk) beurteilt wird. Sie dient der Diagnostik, Operationsplanung, Kontrolluntersuchung und wird meist auch als therapeutische Maßnahme eingesetzt. Wichtige Indikationen sind Verletzungen der Menisci, der Bänder, der Knorpeloberfläche sowie Gelenkergüsse.

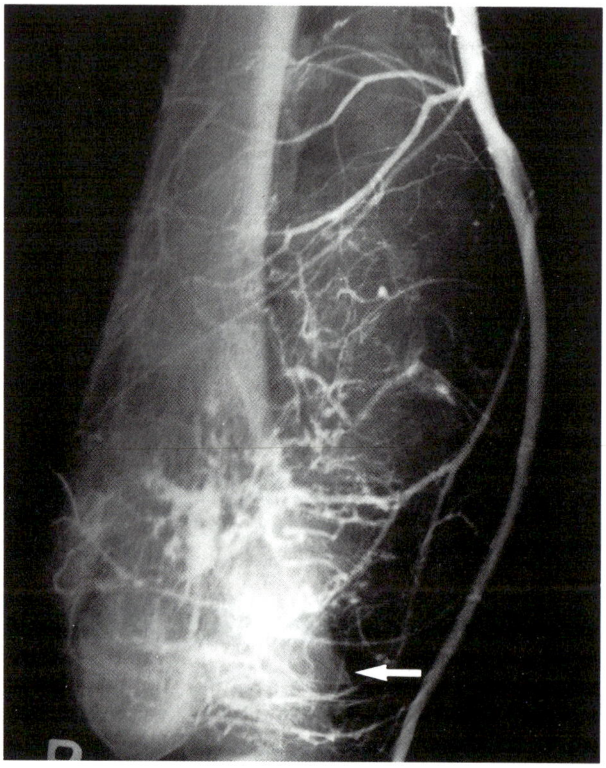

Abb. D-3: Durch **Angiographie** dargestelltes dichtes Gefäßnetz (Pfeil) im Bereich eines Osteosarkoms im rechten distalen Femur

4 Bildgebende Verfahren

4.1 Röntgen-Nativaufnahmen

Als erster Schritt einer radiologischen Knochenuntersuchung sind Nativaufnahmen in zwei oder mehr Ebenen (anterior-posterior und seitlich) vorzunehmen. Neben der Primärläsion lassen sich auch andere Befunde wie Osteoporose, Osteosklerose oder die sog. röntgenologischen Kriterien der Gut- und Bösartigkeit erkennen.

4.2 Arthrographie

Bei der Arthrographie wird durch die intraartikuläre Injektion von Kontrastmitteln die Darstellung der gelenkzugehörigen Weichteile und deren Läsionen zusätzlich möglich (z. B. Kapsel-Bandrupturen).

4.3 Angiographie

Die **Angiographie** ist eine ergänzende radiologische Untersuchung bei verschiedenen Knochenläsionen (Osteomyelitis, Knochentumoren). Das intravasal verabreichte trijodierte Kontrastmittel markiert in der arteriellen Phase die Gefäße in der Läsion und in deren Umgebung. So gewinnt man Informationen über den Gefäßreichtum der erkrankten Region, den Verlauf der Gefäße (z. B. deren Verdrängung) sowie die Darstellung atypischer Gefäße und Gefäßverläufe (Kaliberschwankungen, manschettenartige Bündelungen, pinselförmige Verteilung, sog. *blood pools*, Gefäßabbrüche). Eine Verlängerung der arteriellen Phase mit früher Venendarstellung weist auf eine Hyperämie hin (z. B. bei Osteomyelitis). Eine besondere Technik stellt die **digitale Subtraktionsangiographie (DSA)** dar, bei der die Gefäße hervorgehoben werden.

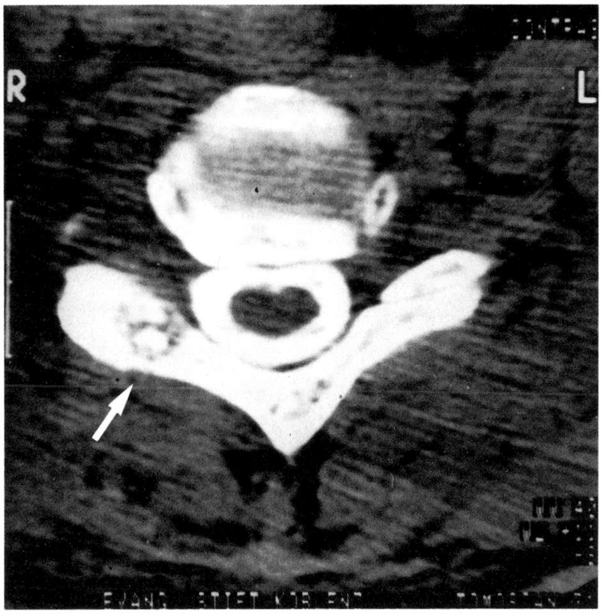

Abb. D-4: Tomogramm. Nidus (weißer Pfeil) eines Osteoidosteoms im Bogen des 6. Thorakalwirbels.

4.4 Computertomographie (CT)

Durch Abstufung der Grauwerte werden Knochen- und Weichteilstrukturen zur bildlichen Darstellung gebracht (dunkel = niedrige Dichte, hell = hohe Dichte). Damit läßt sich beispielsweise der erhaltene Knochen von Destruktionsherden abgrenzen. An jedem beliebigen Bildpunkt können Einzeldaten (sog. Hounsfield-Einheiten) über die unterschiedliche Strahlenabsorption der verschiedenen Gewebe (z. B. Fettgewebe, Knochengewebe) gewonnen werden. Auf diese Weise ist eine recht genaue Bestimmung der Gewebszusammensetzung einer Knochenläsion (z. B. eines Knochentumors) möglich.

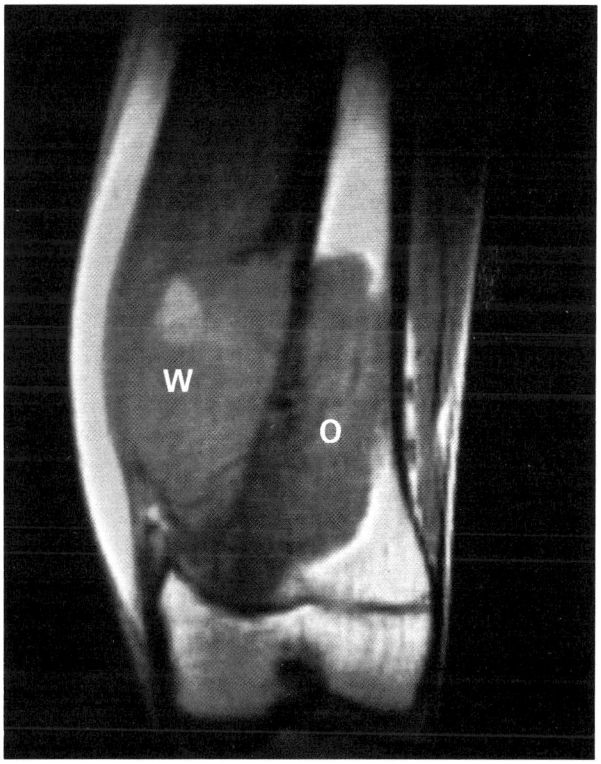

Abb. D-5: Kernspintomographie. Osteosarkom (O) im distalen Femur mit ausgedehnter Weichteilinfiltration (W).

4.5 Tomographie

Anhand einer Tomographie gewinnt man Einblick in das Innere einer Knochenläsion und kann so auch kleine Veränderungen (z. B. der Nidus eines Osteoidosteoms) erfassen.

4.6 Kernspintomographie

Bei der **Kernspintomographie** stellt sich das signalarme Knochengewebe hell, das signalintensive Knochenmark dunkel dar. Entsprechend kommen die verschiedenen Gewebsarten durch ihre Signalintensität zur Darstellung. Mit diesem bildgebenden Verfahren bleibt eine Strahlenbelastung aus. Wichtige Indikationen sind Erkrankungen im Schädel-, Wirbelsäulen- und Gelenkbinnenbereich.

4.7 Xerographie

Mit der Xerographie sind neben Knochenstrukturen auch nichtverknöcherte Veränderungen (Knochenweichteilkomponenten oder umgebendes Bindegewebe) zu beurteilen.

4.8 Sonographie

Hauptindikationen sind die Prüfung der Neugeborenenhüfte zum Ausschluß einer Hüftdysplasie (Beurteilung von Knochen und Knorpel) und die Schultergelenkdiagnostik.

4.9 Szintigraphie

Diese nuklearmedizinische Untersuchungsmethode gibt Auskunft über den Knochenstoffwechsel und dessen Aktivität. Dazu werden osteotrope Radioisotope [Tracersubstanzen: ^{18}F, ^{85}Sr, ^{87m}Sr, ^{99m}Tc (pp)] im Knochengewebe abgelagert und durch ihre Eigenstrahlung bestimmt. Durch Einlagerung der Isotope ins Osteoid werden proliferative Knochenanbauvorgänge erfaßt. Umbauvorgänge im Skelett stellen sich durch eine Aktivitätsanreicherung dar. Mit der Ganzkörperszintigraphie sind Knochenumbauherde zu erkennen, die auf einen aktiven Prozeß (z. B. proliferierender Knochentumor oder Osteomyelitis) hinweisen.

4.10 Osteodensitometrie

Mit der Osteodensitometrie kann der Mineralsalzgehalt im Knochen quantitativ bestimmt werden. Gewöhnlich werden die Messungen an Lendenwirbelkörpern durchgeführt. Zum Vergleich mit dem normalen ossären Mineralgehalt dient ein Referenzphantom, dessen Meßwerte mit denen des zu messenden Knochens korreliert werden. Auf diese Weise läßt sich eine Osteoporose frühzeitig erfassen und quantifizieren.

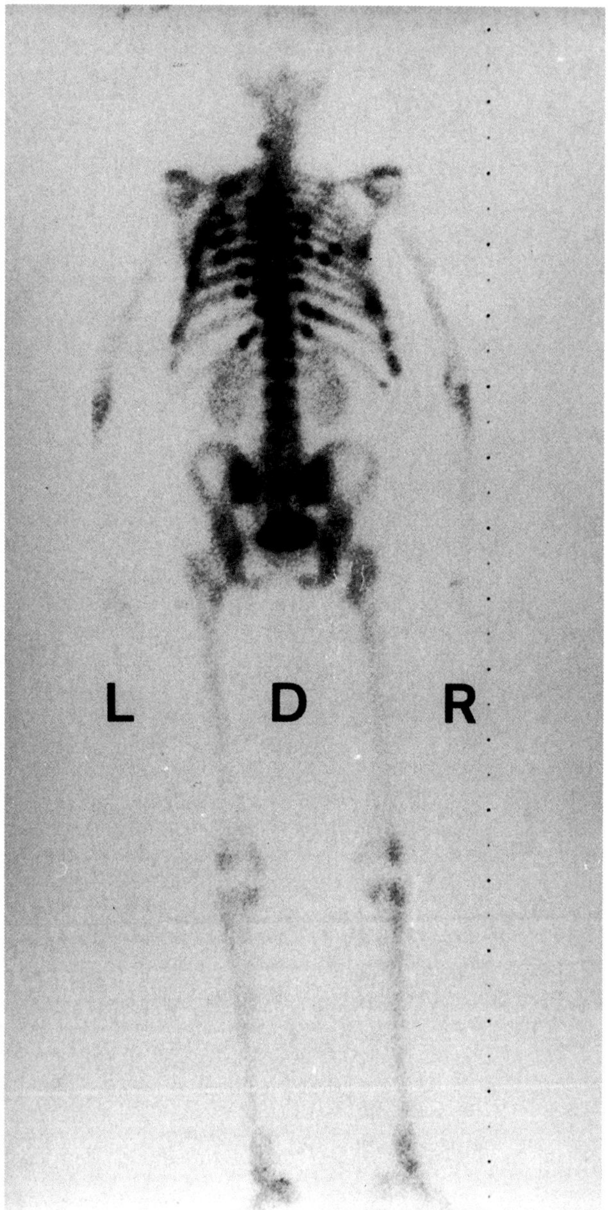

Abb. D-6: Skelettmetastasen eines Nierenkarzinoms im **Ganzkörperszintigramm.** Massive Aktivitätsanreicherung (dunkle Flecken) an Stellen der Metastasen (Rippen, Wirbelsäule).

5 Makroskopische Präparation

Der Knochen wird aus den Weichteilen herauspräpariert und anschließend der Länge nach aufgesägt, um einen Einblick in den Markraum zu gewinnen. Insbesondere bei Knochentumoren muß der Absetzungsrand untersucht werden. Eine besondere Präparationsmethode ist die **Mazeration** eines Knochens, wobei sämtliche organischen Substanzen weggedaut werden und nur die mineralisierten Knochenstrukturen übrigbleiben.

6 Bioptische Verfahren

6.1 Offene Knochenbiopsie

Bei einer Operation am Knochen mit Freilegung der jeweiligen Läsion (z. B. eines Knochentumors) können unter Augensicht gezielt eine oder mehrere Gewebsproben zur histologischen Untersuchung entnommen werden. Diese Untersuchung kann auch der Anlaß der Operation sein. Wenn das zu untersuchende Gewebe kein verkalktes Knochengewebe enthält, ist auch eine Schnellschnittuntersuchung möglich.

6.2 Stanz- und Nadelbiopsie

Bei einer Stanz- und Nadelbiopsie (Beckenkamm, ventrale oder dorsale Spina iliaca superior) wird eine Hohlnadel unterschiedlichen Kalibers blind oder unter radiologischer Kontrolle in den Knochen eingeführt. Der gewonnene Knochenzylinder wird dann histologisch aufgearbeitet. So wird mit der Yamshidi-Nadel eine Beckenkammbiopsie zur Abklärung von systemischen Osteopathien oder Knochenmarksprozessen durchgeführt. An weniger leicht zugänglichen Stellen (z. B. Wirbelsäule) hat sich die Nadelpunktion mit einer dünneren Hohlnadel bewährt.

6.3 Histopathologische Untersuchung

6.3.1 Gefrierschnitt zur Schnellschnittuntersuchung

Das frisch entnommene Gewebe wird im Kryostaten oder mit CO_2 eingefroren und geschnitten. Voraussetzung ist, daß die Gewebsprobe kein oder nur spärliches Knochengewebe enthält.

6.3.2 Fixierung

Für Routineuntersuchungen wird die Formalinfixierung bevorzugt. Bei Spezialuntersuchungen finden andere Fixierungsmittel Anwendung: Alkohol (wenn wasserlösliche Verbindungen, z. B. Harnsäure, dargestellt werden sollen), gepuffertes Formalin (dient der Erhaltung von Blutzellen), Osmium oder Glutaraldehyd (für elektronenmikroskopische Untersuchungen).

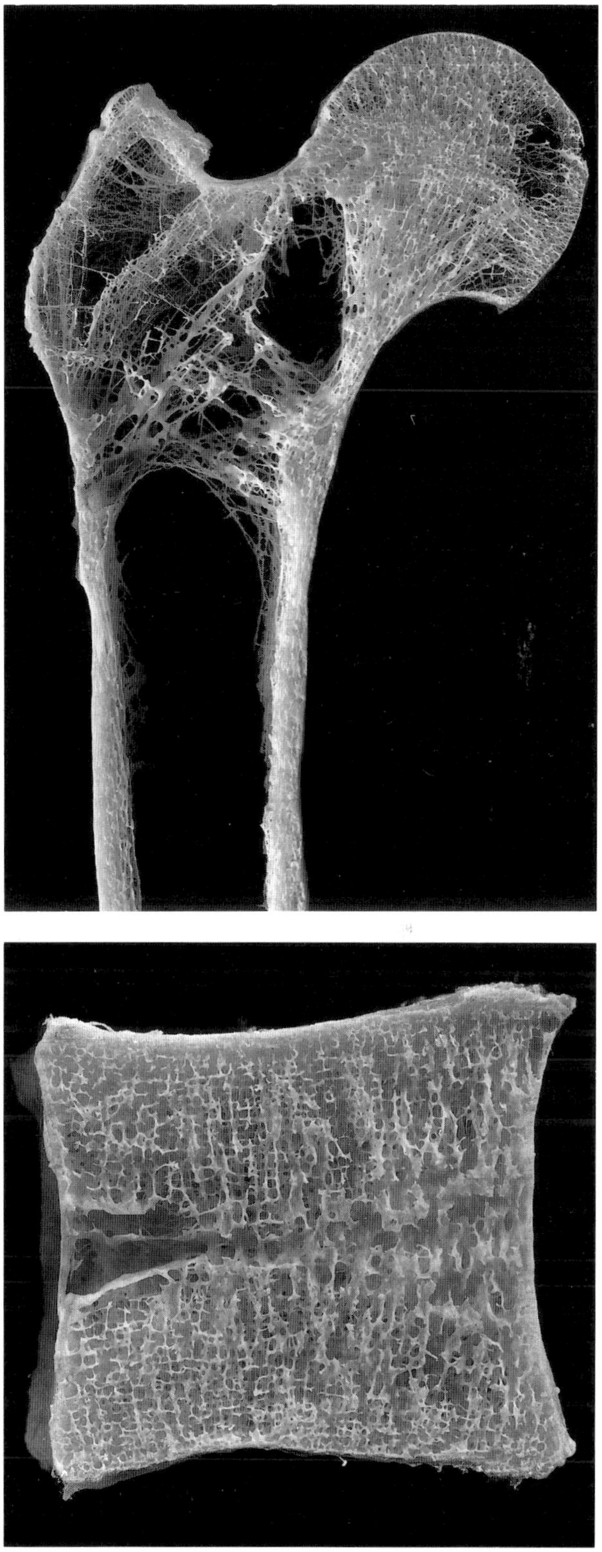

Abb. D-7: Mazerationspräparat. Oben: Ausgeprägte Osteoporose (oberes Femurdrittel) mit starker Knochenrarefizierung im Hals- und Diaphysenbereich. Unten: Normaler Wirbelkörper.

6.3.3 Entkalkung

In der Regel muß der Knochen vor einer Paraffineinbettung entkalkt werden. Diese Entkalkung wird unter Anwendung einer verdünnten Säure (5–7,5%ige Salpetersäure, 5%ige Trichloressigsäure oder 5%ige Schwefelsäure) vorgenommen. Eine wesentlich langsamere, aber gewebsschonendere Entkalkung (für die Enzym- und Immunhistochemie) wird mit dem Chelatbildner EDTA erreicht. Der Entkalkungsprozeß kann durch Hitze oder Ultraschall beschleunigt werden.

6.3.4 Kunststoffeinbettung

Nach Methylmetakrylateinbettung läßt sich unentkalktes Knochengewebe mit einem Spezialmikrotom schneiden. Dieses Verfahren wird vor allem bei Beckenkammbiopsien zur Beurteilung metabolischer Osteopathien angewendet.

6.3.5 Histologische Färbungen

Neben der Standardfärbung Hämatoxylin-Eosin werden routinemäßig van-Gieson-, PAS- und Goldner-Färbungen angefertigt. Zu den Spezialfärbungen zählen Elastica-van-Gieson, Tibor-PAP, Sudan, Berlinerblau, Kongorot, Toluidinblau, Giemsa u. a., die bei besonderen Fragestellungen eingesetzt werden.

6.3.6 Immunhistochemie

Diese Methode dient besonders der histogenetischen Differenzierung von Tumoren (Erfassung des Muttergewebes, aus dem sie hervorgegangen sind).

6.4 Tetrazyklinmarkierung

Im Abstand von 14 Tagen wird Tetrazyklin oral verabreicht. Anschließend wird eine Beckenkammbiopsie entnommen. Das Tetrazyklin lagert sich selektiv in den Knochenanbaufronten (Osteoid) ab und läßt sich am unentkalkten Knochen fluoreszenzmikroskopisch als leuchtend gelbe Linie darstellen. Bei Doppelmarkierung können anhand des Abstands der Markierungslinien Mineralisationsgeschwindigkeit und Knochenanbau bestimmt werden.

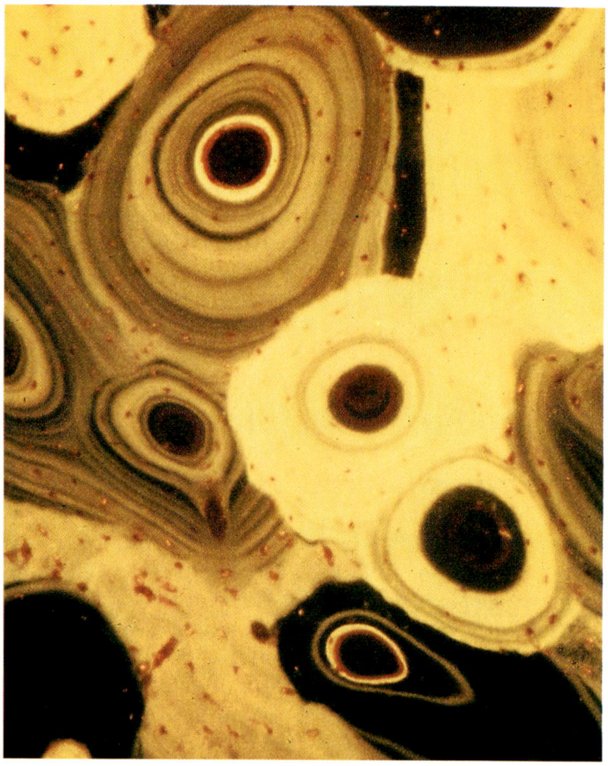

Abb. D-8: Tetrazyklin-Markierung. Havers-Osteone mit unterschiedlich mineralisierten Anbaufronten. UV-Licht.

6.5 Histomorphometrie

Mit der Histomorphometrie werden histologische Befunde quantifiziert. So lassen sich u. a. Volumen- und Oberflächendichte der Knochenbälkchen, Menge und Breite der Osteoidablagerungen, relative Osteoblastenaktivität und Strukturwerte der Knochenresorption (Grenzflächen der Howship-Lakunen mit Osteoklasten, Osteoklastenindex) zahlenmäßig erfassen.

6.6 Zytophotometrie

Mit der Zytophotometrie werden die verschiedenen Ploidiestufen der Zellkerne (Zellinien) bestimmt. Die Bestimmung des DNS-Gehalts erlaubt eine Aussage über die Dignität eines Knochentumors und den Malignitätsgrad.

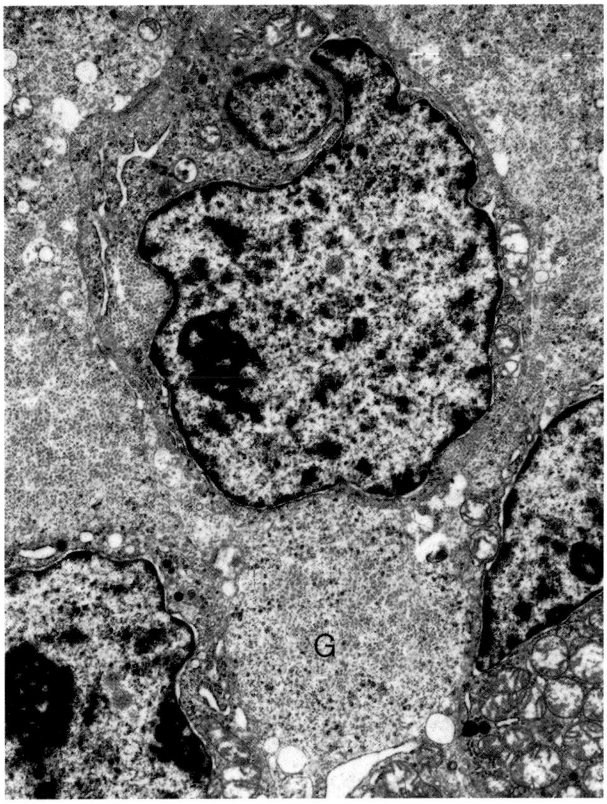

Abb. D-9: **Elektronenmikroskopische Darstellung** einer Ewing-Sarkomzelle mit multiplen kleinen dunklen Glykogengranula (G) im Zytoplasma.

6.7 Elektronenmikroskopie

In der pathologisch-anatomischen Routineuntersuchung spielt diese aufwendige Methode eine untergeordnete Rolle. Sie wird zum Nachweis bestimmter Ultrastrukturen eingesetzt: Glykogen beim Ewing-Sarkom, Myofibrillen beim Leiomyosarkom oder Weibel-Pallade-Körperchen bei angiomatösen Geschwülsten.

6.8 Mikroradiographie

Mit dieser radiologischen Untersuchungsmethode wird durch Strahlenabsorption der Mineralgehalt eines etwa 100 µm dicken Knochenschliffpräparats bestimmt. So kann u. a. zwischen Knochenapposition und Knochenresorption unterschieden werden. Knochenanbauflächen sind glatt und weniger dicht mineralisiert, während Resorptionsflächen uneben eingebuchtet erscheinen.

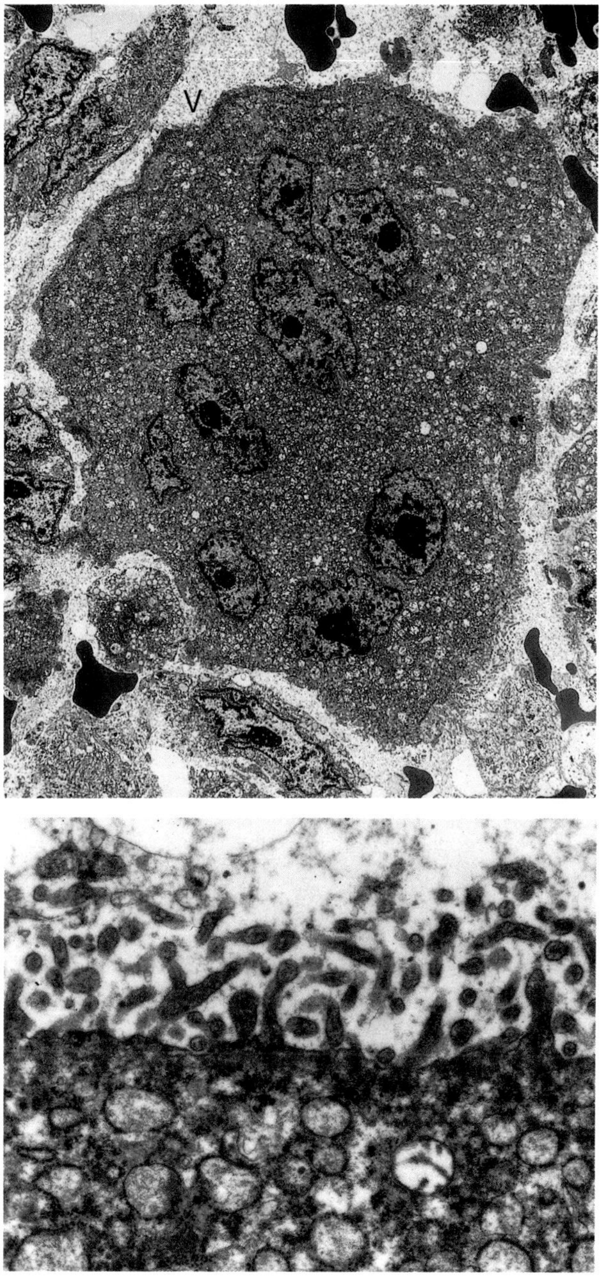

Abb. D-10: Oben: **Elektronenmikroskopisches Bild** einer Osteoklastomzelle mit neun angeschnittenen Kernen mit prominentem Nukleolus. Die Zellmembran wird teilweise von Villi (V) bedeckt. Unten: Oberflächliche Membranvilli bei stärkerer Vergrößerung.

E. Knochenerkrankungen

1 Fehlbildungen und Entwicklungsstörungen

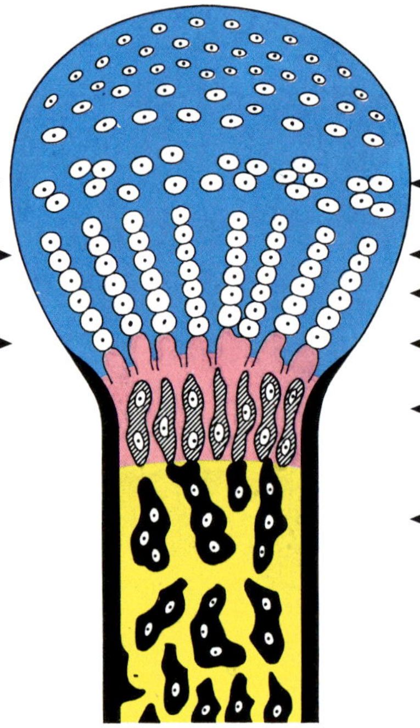

Abb. E-1: Entwicklungsstörungen des Knochens. Schematische Darstellung.

1.1 Fehlbildungen

Fehlbildungen des Skeletts sind Anomalien, die vorwiegend im Bereich der Extremitäten und der Wirbelsäule auftreten und zum Zeitpunkt der Geburt schon manifest sind. Sie sind vorwiegend genetisch bedingt (in ca. 90% der Fälle), wesentlich seltener auf eine bestimmte exogene Ursache (Thalidomid, Alkoholabusus, Rötelninfektion, Röntgenstrahlen) zurückzuführen. Ähnliche Veränderungen kommen intrauterin auch nach Abschnürung durch Amnionstränge vor.

Die Skelettfehlbildungen umfassen Aplasien, Hypoplasien und Hyperplasien. Auch überzählige Organe (z. B. die Polydaktylie) gehören in diesen Formenkreis. Zu den wichtigsten zählen:

- **Amelie:** Vollständiges Fehlen der Arme und/oder Beine
- **Peromelie:** Nur Stümpfe der Arme sind angelegt, es fehlen Hände und/oder Teile der Unterarme. Das gleiche gilt für die unteren Extremitäten.
- **Perodaktylie:** Fehlen eines Fingers oder einer Zehe
- **Phokomelie** (Robbengliedmaßen): Es fehlen Ober- und Unterarme, so daß die Hände direkt dem Rumpf anliegen. Das gleiche trifft für die unteren Extremitäten zu.
- **Polydaktylie:** Überzählige Finger oder Zehen
- **Syndaktylie:** Verschmelzung von zwei und mehr Fingern (Zehen) miteinander. Sie kann im Bereich der Weichteile *(kutane Syndaktylie)* oder der Knochen *(ossäre Syndaktylie)* stattfinden. Die *Löffelhand* stellt die maximale Form der Syndaktylie dar und besteht aus einer Synostose aller Finger.
- **Knochendefekte** kommen besonders isoliert als Aplasie oder Hypoplasie vor. Betroffen sind vorwiegend Femur, Radius oder Fibula.

- **Partieller Riesenwuchs:** Der Wachstumsüberschuß bleibt auf bestimmte Körperteile beschränkt und kommt als *Hemihypertrophie einer Körperhälfte* oder als isolierter *Riesenwuchs einer Extremität* vor. Die Veränderung kann im Rahmen komplexer Mißbildungen (Klippel-Trenaunay-Syndrom, Aniridie) auftreten.
- **Rachischisis:** Fehlende Knochenverschmelzung im Wirbelsäulenbereich.

1.2 Entwicklungsstörungen

Angeborene Entwicklungsstörungen sind selten (ca. zwei Fälle unter 1000 Neugeborenen). Sie können zu einem Gewebsdefekt **(Dysplasie)** oder zu einem Organdefekt **(Dysostose)** führen bzw. die Folge einer Stoffwechselstörung **(Dystrophie)** sein. Entwicklungsstörungen treten intrauterin oder während der Skelettentwicklung in der Kindheit auf, wobei viele Erkrankungen hereditär sind, häufig generalisiert in Erscheinung treten und oft auf einen angeborenen Enzymdefekt bzw. -mangel zurückzuführen sind. Sie können auch erworben sein, wenn während des Skelettwachstums wichtige Baustoffe (Proteine, Kalzium oder Vitamine) fehlen. Dadurch wird zuwenig, zuviel oder qualitativ insuffizientes Knochengewebe angelegt. Diese Wachstumsstörungen werden als **Osteochondrodystrophien** bezeichnet und können in Epiphysen, Metaphysen, Periost oder Endost lokalisiert sein. Die meisten skelettalen Entwicklungsstörungen werden radiologisch diagnostiziert; nur bei bestimmten Läsionen sind eine Biopsie und histologische Untersuchung indiziert [z. B. bei der fibrösen Knochendysplasie Jaffé-Lichtenstein, der Osteopetrose, der Enchondromatose (Morbus Ollier) und der Osteochondromatose].

Unter den bisher über 82 definierten Skelettdysplasien werden in einer einheitlichen Klassifikation nach lokalen, qualitativen und ursächlichen Schädigungen unterschieden:

- **Vorwiegend epiphysäre Dysplasien:** Chondrodysplasien (Chondrodysplasia punctata, multiple epiphysäre Dysplasie, hereditäre Arthroophthalmopathie, Hypothyreoidismus)
- **Vorwiegend metaphysäre Dysplasien:** metaphysäre Chondrodysplasien (Achondrogenesis, Hypophosphatasie, chondroektodermale Dysplasie, Achondroplasie, hypophosphatämische familiäre Rachitis)
- **Wirbelsäulendysplasien:** kongenitale spondyloepiphysäre Dysplasie, spondylometaphysäre Dysplasie, dystrophischer oder metatrophischer Zwergwuchs, Morbus Dyggve-Melchior-Clausen
- **Mukopolysaccharidose**
- **Mukolipidosen** Typ I (Morbus Hurler) und Typ II (Morbus Morquio-Brailsford)
- **Generalisierte Skelettdysplasien:** fibröse Knochendysplasie, Enchondromatose (M. Ollier), Osteochondromatose (multiple osteokartilaginäre Exostosen)

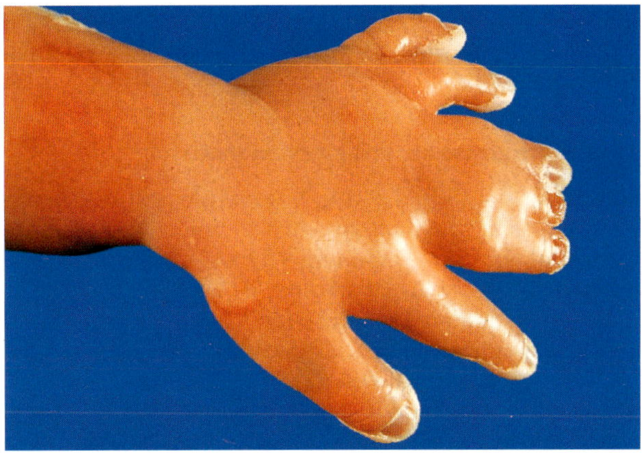

Abb. E-2: Extremitätenfehlbildung. Polysyndaktylie. Überzählige Finger (insgesamt sieben) und Verschmelzung der drei mittleren Finger.

- **Lokalisierte Dysostosen:** Dyschondroostose, ulnofibuläre Dysplasie, kleidokraniale Dysplasie, Osteoonychodysostose
- **Verminderte Knochenbildung:** Osteogenesis imperfecta, juvenile idiopathische Osteoporose
- **Vermehrte Knochenbildung:** Osteopetrose (Morbus Albers-Schönberg), Melorheostose
- **Idiopathische Osteolysen.**

Somit werden die Entwicklungsstörungen des Skeletts entsprechend ihrer intraossären Lokalisation (Epiphysen, Metaphysen oder Diaphysen), ihrem Verteilungsmuster im Gesamtskelett, ihrem radiologischen Erscheinungsbild (Osteolyse, Osteosklerose) und ihrer zugrundeliegenden Störung unterteilt. Diagnostisch sind klinische und vor allem radiologische Befunde von entscheidender Bedeutung.

1.2.1 Thanatophorer Zwergwuchs

Neben den typischen Skelettveränderungen bestehen Herz- und Hirnmißbildungen. Terminal kommt es zu einer respiratorischen Insuffizienz. **Röntgenologische Befunde:** abgeflachte und H-förmige Wirbelkörper mit Ossifikationsdefekten, verkürzte und horizontal gestellte Rippen, unterentwickelte Beckenknochen, verkürzte, gebogene und relativ breite Röhrenknochen mit telefonhörerartiger Gestaltung und aufgetriebenen Metaphysen sowie ein großer Schädel mit kleinen Gesichtsknochen. Infolge der verzögerten Knochenreife findet sich ein disproportionierter Zwergwuchs mit stark verkürzten Extremitäten *(rhizomeler Minderwuchs)*, eingeengtem Thorax, vorgewölbtem Abdomen, ungleichmäßig vergrößertem Schädel, eingesunkener Nasenwurzel, Protrusio bulbi und einem sog. »Kleeblatt-Schädel« mit tiefer sagittaler Furche in der Stirnmitte. **Histologisch** ist der Säulenknorpel vermindert; die Knorpelzellen sind diffus verstreut und blasig umgewandelt. Die präparatorische Verkalkungszone erscheint hypovaskularisiert und enthält kurze Primärtrabekel mit wenigen Osteozyten und Osteoblasten entsprechend der hochgradig unterentwickelten Wachstumszone.

1.2.2 Arthrogryposis multiplex congenita

Das klinische Bild ist durch multiple symmetrische Kontrakturen der parostealen Weichteile (Gelenkkapseln, Beugemuskeln) gekennzeichnet, die sich sekundär auf die Knochen auswirken. Es kommt zu pathologischen Flexionen und Rotationen der Knochen und schließlich zu ossären Deformierungen. Folgen sind Verkürzungen der Gliedmaßen und multiple Knochenfrakturen. Die Krankheit wird vorwiegend **klinisch-radiologisch** diagnostiziert. Histologisch sind der Säulenknorpel reduziert, die präparatorische Verkalkungszone verbreitert und hypervaskularisiert und das dazwischenliegende Chondroid quantitativ vermindert bzw. nur minimal verkalkt. Diese Strukturveränderungen führen vor allem in den langen Röhrenknochen zu Wachstumsstörungen.

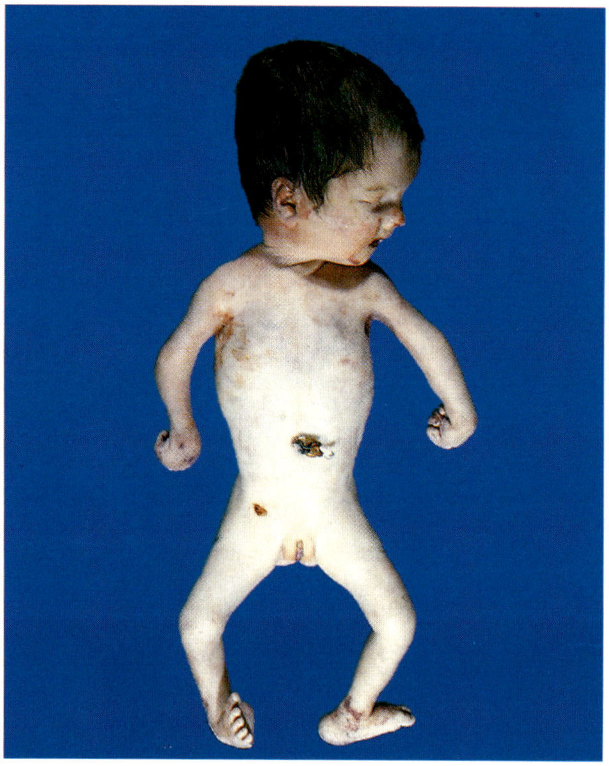

Abb. E-3: Arthrogryposis multiplex congenita. Fehlstellungen in den oberen und unteren Extremitäten durch angeborene Kontrakturen.

1.2.3 Asphyktisierende Thoraxdysplasie (Morbus Jeune)

Bei dieser autosomal rezessiven Skelettdysplasie kommt es durch Einengung des Thorax zur respiratorischen Insuffizienz. Die Patienten weisen einen deformierten Thorax auf und entwickeln – falls sie überleben – einen Minderwuchs mit disproportional verkürzten Extremitäten und postaxialer Polydaktylie. Die Veränderungen sind im **Röntgenbild** deutlich zu erkennen: schmaler Thorax mit verkürzten und horizontal ausgerichteten Rippen, unterentwickelte Beckenknochen, disproportional verkürzte lange Röhrenknochen mit irregulären Metaphysen sowie verkürzte Mittel- und Endphalangen. **Makroskopisch** sind die knollig aufgetriebenen Knorpel-/Knochengrenzen Zeichen einer Wachstumsstörung. Im **histologischen Schnitt** sieht man eine schwere Störung der enchondralen Ossifikation: rarefizierte und ungeordnete Säulen- und Blasenknorpel mit degenerativen Zonen, Hypervaskularisation, verminderte Verknöcherung des Osteoids, verminderten Knorpelabbau, verminderte präparatorische Verkalkungszone und primäre Spongiosa. Insgesamt hat das histologische Bild große Ähnlichkeit mit dem der Achondroplasie.

1.2.4 Chondroektodermale Dysplasie (Ellis-van-Creveld-Syndrom)

Diese seltene, autosomal rezessiv vererbte Skelettdysplasie wird von einer ektodermalen Dysplasie (Fehlen der Kopfhaare, Zahnanomalien, Hypoplasie der Finger- und Zehennägel) und angeborenen Herzfehlern begleitet. Im **Röntgenbild** finden sich folgende Veränderungen: Verkürzung und Verdickung der langen Röhrenknochen, verdickte Metaphysen, schräg verlaufende Epiphysen, verkürzter Schenkelhals und unterentwickelte Beckenschaufeln. Im langen und eingeengten Thorax zeigt sich ein pathologisch deformierter Herzschatten. **Makroskopisch** sind die Epiphysenfugen verbreitert und unscharf begrenzt, die Metaphysen keulenförmig aufgetrieben. **Histologisch** sieht man folgende Veränderungen: eine ausgeprägte Proliferations- und Reifestörung des Epiphysenknorpels, einen unterentwickelten Blasen- und Säulenknorpel, eine reduzierte Eröffnungszone mit zu wenig Kapillaren, einen verminderten Knorpelabbau mit persistierenden Knorpelzungen, die weit in die Metaphyse hineinragen, Knorpelnekrosen und eine periostale Ossifikation. Diese mißgebildeten Kinder sterben zumeist an Herzversagen oder pulmonaler Insuffizienz.

1.2.5 Chondrodystrophie (Achondroplasie)

Bei diesem autosomal dominanten Erbleiden, das auch sporadisch auftreten kann, kommt es infolge frühzeitigen Sistierens der enchondralen Ossifikation zu einem verminderten Längenwachstum der Knochen (Körpergröße unter 125 cm). Die periostale und bindegewebige Knochenbildung ist regelrecht. Dadurch entsteht das Bild des chondrodystrophischen Zwerges mit unproportioniertem Körperbau: kurze, dicke Extremitäten bei normal entwickeltem Stammskelett und ein großer Kopf infolge Wachstumsstörung der Schädelbasis (Ersatzknochen) bei normalem Wachstum der Schädelkalotte (Belegknochen). Im **Röntgenbild** sieht man entsprechende Knochenveränderungen: stark verkürzte, sehr plumpe lange Röhrenknochen mit ovalen Aufhellungsherden an den Enden, einen deformierten Schädel sowie ein schwach konfiguriertes Becken mit quadratischen Beckenschaufeln. Die wesentlichen **histologischen Veränderungen** finden sich in der Wachstumszone: kleine, unterentwickelte Knorpelzellen, verschmälerte Säulenknorpelschicht, verminderte Verkalkung der Knorpelmatrix, verminderte Osteoidbildung, unvollständig verkalkte Knochenbälkchen in der primären und sekundären Spongiosa. Bei dieser Form einer Skelettdysplasie ist die Intelligenz normal, die Lebenserwartung nicht verkürzt.

Bei der **Pseudoachondroplasie** entwickelt sich die Wachstumsstörung erst im Kindesalter. Die Extremitäten sind verkürzt, die Schädelknochen jedoch regelrecht.

1.2.6 Hypophosphatasie

In diesem autosomal rezessiven Erbgang führt eine verminderte Bildung und Aktivierung der alkalischen Phosphatase zu angeborenen Knochenbildungs- und Mineralisationsstörungen. Der Defekt liegt offenbar in den Osteoblasten, die zu wenig oder funktionslose alkalische Phosphatase bilden. Die Krankheit macht sich meist vor dem 6. Lebensmonat durch ein rachitisches Syndrom bemerkbar. Im **Röntgenbild** ist das gesamte Skelett unterentwickelt: verkürzte lange Röhrenknochen mit ungleichmäßiger verminderter Mineralisation, verlängerte und verbreiterte Epiphysen mit vermehrtem und unverkalktem Osteoid, becherförmig ausgeweitete und ausgefranste Metaphysenabschlußplatten sowie schwach entwickelte Wirbelkörper. **Makroskopisch** sieht man eine wellige, teils zungenartig begrenzte Epiphysenfuge und eine geringe Verkalkung der Metaphyse. **Histologisch** liegt in der Zone der enchondralen Ossifikation ein ähnlicher Befund wie bei der Rachitis vor: verlängerte Säulenknorpelschicht mit wenigen Gefäßen, angrenzende breite Schicht aus ungeordnetem und unverkalktem Osteoid mit zungenförmig hineinragendem Wachstumsknorpel und fast völliges Fehlen der Osteoblasten. In schweren Fällen sterben die Kinder bald nach der Geburt; bei leichteren Fällen kann das Erwachsenenalter erreicht werden.

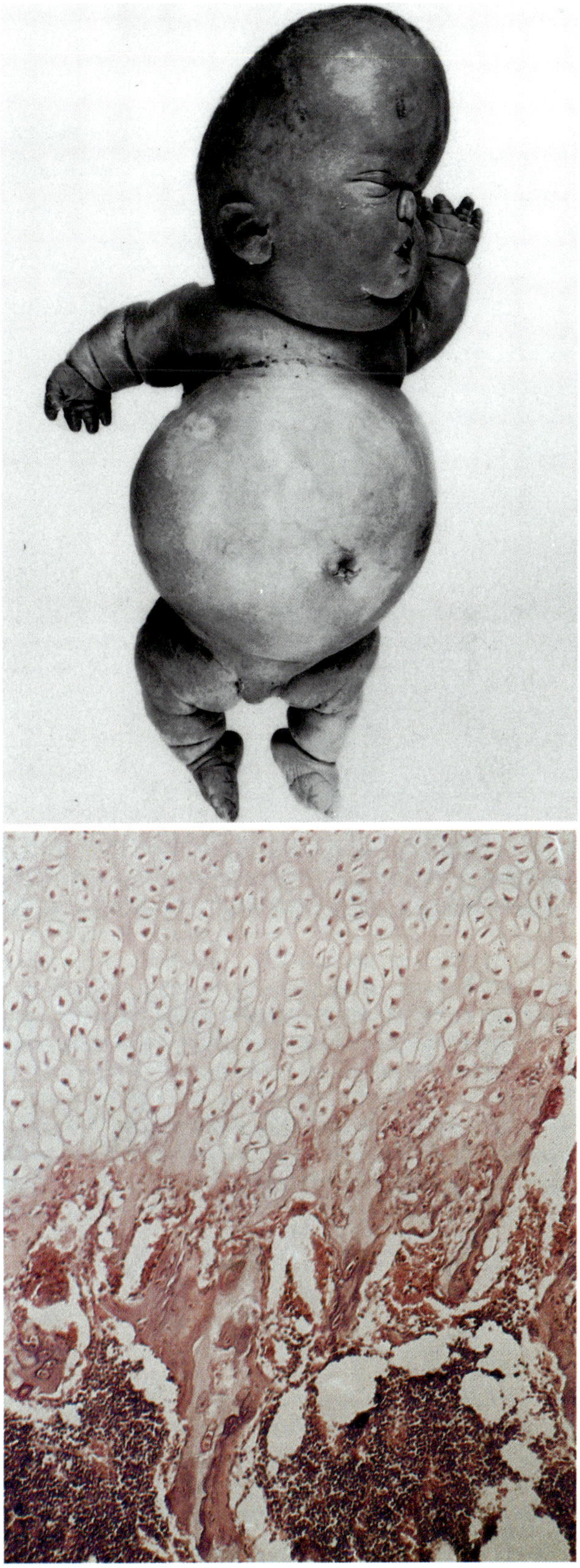

Abb. E-4: Chondrodystrophie. Oben: Typische Chondrodystrophie mit unproportioniertem Körperbau. Unten: Störung der enchondralen Ossifikation mit verschmälerter Säulenknorpelschicht und verminderter Osteoidbildung. HE-Fbg.

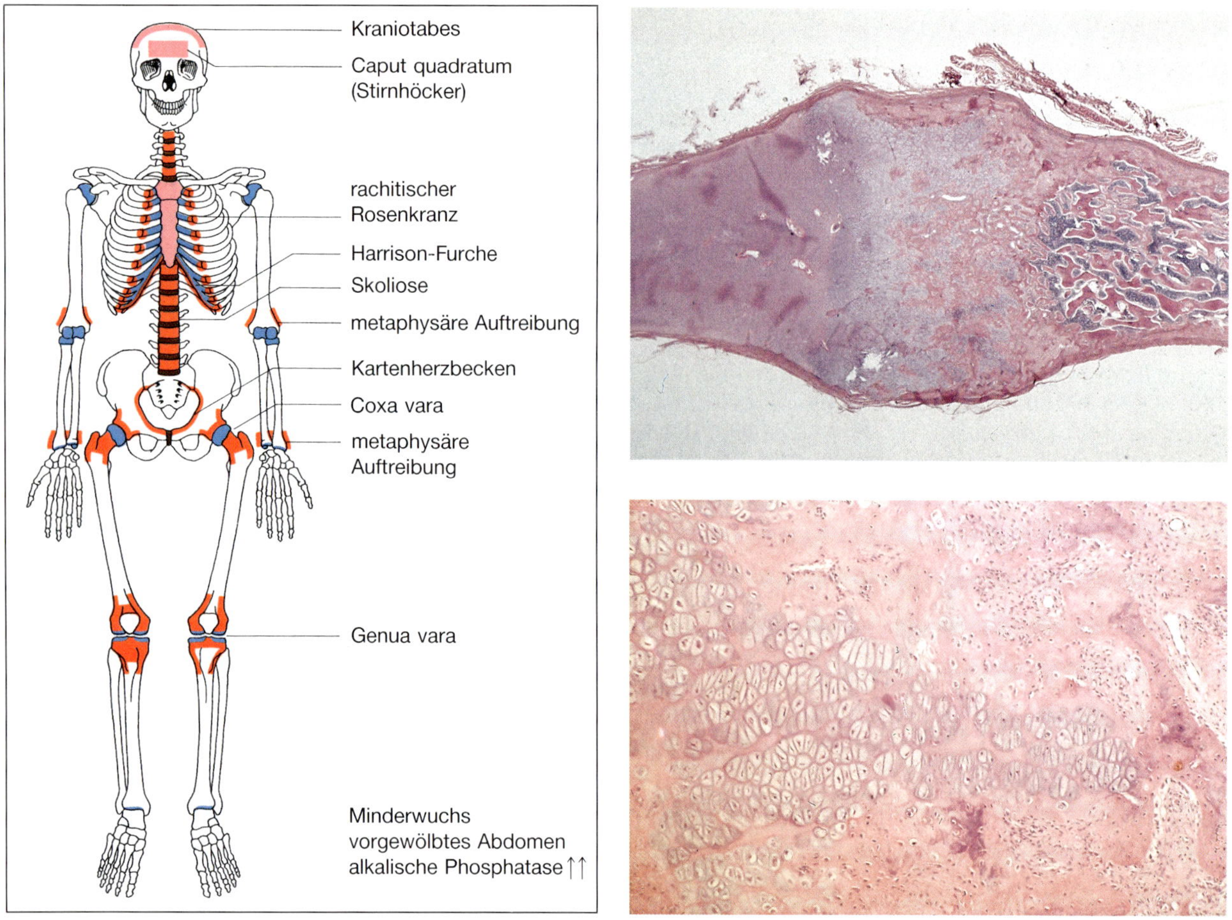

Abb. E-5: Rachitis. Links: Schematische Darstellung der wichtigsten morphologischen Befunde. Rechts oben: Kolbenförmige Auftreibung am osteokartilaginären Übergang einer Rippe (sog. rachitischer Rosenkranz). HE-Fbg. Rechts unten: Verbreiterte Ossifikationszone mit verlängerter Säulenknorpelschicht. HE-Fbg.

1.2.7 Rachitis

Dieser Erkrankung liegt eine mangelnde Verkalkung des Knochengewebes im wachsenden Skelett (in den ersten Lebensmonaten) zugrunde, wobei es zu einer enchondralen Ossifikationsstörung kommt. In der präparatorischen Verkalkungszone werden vermehrt unverkalktes Osteoid und Knorpelgewebe gebildet. Ursache ist ein Vitamin-D-Mangel (Hypovitaminose), seltener eine Fehlfunktion der Nierentubuli (Vitamin-D-resistente Rachitis, Phosphatdiabetes, Debré-de-Toni-Fanconi-Syndrom) oder eine intestinale Resorptionsstörung. Bei florider Rachitis treten typische **Röntgenbefunde** auf. **Thorax:** *Glockenthorax mit Harrison-Furche* (verminderte untere Thoraxapertur durch Zug des Zwerchfells auf die Rippen) und *rachitischem Rosenkranz* (knotig aufgetriebene und wenig verkalkte Knorpel-/Knochengrenzen). **Kyphoskoliose:** Die Wirbelkörper sind abgeflacht, die Spongiosa ist osteoporotisch aufgelockert und verwaschen. Die Wirbelzwischenräume erscheinen verbreitert. Im minderverkalkten biegsamen Knochen kommt es zu Verkrümmungen (Skoliose, lumbale Lordose). Die Enden der langen **Röhrenknochen** sind becherförmig aufgetrieben, besonders im Bereich der Handgelenke kommt es zum sog. Zweiwuchs *(Marfan-Zeichen).* **Becken:** *Kartenherzbecken* durch das Vorspringen des Promontoriums in die obere Beckenlichtung. **Schädel:** *Kraniotabes* (nicht mineralisierte Schädelanteile) und *Caput quadratum* (frontale und parietale Osteoidverdikkung). Die klassischen **histologischen Veränderungen** beobachtet man in der aufgetriebenen Knorpel-/Knochengrenze der Rippen *(rachitischer Rosenkranz):* verbreiterte Ossifikationszone, verlängerte und gefäßarme Säulenknorpelschicht, verzögerte Reifung und ungenügender Abbau des Blasenknorpels, Fehlen der typischen präparatorischen Verkalkungszone, Entwicklung einer Zone mit Chondroosteoid anstelle der primären Spongiosa mit völlig unregelmäßiger Ausbreitung der penetrierenden Markgefäße in verschiedene Richtungen, überschießende und regellose Osteoidablagerung sowie fehlende Verkalkung des Osteoids und der Knorpelmatrix.

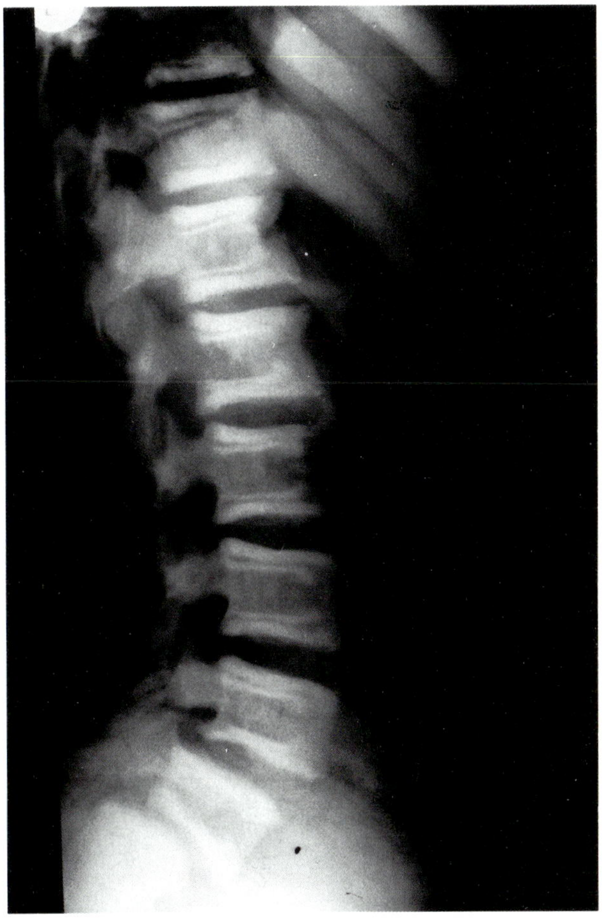

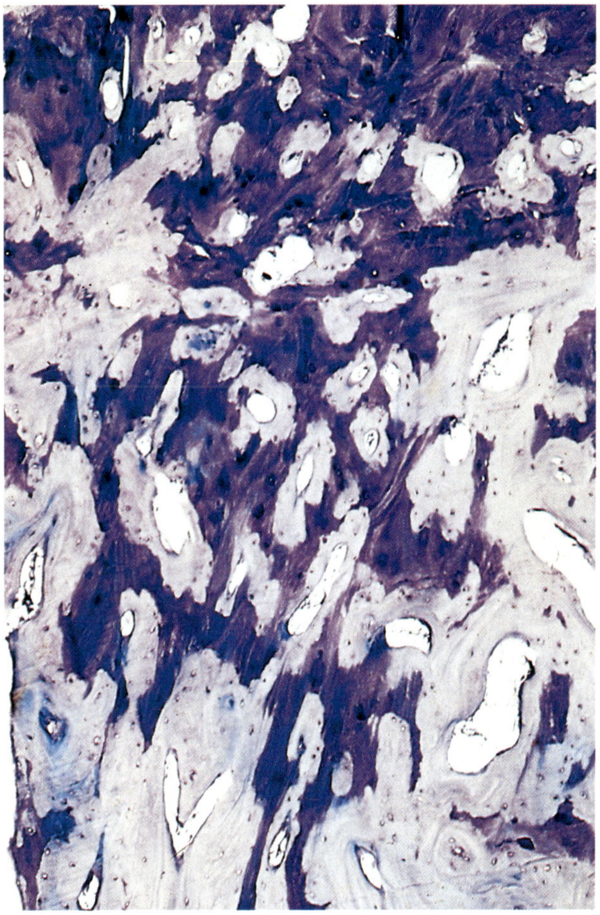

Abb. E-6: Osteopetrose Albers-Schönberg. Links: Röntgenbild der Wirbelsäule mit typischer Doppelkonturierung der Deck- und Grundplatten der Wirbelkörper (*sandwich vertebra*). Rechts: Stark verkalkte Chondroidspangen mit eingeschlossenem unregelmäßigem Osteoid. Toluidinblau-Fbg.

1.2.8 Osteopetrose Albers-Schönberg (Marmorknochenkrankheit)

Diese erbliche Skeletterkrankung ist durch eine Vermehrung verkalkten Knochengewebes gekennzeichnet. Man unterscheidet eine **autosomal rezessive Form,** die vor dem 30. Lebensjahr zum Tode führt, und eine **autosomal dominante Form,** die mit einer normalen Lebenserwartung einhergeht. Durch die massive Spongiosklerose ist der Markraum hochgradig eingeengt und vielfach völlig aufgehoben. Ursache ist eine Insuffizienz der Osteoklasten, die infolge eines Enzymdefekts den Knochen nicht resorbieren. Dadurch kann die primäre Spongiosa nicht aufgelöst und in die sekundäre Spongiosa transformiert werden: Es wird kein Markraum gebildet. Im **Röntgenbild** besteht eine allgemeine hochgradige Verdichtung der Knochenstrukturen. In der Wirbelsäule sind die dichten sklerotischen Doppelkonturen der Deck- und Grundplatten der Wirbelkörper charakteristisch (sog. *sandwich vertebra*). Im **histologischen Bild** zeigt sich im dichten Spongiosabereich ein engmaschiges Gitterwerk verkalkter Chondroidspangen, in das unregelmäßig Osteoid eingelagert ist. Im Bereich der enchondralen Ossifikation ist die Zone des proliferierenden Knorpels abnorm breit. Die Spangen verkalkter Knochenmatrix können nicht aufgelöst werden und persistieren, so daß man Kerne der Knorpelmatrix im intramedullären Knochengewebe findet. Die Zahl der Osteoklasten kann vermehrt sein, der Bürstensaum erscheint jedoch vermindert oder fehlt. Der Mineralgehalt des Skeletts ist deutlich erhöht.

Klinik: Die Einengung des Knochenmarkraums führt zu hämatologischen Störungen (Anämie mit extramedullärer Blutbildung). Die Osteosklerose hat eine verstärkte Knochenbrüchigkeit zur Folge.

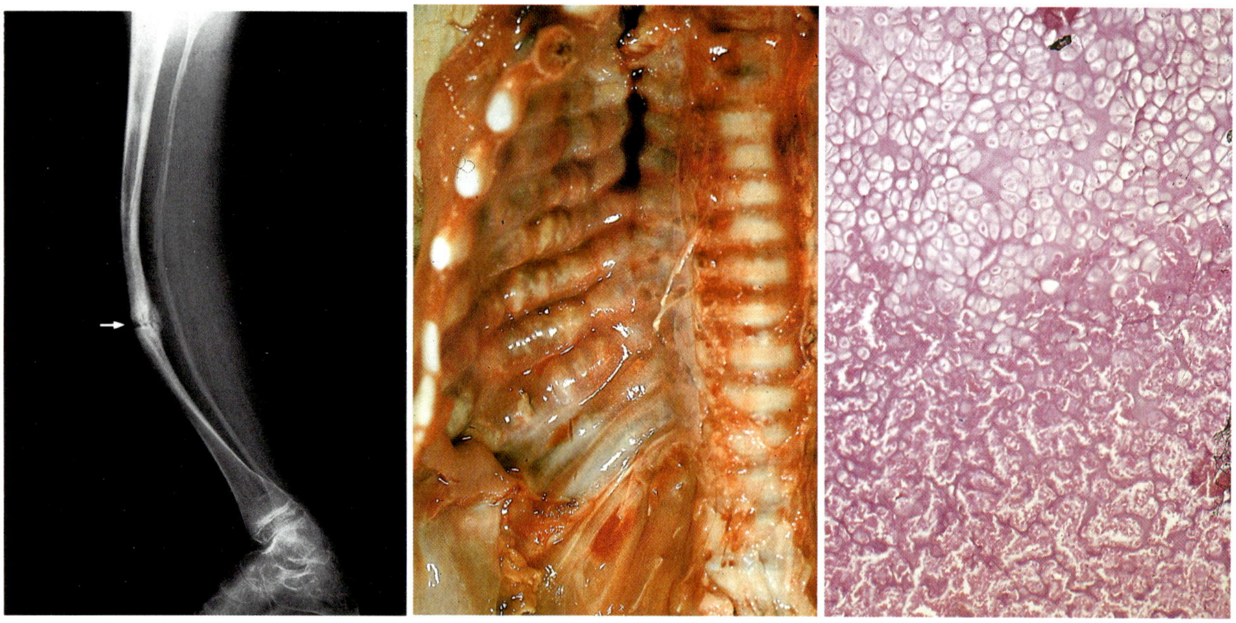

Abb. E-7: Osteogenesis imperfecta. Links: Verformung (Antekurvation) und starke Verschmälerung der Unterschenkelknochen mit einer Fraktur (Pfeil). Mitte: Multiple Kallusbildungen nach Rippenfrakturen als Ausdruck der erhöhten Knochenbruchanfälligkeit. Rechts: Regelrechte Knorpelanlage. Gestörte präparatorische Verkalkungszone mit verminderter Osteoid- und Knochenbildung. HE-Fbg.

1.2.9 Osteogenesis imperfecta

Erbliche Skeletterkrankung, die durch eine starke Knochenbrüchigkeit gekennzeichnet ist. Ursache ist ein allgemeiner Mesenchymdefekt mit konsekutiv fehlerhafter Kollagensynthese und gestörter Knochenbildung. Außer der Knochenbrüchigkeit findet man eine Hypermobilität der Gelenke, hellblaue Skleren, Otosklerose, Zahnanomalien und eine verdünnte Haut. Man unterscheidet aufgrund der genetischen Heterogenität, der variablen klinischen Symptomatik und der unterschiedlichen Prognose folgende Formen der Osteogenesis imperfecta:

- **Typ I:** Blaue Skleren, Dentinogenesis imperfecta, normale Knochen. Beginn 1.–10. Lebensjahr. Autosomal dominanter Erbgang. Leichter Verlauf.
- **Typ II:** Multiple (intrauterine) Frakturen, deformierte Röhrenknochen, blaue Skleren. Beginn: Geburt. Autosomal rezessiver Erbgang. Letaler Verlauf.
- **Typ III:** Minderwuchs, dünne Knochen, multiple (intrauterine) Frakturen. Beginn: Geburt. Autosomal rezessiver Erbgang. Schwerer Verlauf.
- **Typ IV:** Dünne Knochen, mäßig viele Frakturen, blaue Skleren. Beginn und Verlauf: unterschiedlich.

Die Erkrankung wird auch unter Berücksichtigung der Klinik und des Manifestationsalters in eine kongenitale Form *(Typ Vrolik)* und eine Tardaform *(Typ Lobstein)* unterteilt.

Röntgenologisch und **makroskopisch** fallen die überaus schlanken Röhrenknochen mit verschmälerter Kortikalis und rarefizierter Spongiosa auf. Die Epiphysenfugen sind keulenförmig aufgetrieben. Es finden sich multiple Frakturen mit kräftiger Kallusbildung. **Histologisch** sind in der Zone der enchondralen Ossifikation die Knorpelschichten bis hin zum Säulenknorpel normal. In der präparatorischen Verkalkungszone sind zuwenig Osteoblasten und Osteoklasten vorhanden, Osteoid- und Knochenbildung vermindert. Die primäre Spongiosa besteht nur aus einem dichten Spangennetz von Knorpelgrundsubstanz. Primäre und sekundäre Spongiosa sind nicht voll ausgebildet. Infolge dieser ungenügenden Knochenbildung und gleichzeitiger qualitativer Knochen- und Knorpelveränderungen besteht eine hochgradige Knochenbrüchigkeit.

1.2.10 Fibröse Knochendysplasie Jaffé-Lichtenstein

Bei dieser Erkrankung wird das Knochenmark durch fibröses Mark ersetzt, indem sich direkt aus dem Bindegewebe Faserknochenbälkchen entwickeln und die Transformation in Lamellenknochen ausbleibt. Es kommt zu einer lokalen Knochenauftreibung und oft zum Bild einer »Knochenzyste«, die einer »tumorähnlichen Knochenläsion« entspricht. Sie entsteht während der frühen Skelettentwicklung im Kindesalter, wird jedoch oft erst im Erwachsenenalter entdeckt. Bei der **monostotischen Form** sind vorwiegend Rippen, Schädel, Kiefer, proximales Femur und proximale Tibia betroffen. Die **polyostotische Form** weist multiple Herde bevorzugt in Skapula, Humerus, Femur

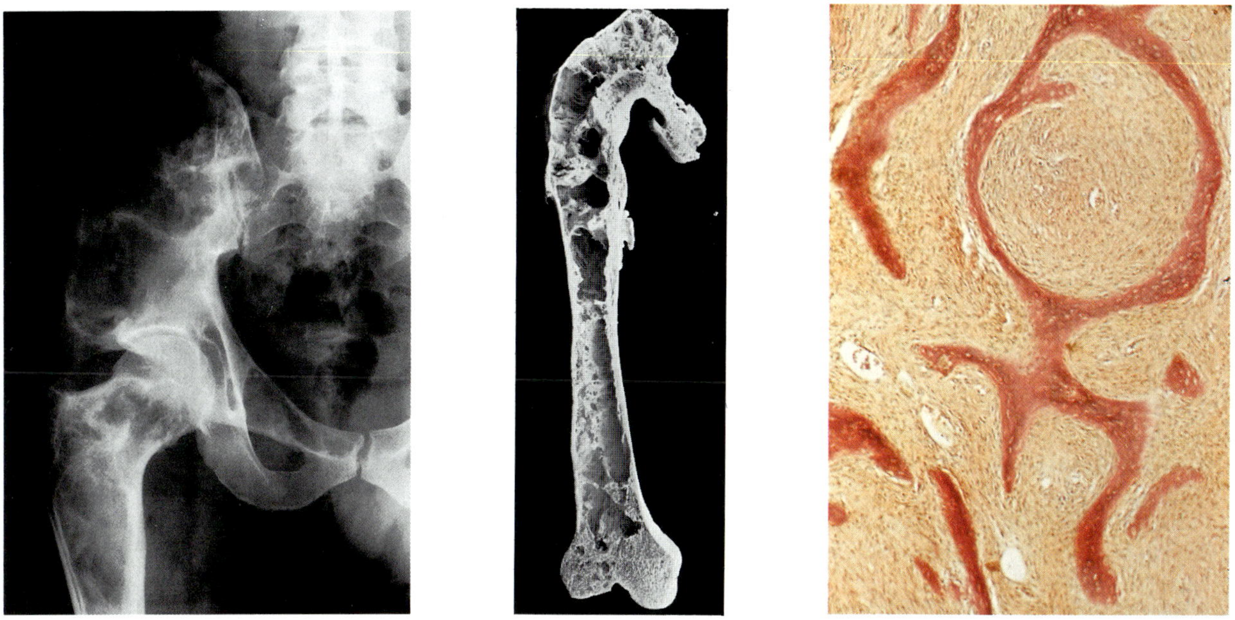

Abb. E-8: Fibröse Knochendysplasie Jaffé-Lichtenstein. Links: Im Röntgenbild eine ausgeprägte wolkenartige Knochenauftreibung, die von einer verschmälerten, aber erhaltenen Kortikalis bedeckt wird. Mitte: »Hirtenstab« als typische morphologische Femurveränderung. Rechts: Dünne neugebildete Faserknochenbälkchen ohne angelagerte Osteoklasten in einem faserreichen Stroma. van-Gieson-Fbg.

und Tibia auf. In den langen Röhrenknochen führt die fibröse Dysplasie zu Verformungen (klobige Auftreibung und hirtenstabartige Verkrümmung des Schenkelhalses und Femurschaftes mit Coxa vara) und pathologischen Frakturen. Oft stellt die Läsion einen Zufallsbefund dar: Außer geringen Verbiegungen, Schwellungen und leichten Schmerzen treten keine Symptome auf. Vor Abschluß des Skelettwachstums vergrößern sich die Knochenherde, neue können auftreten. Mit dem Abschluß des Skelettwachstums kommt dieser Prozeß bei der monostotischen Form meistens zum Stillstand. Die polyostotische Form kann auch nach der Pubertät noch progredient sein.

Röntgen: Die häufigste Lokalisation der monostotischen Knochendysplasie ist eine Rippe. Hier stellt sich im Röntgenbild eine lokale, ausgesprochen zystische Auftreibung dar. Die Kortikalis ist vorgebuchtet und von innen her verschmälert, jedoch intakt. Bei der polyostotischen Form kommt es zu einer gleichmäßigen lokalen Knochenauftreibung mit schmaler, intakter Kortikalis und einer wolkigen, mattglasartigen Innenstruktur. Bevorzugte Lokalisation ist der Schenkelhals, der kolbig verbreitert ist. Im Inneren findet sich meist ein zystischer Herd mit einer verwaschenen Innenstruktur. Die Läsion kann sich über eine weite Strecke im Knochen ausdehnen.

Pathologie: Der Rippenherd zeigt makroskopisch eine zystische Läsion mit glatten Hohlräumen, die von einer serösen Flüssigkeit gefüllt sind. Herde anderer Lokalisation schließen ein grauweißes Gewebe ein. Histologisch liegt ein faserreiches, zell- und gefäßarmes bindegewebiges Stroma vor, in dem zahlreiche schlanke Faserknochenbälkchen in gleichen Abständen zueinander ausdifferenziert sind. Diese direkt aus dem Bindegewebe entstandenen Bälkchen sind schwungvoll gebogen und grazil; es sind keine Osteoblasten angelagert. In einigen Fällen können auch kleine metaplastische Knorpelherde angetroffen werden, wobei es sich möglicherweise um kallöses Knorpelgewebe handelt.

Klinik: Lokale Knochendeformierung und -schwächung (mit Knochenfrakturen) bestimmen das klinische Bild. Ansonsten hat die fibröse Knochendysplasie eine gute Prognose; eine maligne Entartung kommt nicht vor.

Albright-Syndrom: fibröse Knochendysplasie, Café-au-lait-Flecken der Haut, Pubertas praecox, neurologische Störungen bei Mädchen.

2 Osteoporosen und Osteopathien

Bei der **Osteoporose** kommt es generell zu einer Verminderung des Knochengewebes, wobei die Knochenmasse quantitativ abnimmt, die Kortikalis verschmälert ist und Zahl und Breite der spongiösen Knochenbälkchen reduziert sind. Dies führt im Röntgenbild zu einer Aufhellung der Knochenstrukturen. Die quantitative Verminderung des Knochengewebes kann schleichend (»glatte Resorption«) oder durch aktivierte osteoklastäre Resorption erfolgen. Man unterscheidet:

- **Generalisierte Osteoporosen**
  Involutionsosteoporose (»Altersosteoporose«)
  Hungerosteoporose
  Vitamin-C-Mangel-Osteoporose
  Hormonmangel-Osteoporose (in der Postmenopause)
  Immobilisationsosteoporose
  Osteoporose bei Knochenmarkerkrankungen (Plasmozytom, Lymphom)
  juvenile Osteoporose (z. B. Osteogenesis imperfecta)
- **Lokalisierte Osteoporosen**
  Immobilisationsosteoporose
  Sudeck-Knochenatrophie
  Perifokale Osteoporose (z. B. bei Tuberkulose).

Eine »Osteoporose« – im Sinne einer radiologischen Aufhellung der Knochenstrukturen – kann auch durch eine osteoklastäre Knochenresorption oder durch eine verminderte Mineralisation des Knochengewebes bedingt sein, d. h., die Qualität des Knochengewebes ist vermindert. Man bezeichnet diese Veränderung als **Osteopathie,** die sehr unterschiedlicher Ätiologie sein kann. Es gibt

- toxische Osteopathien (Fluorose, Bleiintoxikation)
- zirkulatorische Osteopathien (Knochennekrosen)
- infektiöse Osteopathien (Osteomyelitis)
- neoplastische Osteopathien (z. B. medulläres Plasmozytom, Knochenmetastasen)
- metabolische Osteopathien (Hyperparathyreoidismus = Osteodystrophie, Osteomalazie, renale Osteopathie, Cushing-Osteoporose).

Bei diesen Knochenerkrankungen kommt es zu einem generalisierten oder lokalen Knochenumbau, der sich im Röntgenbild als »Osteoporose« manifestiert und bei dem reaktive Knochenanbauvorgänge und Knochenneubildungen zu untermischten »Osteosklerosen« führen. Es liegt eine quantitative und/oder qualitative Verminderung des Knochengewebes vor, die Schmerzen, Skelettverformungen und häufig auch Knochenfrakturen hervorruft.

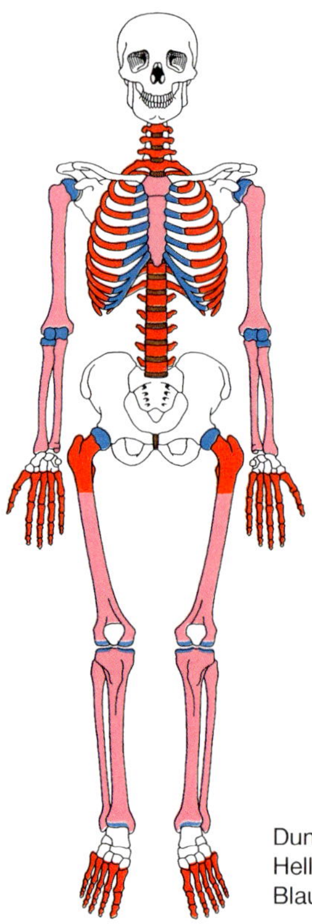

Abb. E-9: Osteoporose. Schematische Darstellung der häufigsten Lokalisationen.

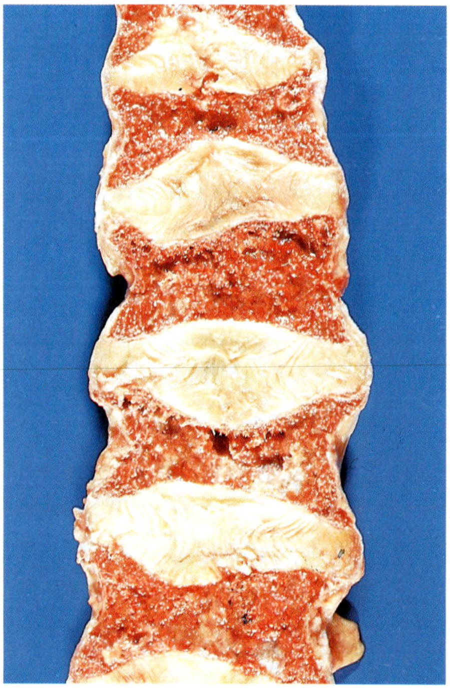

Abb. E-10: Wirbelkörperosteoporose. Verschmälerung der Wirbelkörper und Verbreiterung der Zwischenwirbelscheiben, die stellenweise in Wirbelkörper einbrechen.

2.1 Osteoporosen

2.1.1 Involutionsosteoporose

Häufige allgemeine Knochenatrophie im höheren Alter, die mit Verlust von Knochengewebe und konsekutiver Minderung der ossären Belastbarkeit (Knochenfraktur) einhergeht. Diese Form der Osteoporose entwickelt sich im Rahmen der allgemeinen Altersinvolution (»senile Osteoporose«). Eine **präsenile Osteoporose** wird häufig bei Frauen etwa 5–10 Jahre nach der Menopause beobachtet (»postmenopausische Osteoporose«). Ursache ist eine durch Östrogenmangel bedingte, herabgesetzte Osteoblastenfunktion, so daß der physiologische Knochenumbau zu Lasten des Knochenanbaus gestört ist. Betroffen sind Wirbelsäule, Thorax und Becken, dagegen bleiben Extremitäten und Schädeldach verschont.

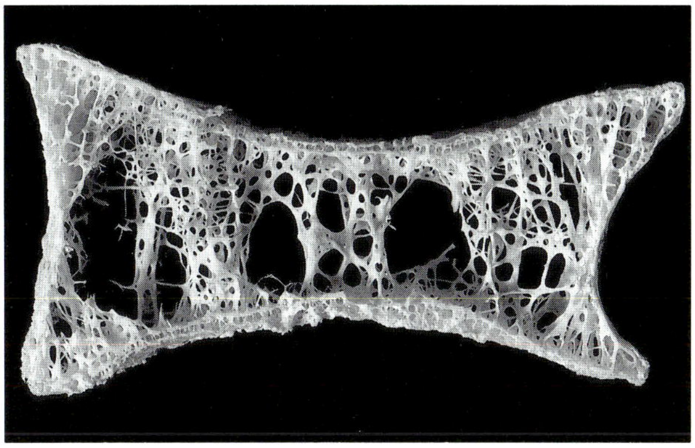

Abb. E-11: Osteoporose. »Fischwirbel« mit bikonkaver Grund- und Deckplatte und bevorzugt zentraler Knochenrarefizierung. Mazerationspräparat.

Röntgen: Im konventionellen Röntgenbild ist eine Osteoporose erst erkennbar, wenn mindestens 30% des Knochengewebes verlorengegangen sind. Sie läßt sich frühzeitig mit Hilfe der Osteodensitometrie (quantitative Messung des Mineralgehalts mittels Computertomographie) ermitteln. Die Knochenatrophie ist exzentrisch lokalisiert, wobei die Reduktion des Knochengewebes zentral beginnt und nach außen fortschreitet. Zuerst verschwindet die Füllspongiosa, so daß die Trägerknochenbälkchen röntgenologisch verstärkt in Erscheinung treten. Insgesamt erscheinen die Spongiosa aufgehellt, die Kortikalis verschmälert, aber noch erhalten. Insbesondere in der Wirbelsäule sind die Wirbelkörper zentral aufgehellt und außen bleistiftartig scharf gezeichnet. Folgen sind Deformierungen, Deckplatteneinsenkungen, sog. Schmorl-Knötchen und Kompressionsfrakturen. Im Schenkelhals tritt die Trägerspongiosa in der aufgelockerten Spongiosa stark hervor. Das Ward-Dreieck ist ausgeweitet und stellt eine große Spongiosalücke dar. Die Osteoporose enwickelt sich zuerst in den Knochen, die normalerweise am stärksten belastet werden. Durch reaktive Verbreiterung der verbliebenen, stärker belasteten Knochenbälkchen kommt es zur sog. **hypertrophischen Knochenatrophie** mit strähnigen Röntgenstrukturen.

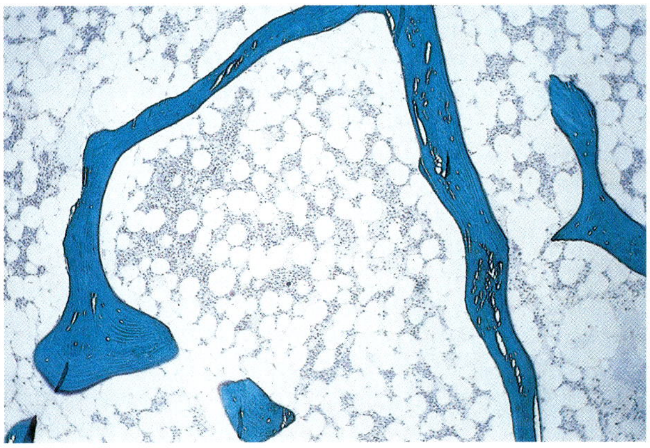

Abb. E-12: Osteoporose. Deutlich verschmälerte Knochenbälkchen und Verlust der Querverstrebung. Toluidinblau-Fbg., unentkalkt.

Pathologie: Die Spongiosa weist makroskopisch eine diffuse Auflockerung mit größeren Lücken auf. Diese Verminderung des Spongiosagerüsts ist im Knochenzentrum stärker ausgeprägt als in der Peripherie (besonders auf der Schnittfläche von Wirbelkörpern). Im Schenkelhals zeichnen sich breite Trägerknochenbälkchen ab. Allgemein ist auch die Kortikalis verschmälert, jedoch erhalten und außen glatt. Im histologischen Bild sieht man verschmälerte und rarefizierte Spongiosabälkchen, die glatt begrenzt sind, ohne Resorptionslakunen und ohne angelagerte Osteoblasten oder Osteoklasten (»glatte Knochenresorption« = *slow turn-over osteoporosis).* Das verbliebene Knochengewebe ist qualitativ unverändert (vital, volle Mineralisation). Durch die quantitative Reduktion des Spongiosagerüsts ist der Markraum ausgeweitet und mit Fettgewebe ausgefüllt. Bei der hypertrophischen Knochenatrophie finden sich zwischen den osteoporotisch schmalen einzelne sklerotisch verbreiterte Knochenbälkchen.

Klinik: Eine Involutionsosteoporose der Wirbelsäule verursacht Verformungen (Kyphoskoliose) und heftige ischialgiforme Rückenschmerzen. Es kommt häufig zu Verformungen der Wirbelkörper (Spondylosis deformans) und Kompressionsfrakturen. Die Beweglichkeit ist zunehmend eingeschränkt. Pathologische Frakturen bei Osteoporose entwickeln sich häufig auch in den Rippen, im Schenkelhals sowie in den Fuß- und Handwurzelknochen.

2.1.2 Immobilisationsosteoporose

Lokalisierte Osteoporose, die bei längerer Ruhigstellung einer Extremität entsteht. Die Unterfunktion des betroffenen Skelettabschnitts führt zu einer medullären Hyperämie und Aktivierung der Osteoklasten, die den Knochen resorbieren. Zuerst gehen die Sicherheitsstrukturen (Querspongiosa) verloren, später auch die Trägerstrukturen (Längsspongiosa). Bei chronischem Verlauf entwickelt sich eine »glatte Resorption« der Knochenbälkchen. Die übrigen, nicht ruhiggestellten Skelettabschnitte sind nicht an dieser Osteoporose beteiligt.

Röntgen: Die Knochen einer länger ruhiggestellten Extremität (z. B. im Gipsverband) weisen eine diffuse Aufhellung der Spongiosa und eine Verschmälerung der Kortikalis auf. Es lassen sich keine lokalen Defektbildungen nachweisen. In fortgeschrittenen Fällen treten – als Hinweis auf eine ungenügende Reparation – in der osteoporotischen Spongiosa ungleichmäßige fleckige und strähnige Verdichtungen auf.

Pathologie: Es handelt sich um eine *slow-turn-over*-Osteoporose mit histologisch verschmälerten, glatt begrenzten Knochenbälkchen, die keine Resorptionslakunen oder angelagerten Osteoklasten aufweisen. Der ausgeweitete Markraum ist von Fettgewebe ausgefüllt. Somit besteht das gleiche histologische Bild wie bei der Involutionsosteoporose.

Klinik: Im osteoklastären Frühstadium wird eine Hyperkalzurie (bis 335 mg/24 Std.) beobachtet, die im chronischen Stadium wieder verschwindet. Solange die Leitstrukturen des Spongiosagerüsts bestehenbleiben, kann nach Remobilisation eine vollständige Ausgleichung der Spongiosa erfolgen. Erfolgt jedoch die Remobilisation nach Destruktion der Leitstrukturen, dann findet eine Defektheilung mit irregulärer Knochenapposition an den verbliebenen Knochenbälkchen statt. Es entsteht ein völlig ungeordnetes Knochengewebe mit einem bizarren Kittlinienmuster und aktivierten Osteoblasten und Osteoklasten. Die Veränderungen erinnern an eine Ostitis deformans Paget. Diese posttraumatische Knochenveränderung wird als *Remaniement pagétoide posttraumatique Lièvre* bezeichnet.

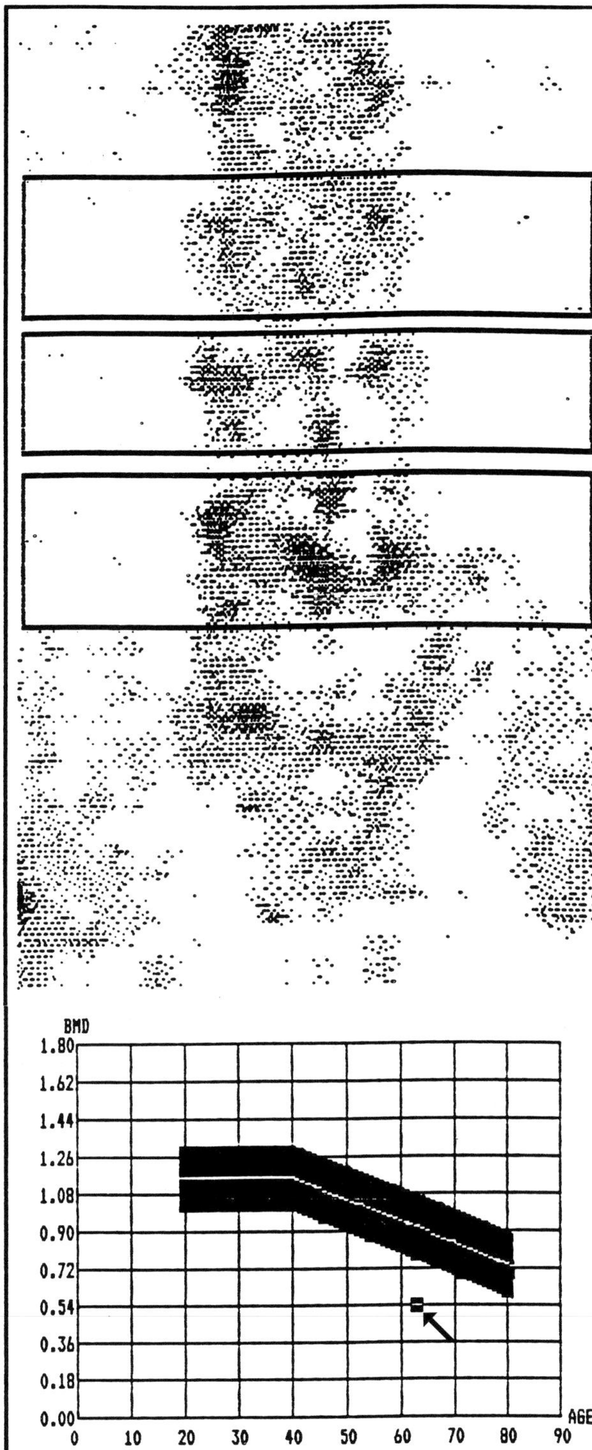

Region of interest data

Area	BMC	BMD	BMLD
cm sq	g	g/cm²	g/cm (mm)
8.96	4.29	0.48	1.34 (32)
5.28	3.02	0.57	1.08 (28)
8.72	5.61	0.64	2.00 (28)
22.96	12.92	0.56	1.47

Abb. E-13: **Osteodensitometrie bei Osteoporose.** Oben: Gemessen wird die Weichteil-korrigierte Gammaabsorption des LWS-Knochens (oben im Bild drei ausgewertete Felder). Unten: Normalwerte mit Standardabweichung für 20 bis 80 Jahre alte Frauen sowie der ermittelte Wert (Pfeil) bei einer 62 Jahre alten Frau. Die gebräuchlichste Angabe ist **BMD** (bone mineral density). **BMC** = bone mineral containt. **BMLD** = bone mineral linear density.

2.1.3 Sympathische Reflexdystrophie
(SRD, Sudeck-Knochenatrophie)

Unter dem Begriff **SRD** werden verschiedene Krankheitsbezeichnungen aufgeführt: Morbus Sudeck, Schulter-Hand-Syndrom, Algodystrophie, posttraumatischer Vasospasmus und Kausalgie. Die Erkrankung kommt vorwiegend im Bereich der oberen Extremität (70% der Fälle), seltener im Fuß oder in der Knieregion vor. Besonders betroffen sind Frauen (im Verhältnis 2:1). Das Durchschnittsalter beträgt 50 Jahre.

Pathogenese: Das klassische Bild des Sudeck-Syndroms wird in den meisten Fällen nach einem Trauma (Radiusfraktur) und Ruhigstellung der Extremität beobachtet. Aber auch andere auslösende Faktoren werden beschrieben: Gelenkdistorsionen, Schnittverletzungen, lokale und allgemeine Infektionen. Nervenkompressionen (Wurzelirritationen C5/6) sowie als Komplikation nach Operationen (Dupuytren-Kontraktur, Karpaltunnelsyndrom). Die genaue formale Pathogenese ist noch ungeklärt. Möglicherweise löst ein Schmerz eine örtliche Störung des sympathischen Mechanismus aus, der sich als lokale Durchblutungsstörung manifestiert. Dabei kann die betroffene Extremität geschwollen und warm *(venöse SRD-Form)* oder nicht geschwollen und kalt *(arterielle SRD-Form)* sein.

Pathologie – Röntgenbefund. Die Erkrankung weist einen stadienhaften Verlauf auf:

- **Stadium I** *(akutes, entzündliches Stadium)* mit einer beginnenden, gelenknahen Osteoporose, bei der die Spongiosa befallen ist, während die Kortikalis erhalten bleibt.
- **Stadium II** *(Dystrophie):* Die Osteoporose ist voll entwickelt und zeigt rundliche Aufhellungen. Histologisch sieht man eine Verschmälerung der glatt begrenzten Knochenlamellen. Eine verstärkte osteoklastäre Aktivität liegt nicht vor.
- **Stadium III** *(Atrophie):* Es kommt zu einer fortschreitenden, jetzt eher diffusen Osteoporose, die mit einer Atrophie und Kontraktur des Weichteilgewebes einhergeht.

Klinik. Das klinische Vollbild ist durch folgende Trias gekennzeichnet: **Autonome Störungen.** Durchblutungsstörungen manifestieren sich als zu warme (Frühsymptom!) oder zu kalte Extremität. Ferner kommen Weichteilödem, Hyper- oder Hypohidrosis vor. **Motorische Störungen:** Es kommt zu einer aktiven Einschränkung der Gelenkmotilität, die bis zur Parese oder Paralyse reichen kann. **Sensorische Störungen:** Im Vordergrund steht der tiefe, diffuse, sehr ausgeprägte »Knochenschmerz«. Typisch ist die nächtliche Verstärkung. Von Bedeutung ist auch die psychische Situation (sog. psychovegetative Grenzpersönlichkeit), die bis zur Depression reichen kann.

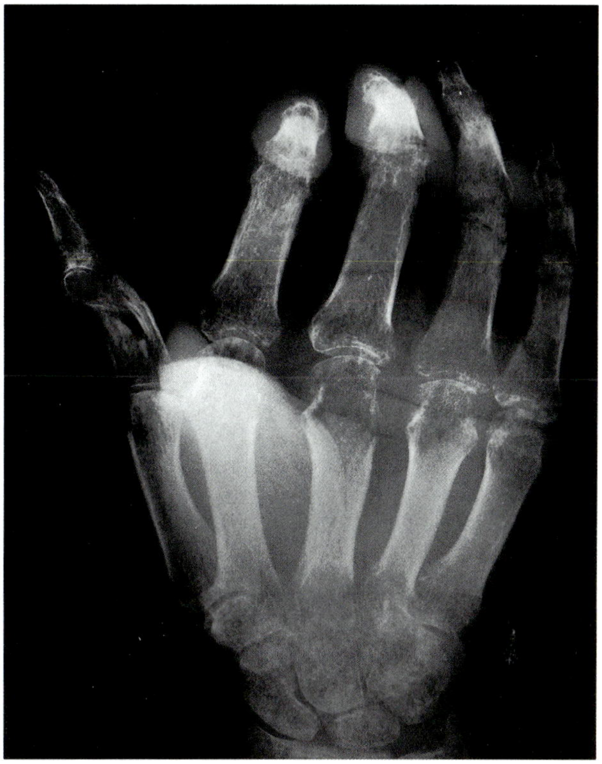

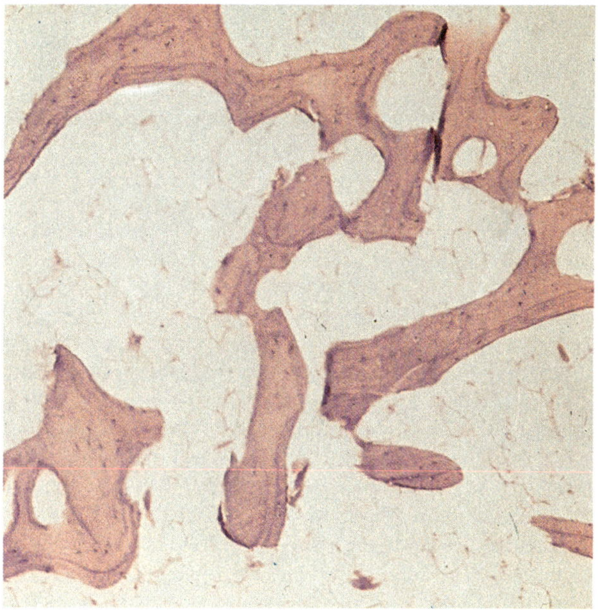

Abb. E-14: Sympathische Reflexdystrophie. Oben: Ausgeprägte osteoporotische Aufhellungen, besonders im paraartikulären Bereich der Phalangen. Unten: Schwund der Knochenbälkchen mit relativer Vermehrung des Knochenmarkfettgewebes. HE-Fbg.

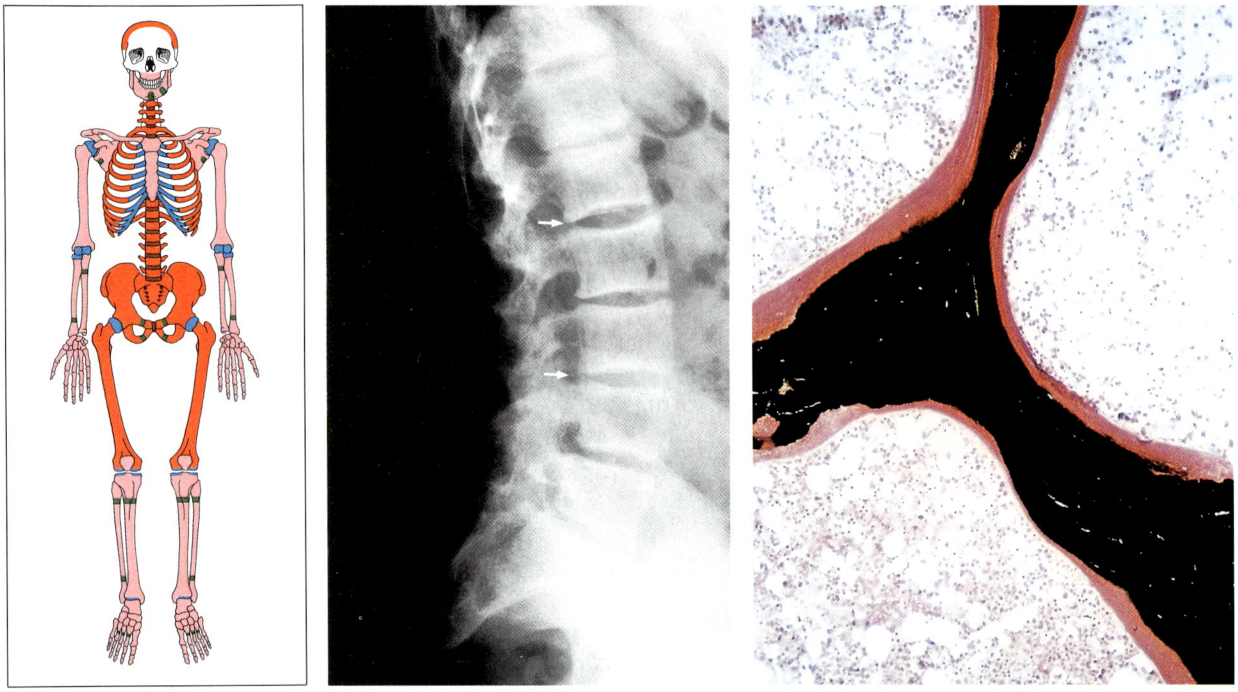

Abb. E-15: Osteomalazie. Links: Schematische Darstellung der häufigsten Lokalisationen (dunkelrot = häufig, hellrot = weniger häufig). Mitte: Wirbelkörper mit unscharfer Spongiosazeichnung bei erhaltener Kortikalis. Rechts: Deutlich verbreiterte Osteoidsäume an den Knochenbälkchen. Kossa-Fbg.

2.2 Metabolische und endokrine Osteopathien

2.2.1 Osteomalazie

Die Osteomalazie (Osteoidose) ist eine Verkalkungsstörung des Knochengewebes im Erwachsenenalter, die mit der Rachitis bei Kindern vergleichbar ist. Zu den Ursachen zählen Vitamin-D-Mangel, ungenügende UV-Bestrahlung, Kalziummangel, intestinale Resorptionsstörungen (bei Maldigestion und Malabsorption) und Nierenerkrankungen (Vitamin-D-resistente Rachitis). Die ungenügende Verkalkung des Knochengewebes führt zu einer exzessiven Zunahme von unverkalktem Osteoid. Am ausgeprägtesten manifestiert sich die Osteomalazie im Stammskelett (Wirbelsäule, Thorax, Becken und Femur) und in der Schädelkalotte *(granuläre Atrophie)*. Infolge der Minderverkalkung des Skeletts kommt es schon unter einer physiologischen Belastung zu Knochenverformungen, die die Krankheit prägen.

Röntgen: Die Spongiosa ist aufgehellt und stark verwaschen; die trabekulären Zeichnungen sind nicht mehr scharf erkennbar. Die Kortikalis bleibt erhalten, ihre Außenkontur ist jedoch unscharf, da auch subperiostal unverkalktes Osteoid gebildet wird. Oft entwikkelt sich ein sog. **Milkman-Syndrom:** symmetrische radiologische Aufhellungen an besonderen Skelettstellen mit extremer Belastung, die röntgenologisch einer Fraktur ähnlich sind. Diese sog. **Looser-Umbauzonen** in den Spannungsspitzen des Skeletts werden als Dauerfrakturen gedeutet, die nach Knochenbruch durch einen Osteoidkallus überbrückt werden. Außer den verwaschenen Knochenstrukturen sind Knochenverformungen (u. a. in Wirbelsäule und Schenkelhals) für die Osteomalazie kennzeichnend.

Pathologie: Makroskopisch erscheint die Spongiosa glasig und stark verwaschen. Histologisch finden sich mehr oder weniger stark verbreiterte Osteoidsäume (mehr als 10 μm breit) an den Knochenbälkchen, denen Osteoblasten angelagert sein können (sog. **Osteoidose**). Osteoblasten können aber auch fehlen. Das vermehrte, unverkalkte Osteoid an den Spongiosabälkchen verleiht dem Knochen die röntgenologisch nachweisbare verwaschene Strukturzeichnung.

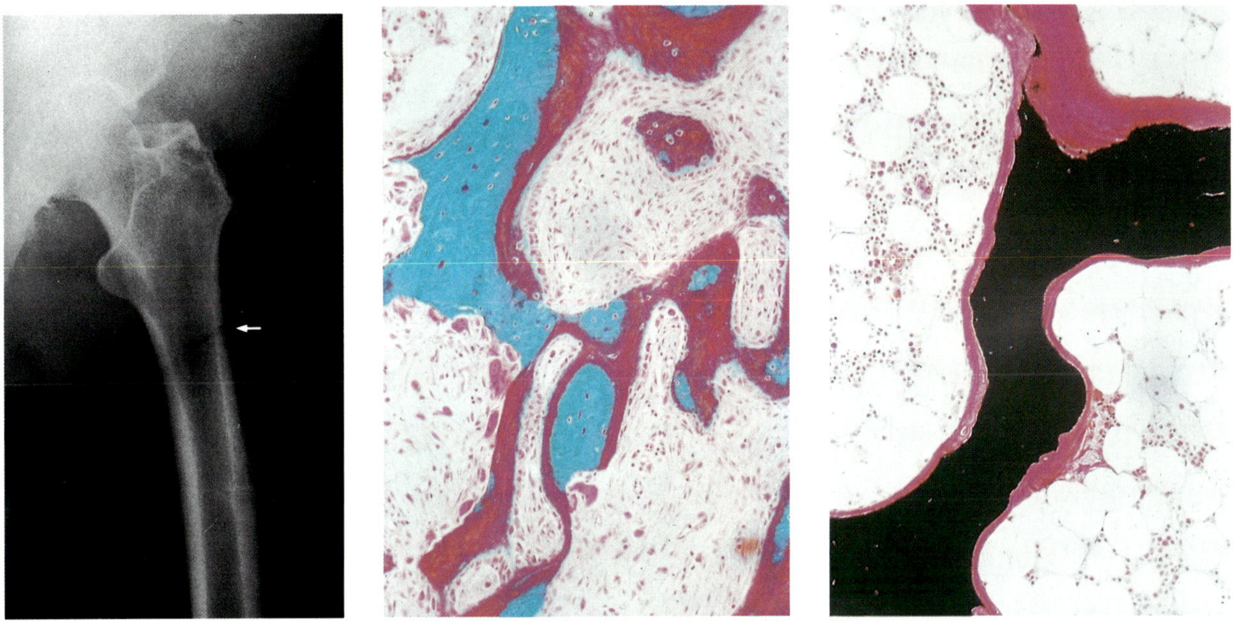

Abb. E-16: Renale Osteopathie. Links: Starke osteoporotische Aufhellungen der Spongiosa mit verwaschener Zeichnung. Milkman-Fraktur (Pfeil). Mitte (Goldner-Fbg.) und rechts (Kossa-Fbg.): Dissezierende Fibroosteoklasie und Osteoidose.

2.2.2 Renale Osteopathie

Die renale Osteopathie ist ein häufiges polyätiologisches Krankheitsbild, bei dem sich eine eigenartige Osteoporose infolge einer chronischen Niereninsuffizienz entwickelt. *Endogene* (sekundärer Hyperparathyreoidismus, Vitamin-D-Stoffwechselstörung, Parathormonresistenz) und *exogene Faktoren* (Phosphatrestriktion, unphysiologische Zufuhr von Kationen und Vitamin D bzw. Vitamin-D-Metaboliten) führen zu Knochenveränderungen, die einer Osteodystrophie, Osteomalazie und Osteoporose entsprechen. Bei fortschreitender Nierenfunktionsstörung mit reduzierter glomerulärer Filtration kommt es zu einer Hyperphosphatämie und Hypokalzämie. Dies führt zum sekundären Hyperparathyreoidismus mit erhöhter Parathormonsekretion und schließlich zur Parathormonresistenz des Skeletts. In den geschädigten Nieren wird die Synthese von 1,25-Dihydroxycholekalziferol reduziert und somit die Parathormonsekretion wiederum verstärkt.

Röntgen: In den Knochen des stammnahen Skeletts zeigt sich eine irreguläre Osteoporose mit strähnigen Verdichtungen und fleckigen Aufhellungen. Die Knochenstrukturen erscheinen verwaschen. Es treten einige zystische Aufhellungsherde in der Spongiosa und Kortikalis auf. In den Looser-Umbauzonen können sich unvollständige Frakturen entwickeln (Milkman-Syndrom).

Pathologie: Während das makroskopische Präparat lediglich eine uncharakteristische »Osteoporose« mit verwaschener Spongiosastruktur zeigt, sind die histologischen Veränderungen in einer Beckenkammbiopsie für die renale Osteopathie sehr charakteristisch. Generell bestehen eine ausgeprägte dissezierende Fibroosteoklasie mit Markfibrose, eine Osteoidose (Osteomalazie) und eine Osteoporose. Histologisch unterscheidet man drei Formen der renalen Osteopathie, die sich der jeweiligen Nierenkrankheit zuordnen lassen:

- **Typ I:** Fibroosteoklasie, gesteigerte osteoklastäre Knochenresorption, keine Osteoidose. Ursachen: Glomerulonephritis, akutes Nierenversagen. Häufigkeit: 5%.
- **Typ II:** Volumen- und Oberflächenosteoidose, keine Fibroosteoklasie. *Typ IIa:* erniedrigter Spongiosaumbau, kompletter Mineralisationsstop. *Typ IIb:* schmale Osteoidsäume, Reduktion der Knochenmasse. Ursachen: chronische Niereninsuffizienz. Häufigkeit: 20–30%.
- **Typ III:** Fibroosteoklasie, Osteoidose, Endostfibrose. *Typ IIIa:* erniedrigter Spongiosaumbau. *Typ IIIb:* normaler Spongiosaumbau. *Typ IIIc:* völliger Spongiosaumbau, starke Faserknochenbildung mit aktivierten Osteoblasten. Ursachen: chronische Niereninsuffizienz. Häufigkeit: 60–70%.

Nieren-Patienten mit langzeitiger Hämodialyse entwickeln häufig eine Aluminium-induzierte Osteopathie, wobei Aluminiumhydroxyd aus den Dialysegeräten in die Mineralisationsfronten des Knochens eingelagert wird und eine ausgeprägte Osteoidose erfolgt.

2.2.3 Osteodystrophie bei Hyperparathyreoidismus

Beim Morbus v. Recklinghausen handelt es sich um eine generalisierte Osteoporose, der eine erhöhte Parathormonsekretion zugrunde liegt. Beim **primären Hyperparathyreoidismus** sind dafür ein Epithelkörperchenadenom (80%) oder eine Epithelkörperchenhyperplasie (18%) verantwortlich. In etwa 25% der Fälle von primärem Hyperparathyreoidismus (pHPT) entwickelt sich eine Osteodystrophie. Die Krankheit manifestiert sich vor allem in der Wirbelsäule, den Röhrenknochen, der Schädelkalotte und im Kiefer. Frühsymptome sind Usuren an den Mittelphalangen (Finger) und ein Schwund der Lamina dura der Zähne. Histologisch läßt sich eine Osteodystrophie durch eine Bekkenkammbiopsie abklären.

Röntgen: Kennzeichnend für diese Krankheit sind eine Aufblätterung der Kortikalis, Kortikaliszysten und subperiostale Usuren. In den Wirbelkörpern entwickelt sich eine sog. »horizontale Dreischichtung«: stärker verschattete Spongiosa zu beiden Seiten der Zwischenwirbelscheibe und ausgeprägte Aufhellung in der Mittelschicht. Die Veränderung wird als »Rugger-Jersey-Spine« bezeichnet. Im Kiefer ist die Lamina dura der Zähne reduziert, in der Schädelkalotte die Lamina externa aufgehoben (sog. granuläre Atrophie = Bimssteinschädel). Innerhalb der osteoporotischen Knochen heben sich grobe fleckige Aufhellungen ab. In fortgeschrittenen Fällen entwickeln sich große »Knochenzysten«, die wie osteolytische Tumoren aussehen. Bei diesen sog. *braunen Tumoren* handelt es sich um resorptive Riesenzellgranulome und nicht um echte tumoröse Neubildungen.

Pathologie: Schon makroskopisch ist ein ganz ungleichmäßiges Spongiosagerüst mit weiten und engen Poren erkennbar. Auch die Kortikalis ist aufgeblättert und enthält zystische Resorptionsherde. Die verstärkte Parathormoneinwirkung auf den Knochen stimuliert gleichermaßen alle Knochenzellen (Osteoklasten, Osteoblasten, Fibroblasten), wobei die osteoklastäre Resorption überwiegt. Im Frühstadium sieht man histologisch lediglich eine Randfibrose neben den Knochenbälkchen. Später entwickelt sich das Bild der **dissezierenden Fibroosteoklasie:** Die Knochenbälkchen haben viele, sehr tiefe Resorptionslakunen, die die Trabekel regelrecht tunnelartig zerschneiden. Sie sind ausgefüllt von einem fibrösen Gewebe mit mehrkernigen Osteoklasten, die dem wellig begrenzten Knochen anliegen. Außerdem finden sich reichlich aktivierte Osteoblasten. Die dissezierende Fibroosteoklasie mit Markfibrose ist ein pathognomonischer Befund für eine Osteodystrophie. In einem resorptiven Riesenzellgranulum (sog. brauner Tumor) ist das autochthone Knochengewebe vollständig resorbiert. Man findet ein lockeres Binde- und Granulationsgewebe mit zahlreichen mehrkernigen Riesenzellen (Osteoklasten), die

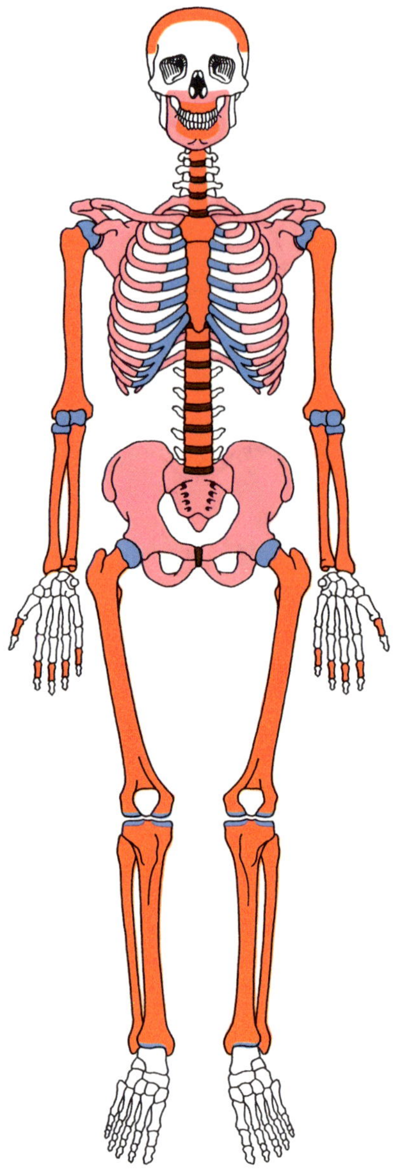

Dunkelrot: sehr häufig
Hellrot: häufig
Blau: Gelenkflächen

Abb. E-17: Osteodystrophie bei Hyperparathyreoidismus. Schematische Darstellung der betroffenen Knochen.

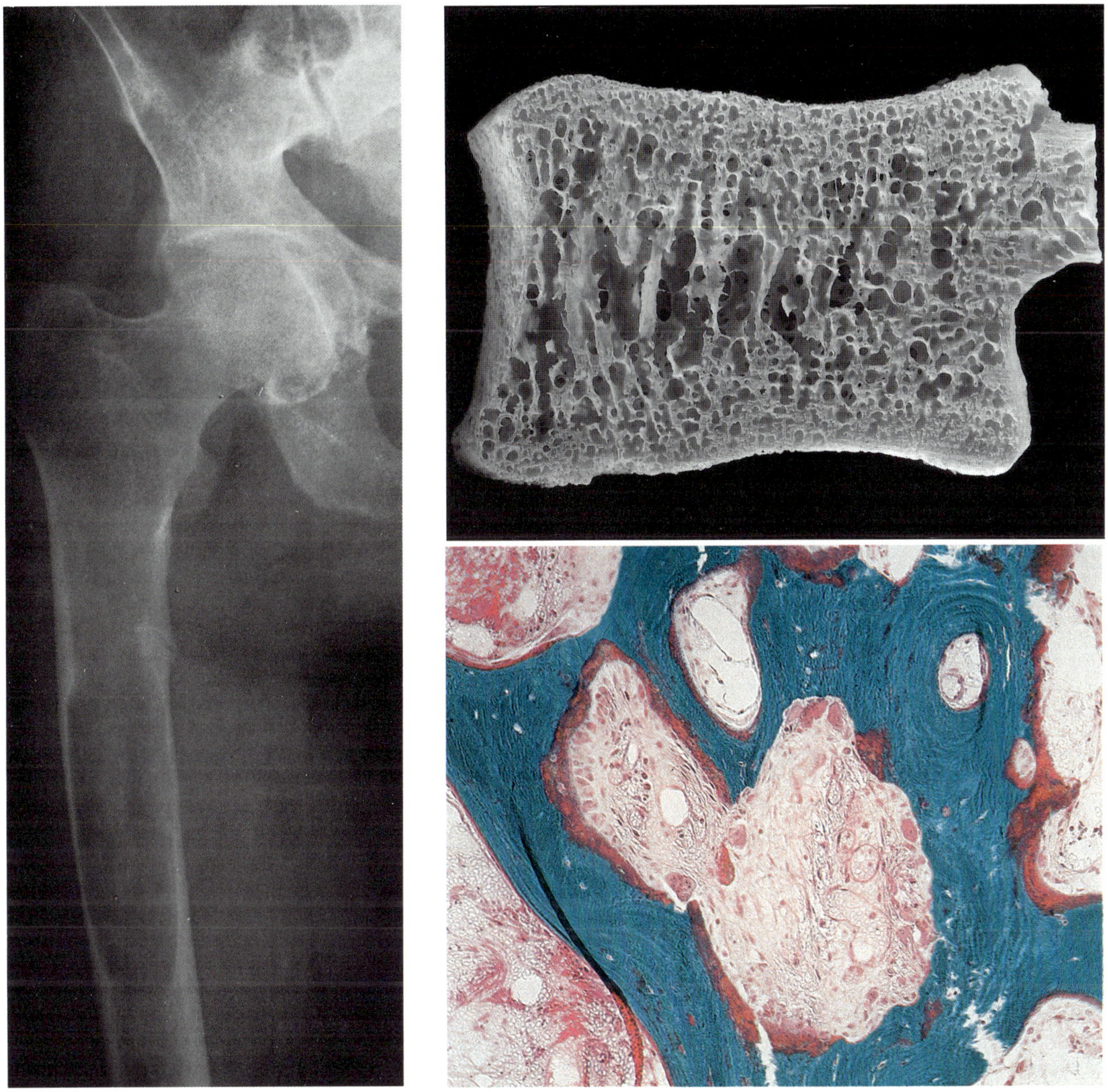

Abb. E-18: Osteodystrophie bei Hyperparathyreoidismus. Links: »Knochenzyste« mit Rarefizierung der Kortikalis und kleinen »Kortikaliszysten« bei verwaschenen Knochenstrukturen. Rechts oben: Zentrale Rarefizierung der Wirbelkörperbälkchen gegenüber der oberen und unteren Spongiosaschicht. Rechts unten: Dissezierende Fibroosteoklasie mit Markfibrose. Azan-Fbg.

ungleichmäßig in Gruppen verteilt sind. Außerdem ist als Folge alter Blutungen reichlich Hämosiderinpigment (braunes Pigment) abgelagert. Derartige Läsionen entwickeln sich in etwa 12% der Fälle von primärem Hyperparathyreoidismus nach lokalen Spongiosafrakturen.

Klinik: Der primäre Hyperparathyreoidismus ist eine komplexe Krankheit, bei der insbesondere die Hyperkalzämie verschiedene Symptome und Organschädigungen hervorruft: Nierenläsionen (Nephrokalzinose, Nierensteine), Darmstörungen und die erwähnten Knochenveränderungen.

2.2.4 Cushing-Osteoporose

Diese endokrine Osteopathie entwickelt sich *endogen* bei vermehrter Bildung von Kortikosteroiden (Cushing-Syndrom) oder *exogen* bei lang dauernder Steroidtherapie (Dosisabhängigkeit). Unter dem Einfluß der Glukokortikoide kommt es zu einer gesteigerten Transformation von Eiweiß in Kohlenhydrate und somit zu einem Eiweißmangel für die Osteoidbildung, die herabgesetzt ist. Zunächst führt eine Aktivierung der Osteoklasten zu einem Knochenabbau bei ungenügendem Knochenanbau. Es resultiert eine Stammskelettosteoporose mit Spontanfrakturen in Wirbeln und Rippen, die mit einer hypertrophischen Kallusbildung heilen. In den langen Röhrenknochen entstehen häufig anämische Knocheninfarkte, die auffallend symmetrisch angelegt sind.

Röntgen: Die Mittelzone der Wirbelkörper ist stark osteoporotisch aufgehellt, während die deckplattennahe Spongiosa und die Deckplatten schattendichter erscheinen. Diese sog. *marginale Kondensation* ist charakteristisch für die Cushing-Osteoporose. Mehrere Wirbelkörper können infolge Kompressionsfrakturen hochgradig verschmälert sein, die Zwischenwirbelräume verbreitert (bikonkave *Fischwirbel*). Im Bereich von Frakturen sieht man unregelmäßige Strukturverdichtungen, die einer hypertrophischen Kallusbildung entsprechen. Eine gleichartige Osteoporose kann in den stammnahen Bereichen der langen Röhrenknochen (Femur und Humerus) beobachtet werden.

Pathologie: Auch makroskopisch erkennt man die röntgenologischen Befunde. Histologisch ist die Spongiosa weitmaschig; die Knochenbälkchen sind hochgradig verschmälert und reduziert. Es finden sich tiefe Resorptionslakunen, die die Trabekel mottenfraßähnlich zerklüften. Die Howship-Lakunen enthalten jedoch keine Osteoklasten mehr, da die osteoklastäre Knochenresorption bereits vorher abgelaufen ist. Der Knochenanbau ist vermindert: Aktivierte Osteoblasten oder Osteoidsäume lassen sich nicht finden. Im Markraum ist das Fettgewebe ausgedehnt nekrotisch (eosinophile Fettzellen ohne Kerne). Ferner kann es vernarbt und herdförmig verkalkt sein. Hierbei handelt es sich um einen anämischen Knocheninfarkt, der häufig bei Cushing-Osteoporose angetroffen wird. Im Bereich einer älteren Knochenfraktur entwickelt sich ein hyperplastischer Kallus mit engmaschigen Ansammlungen knorriger Faserknochenbälkchen unterschiedlicher Breite und lockerem Bindegewebe dazwischen.

Klinik: Wie bei jeder Osteoporose ruft auch die Cushing-Osteoporose Schmerzen (besonders Rückenschmerzen) hervor und führt zu pathologischen Knochenfrakturen.

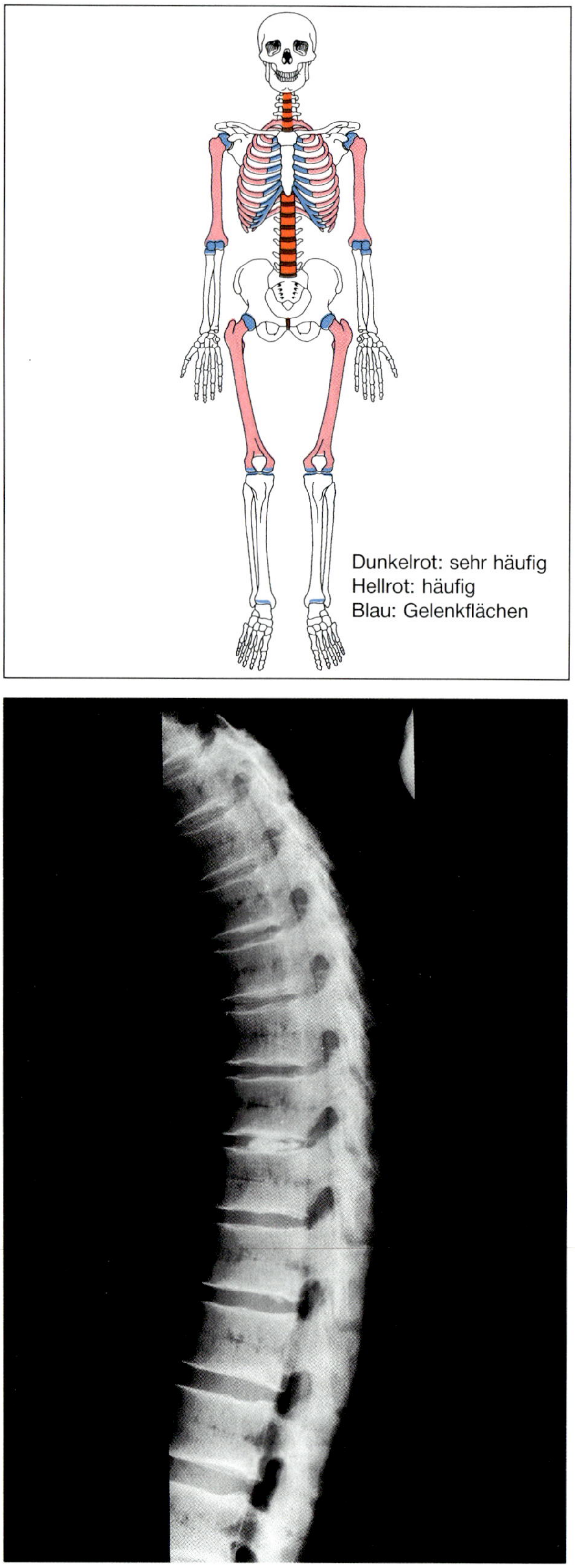

Abb. E-19: Cushing-Osteoporose. Oben: Schematische Darstellung der befallenen Knochen. Unten: Röntgenologisch typische marginale Kondensation der Wirbelkörper.

3 Osteosklerosen

Die **lokalisierte** oder **generalisierte Osteosklerose** ist eine Strukturverdichtung des Knochens infolge einer Vermehrung von mineralisiertem Knochengewebe. Sie ist von einer intraossären Kalkablagerung mit einer röntgenologischen Verschattung abzugrenzen. Bei der eigentlichen Osteosklerose sind die autochthonen Knochenbälkchen durch Knochenapposition in Form von Tafelosteonen sklerotisch verbreitert. Ursachen einer **lokalisierten reaktiven Osteosklerose** sind: Osteomyelitis, Knochenfraktur, Knochentumoren und Osteomyelosklerose. Daneben gibt es auch **direkte Osteosklerosen** bei knochenumbauenden Krankheiten: Ostitis deformans Paget, Hypoparathyreoidismus, Osteopoikilie und Melorheostose. Manche Knochenläsionen zeichnen sich durch eine massive Osteosklerose aus, so z.B. das ossifizierende Knochenfibrom, das osteoplastische Osteosarkom und die Fluorose.

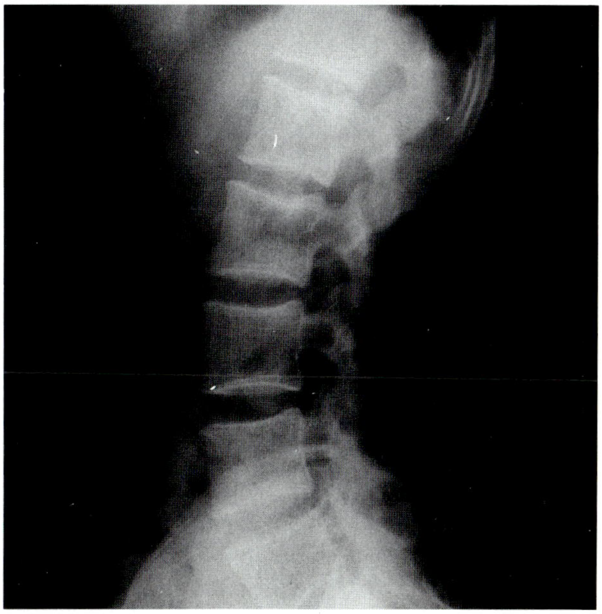

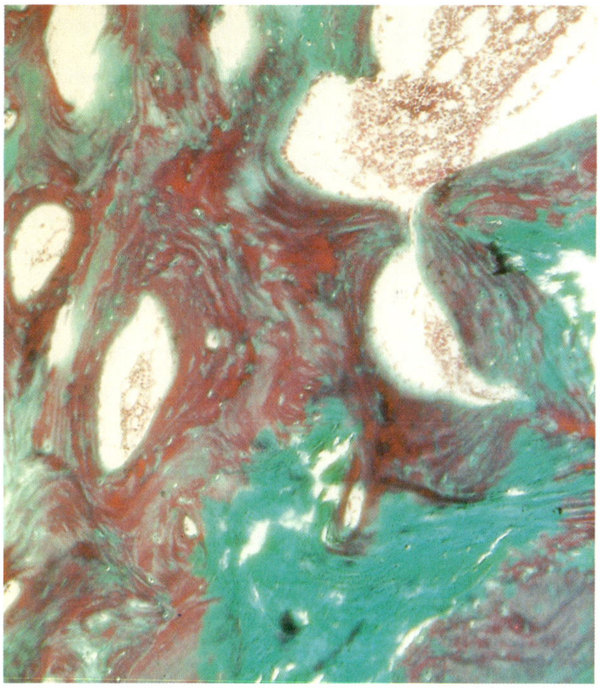

Abb. E-20: Fluorose. Oben: Ungleichmäßige Knochenverdichtung der Wirbelkörper. Unten: Stark verbreiterte Knochenbälkchen mit weitgehend aufgehobener lamellärer Schichtung. Goldner-Fbg.

3.1 Toxische Osteosklerosen

3.1.1 Fluorose

Eine übermäßige Fluoraufnahme führt im gesamten Skelett zu Endostose und Spongiosklerose, die von rheumatoiden Beschwerden begleitet werden. Bei Kindern entwickeln sich Zahnanomalien (»gesprenkelte Zähne«). Eine endemische Fluorose wird in Gebieten beobachtet, in denen der Fluorgehalt im Trinkwasser erhöht ist. Fluor bewirkt im Knochen eine Blockade der alkalischen Phosphatase mit konsekutiver Veränderung der Osteoidstrukturen und Ausbildung übergroßer Hydroxylapatitkristalle, die zur Verdichtung führen. Der sehr viel festere, jedoch unelastische Knochen neigt zu Frakturen. Die ersten röntgenologischen Veränderungen treten in der Wirbelsäule auf. Hier sieht man eine ungleichmäßige wolkige Osteosklerose der Wirbelspongiosa. Die Außenkonturen der Wirbelkörper sind unscharf und wellig begrenzt; sie haben Randzacken. Ähnliche wolkige Verdichtungen werden in fortgeschrittenen Fällen in verschiedenen anderen Skelettabschnitten angetroffen. Histologisch zeigen sich sehr plumpe und verbreiterte Knochenbälkchen ohne lamelläre Schichtung. Viele Osteozytenlakunen sind leer. Es finden sich nur wenige aktivierte Osteoblasten. Das Knochengewebe erscheint außerordentlich stark mineralisiert.

3.1.2 Bleivergiftung

Bei chronischer Bleivergiftung und intraossärer Bleiablagerung kommt es einerseits zu Spongiosanekrosen mit Stimulierung der Osteosklasten, andererseits zu einer starken Aktivierung der Osteoblasten, die massiv Osteoid und Knochen bilden. Im Röntgenbild ist eine bandförmige fleckige Osteosklerose in den Metaphysen der langen Röhrenknochen typisch (sog. »Bleilinien« oder »Bleibänder«). Während des Skelettwachstums können sich flaschenförmige Verformungen der Metaphysen entwickeln. Die Diagnose wird röntgenologisch und klinisch (Nachweis von Blei im Urin) gestellt.

3.2 Osteopoikilie

Es handelt sich um eine häufig harmlose fleckige Spongiosasklerose, die familiär auftritt und keine Symptome hervorruft. Diese Knochendysplasie wird auch als Osteopathia condensans disseminata oder *spotted bones* bezeichnet. Im Röntgenbild zeigen sich, meist als Zufallsbefund, zahlreiche kleine rundliche, ovale oder streifenförmige Skleroseherde im sonst unveränderten Knochen. Im Szintigramm ist keine verstärkte Anreicherung nachweisbar. Es kann jeder Knochen betroffen sein (am häufigsten die Metaphysen der langen und kurzen Röhrenknochen, Becken und Rippen). Die Diagnose wird röntgenologisch gestellt; eine Biopsie ist nicht indiziert.

3.3 Hypoparathyreoidismus

Bei postoperativer oder idiopathischer Unterfunktion der Epithelkörperchen kommt es im gesamten Skelett zu einer diffusen Osteosklerose, die bei Kindern einen Minderwuchs, eine verzögerte Zahnentwicklung und eine periartikuläre Osteophytenbildung auslösen kann. Klinische Befunde sind Hypokalzämie, Hyperphosphatämie und Hypokalziurie. Im Röntgenbild zeigen sich wolkige Verschattungen der Knochen (Schädel, Wirbelsäule), die unscharf und unregelmäßig begrenzt sind. Häufig sind auch die angrenzenden Weichteile verkalkt (z.B. Stammganglien). Der verminderte Knochenumsatz kann manchmal auch zu einer Osteoporose führen, die zu wechselhaften Röntgenbefunden führt. Entsprechend sind auch die histologischen Strukturen nicht diagnoseweisend: Man sieht ein hochgradig sklerosiertes Knochengewebe mit ungleichmäßig lamellärer Schichtung und dichtem Kalkgehalt ohne angelagerte Osteoblasten. In der Kortikalis finden sich teils weite, teils enge Havers-Kanäle, die glatt begrenzt sind. Die Diagnose muß klinisch gestellt werden.

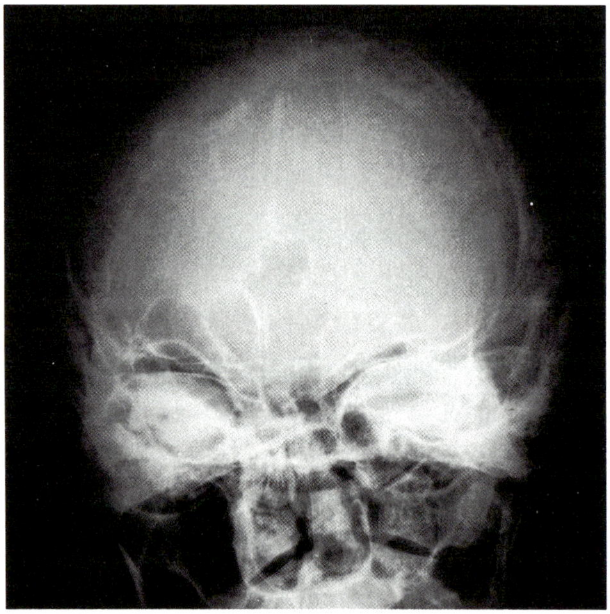

Abb. E-21: Hypoparathyreoidismus. Wolkige Knochenverschattungen im Schädel.

3.4 Ostitis deformans Paget

Häufige Knochenkrankheit bei älteren Menschen jenseits des 50. Lebensjahres, die durch einen chaotisch überstürzten und fortschreitenden Knochenumbau gekennzeichnet ist. Sie wird in manchen Fällen auf die Einwirkung von Slow-Viren zurückgeführt. Bei der **monostotischen Form** ist das axiale Skelett am häufigsten befallen: Schädel, Wirbelsäule, Becken, Femur und Tibia. Bei der **polyostotischen Form** sind die Läsionen schachbrettartig im Skelett verteilt, dabei ist aber niemals das gesamte Skelett betroffen.

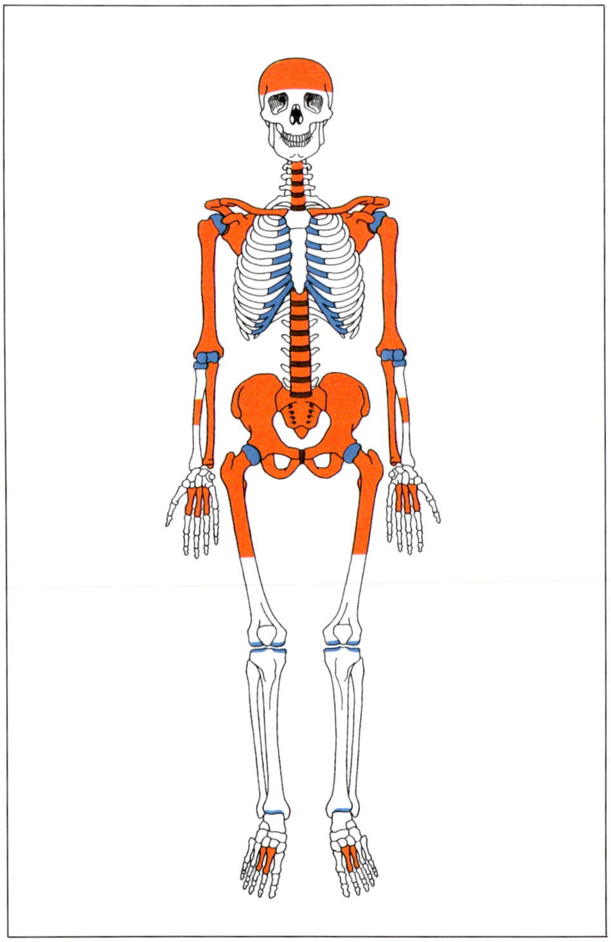

Abb. E-22: Morbus Paget. Schematische Darstellung der Lokalisation der wichtigsten Knochenveränderungen.

Röntgen: In der Wirbelsäule finden sich sog. *Rahmenwirbel* mit erhaltenen Außenkonturen. Die Spongiosa läßt eine völlig ungleichmäßige strähnige Osteosklerose mit balkenartig verdickten Trägerknochen und großen Spongiosalücken dazwischen erkennen. Die Grund- und Deckplatten sind sklerotisch verbreitert. Im Wirbelkörper können sich osteosklerotische und osteoporotische Schichten abzeichnen *(Dreischichtwirbel),* oder es kann eine völlige Sklerose bestehen *(Elfenbeinwirbel).* Schädelaufnahmen zeigen eine ungleichmäßige Verdickung der Kalotte mit sklerotisch verbreiterter und verdichteter Tabula interna. Insgesamt erscheinen die betroffenen Knochenabschnitte grob-schwammig aufgelockert, wobei zwischen strähnigen sklerotischen Verdichtungen immer wieder grobe Aufhellungen sichtbar sind. Im Schenkelhals führt dies zu einer Abbiegung des proximalen Femurs mit *Coxa vara* (sog. Bischofsstab). In der Fibula sowie den Hand- und Fußwurzelknochen tritt eigenartigerweise der Knochen-Paget nicht auf.

Pathologie: Der röntgenologisch nachweisbare Knochenumbau ist auch makroskopisch erkennbar: Die Wirbelkörper zeigen eine vergröberte Spongiosa mit prominenten Trägerknochen; die Schädelkalotte ist grob-spongiös verdickt. Die betroffenen Knochenteile erscheinen ungleichmäßig sklerotisch verdichtet mit eingeschlossenen Spongiosalücken. Die histologischen Strukturen sind sehr tyisch: Man sieht unterschiedlich breite Knochenbälkchen mit zahlreichen mehrkernigen Osteoklasten und tiefen Resorptionslakunen an einer Seite. Auf der Gegenseite erkennt man Reihen aktivierter Osteoklasten. Somit findet gleichzeitig ein Knochenab- und -anbau statt. Innerhalb der Knochenbälkchen zeichnet sich ein Mosaikmuster irregulärer Kittlinien ab. Dieser Wirrwarr an kurzen, abgehackten Kittlinien (Breccie-Muster) ist für den Paget-Knochen kennzeichnend. Der Markraum ist von einem lockeren Granulations- und Bindegewebe mit zahlreichen ausgeweiteten, blutgefüllten Gefäßen und einigen lymphoplasmazellulären Infiltraten ausgefüllt. Hier können sich Faserknochenbälkchen ausdifferenzieren.

Klinik: Der Knochenumbau bei der Ostitis deformans Paget erfolgt in Schüben, wobei es zu Schmerzen und Deformierungen kommt. Die alkalische Serumphosphatase ist erhöht. Vielfach entwickelt sich eine splitterfreie pathologische Knochenfraktur. In 2–5% der Fälle entsteht ein Osteosarkom (Paget-Osteosarkom; s. S. 80) mit schlechter Prognose.

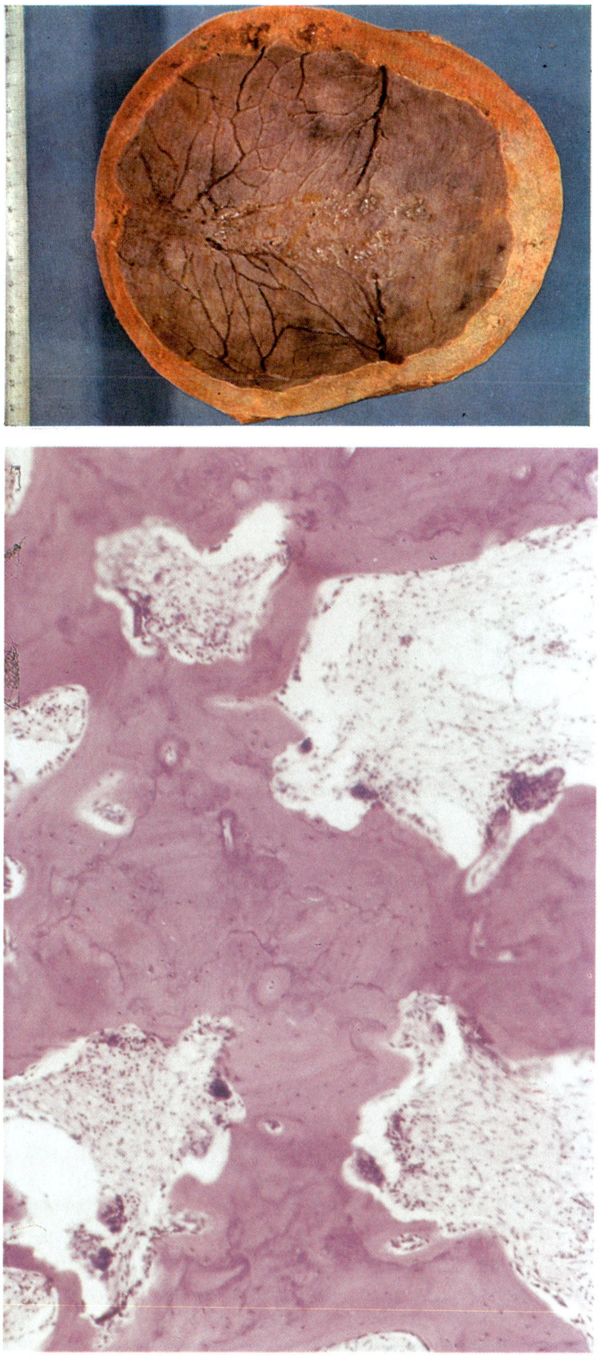

Abb. E-23: Morbus Paget. Oben: Deutlich verdickte Schädelkalotte. Unten: Unregelmäßig verbreiterte Knochenbälkchen mit osteoblastären Anbau- und osteoklastären Abbaufronten sowie mosaikartiger Zeichnung der Kittlinien. HE-Fbg.

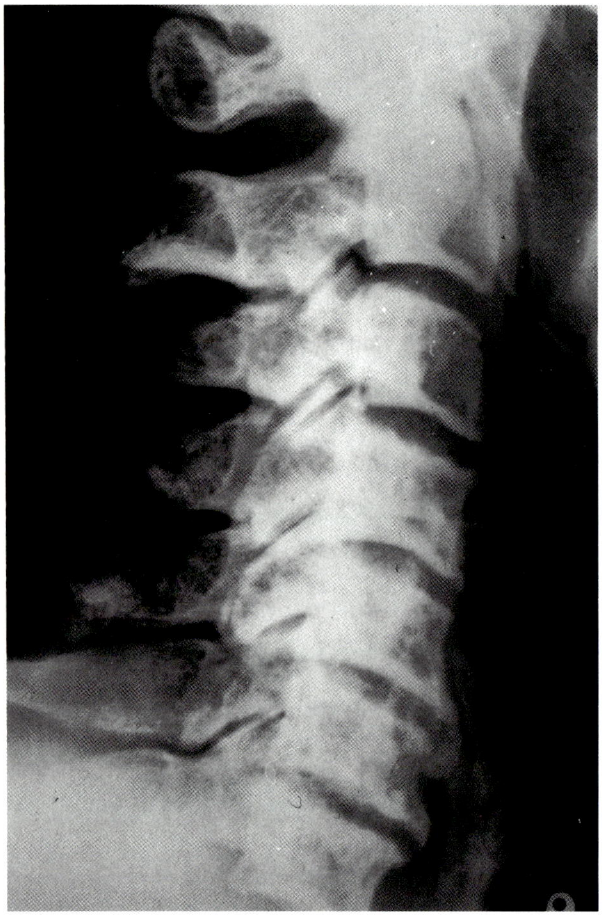
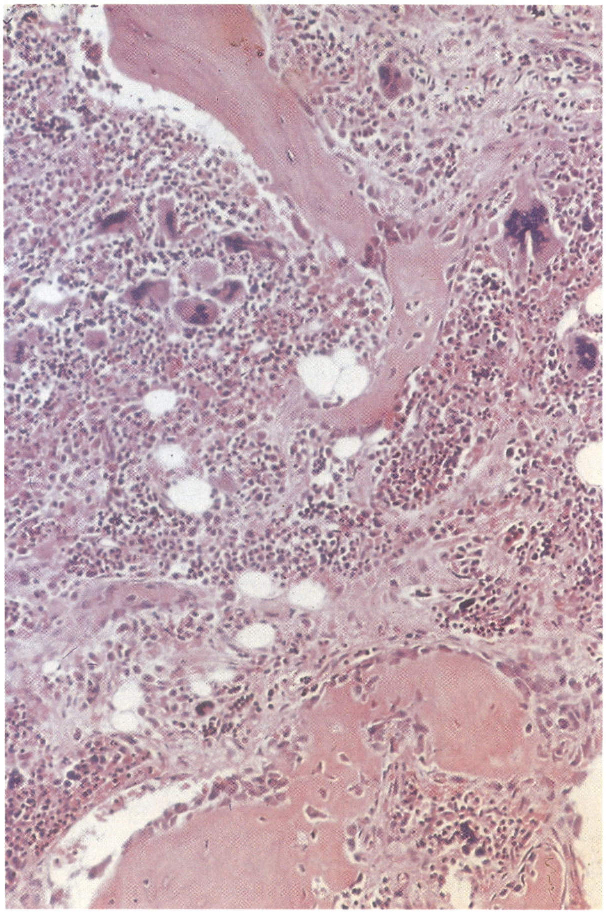

Abb. E-24: Osteomyelosklerose. Links: Unregelmäßige Spongiosklerose der Wirbelkörper. Rechts: Zahlreiche mehrkernige Megakaryozyten zwischen verdickten und vermehrten Knochenbälkchen. HE-Fbg.

3.5 Osteomyelosklerose

Proliferative Markprozesse können eine massive Osteosklerose und Knochenneubildung hervorrufen. Bei der Osteomyelosklerose wird generalisiert das Knochenmark durch Bindegewebe mit Faserknochenbälkchen ersetzt. Durch Markverdrängung kommt es zur Insuffizienz der Hämatopoese mit Entwicklung extramedullärer Blutbildungsherde (Hepatosplenomegalie). Im Röntgenbild zeigt die Osteomyelosklerose eine fleckige Verdichtung der Spongiosa, die auf die Kortikalis übergreift. In der Beckenkammbiopsie sieht man histologisch in der **fibroosteoklastischen Initialphase** eine fokale Umwandlung des Knochenmarks in retikuläres Bindegewebe (Osteomyeloretikulose). Im Stadium der **Osteomyelofibrose** ist der Markraum von kollagenreichem Bindegewebe ausgefüllt, das ein Netz aus neugebildetem Osteoid enthält. Dazwischen sieht man zellreiches Knochenmark mit Vermehrung der Megakaryozyten. In dieser Phase bauen die Osteoklasten die wellig begrenzten Knochenbälkchen ab. Schließlich bilden sich im Stadium der **Osteomyelosklerose** Faserknochenbälkchen. Die autochthonen Knochenbälkchen sind sklerotisch verbreitert; ihnen sind aktivierte Osteoblasten angelagert. Im fibrosierten Markraum fallen zahlreiche atypische Megakaryozyten auf. Die Ätiologie der Osteomyelosklerose ist unbekannt. Sie tritt häufig im Gefolge einer mit Zytostatika behandelten Leukose auf. Es bestehen enge Beziehungen zu myeloproliferativen Knochenmarkerkrankungen. Mit fortschreitendem Verlauf kommt es durch Markverdrängung zu einer Panzytopenie (Anämie, Leukopenie), die nach etwa 10 bis 20 Jahren zum Tode führt.

3.6 Hyperostosen

Umschriebene Hyperostosen kommen reaktiv bedingt im Randbereich verschiedener Knochenerkrankungen sowie als eigenständige Krankheitsbilder vor. Sie lassen sich im Bereich der
- **Spongiosa** bei Osteomyelitis, Knochennekrosen, langsam wachsenden primären und sekundären Knochenneubildungen sowie in der
- **Kortikalis** bei Entzündungen, die von außen auf das Periost übergreifen, oder bei chronischer (traumatischer) Reizeinwirkung nachweisen.

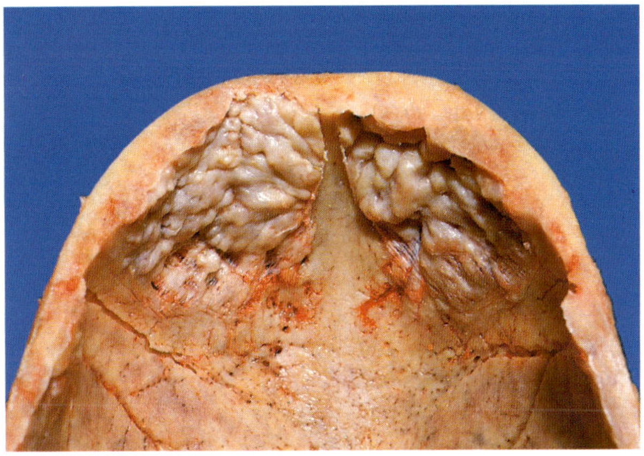

Abb. E-25: Hyperostosis frontalis interna. Verdickung der Tabula interna des Os frontale.

3.6.1 Hyperostosis frontalis interna

Bei dieser Veränderung unbekannter Ätiologie liegt eine unregelmäßige Verdickung der Tabula interna und der Spongiosa des Os frontale vor. Sie stellt einen röntgenologischen Zufallsbefund dar und wird häufiger beim **Morgagni-Syndrom** (Fettsucht, Virilismus, Diabetes mellitus) beobachtet.

3.6.2 Osteoarthropathia hypertrophicans Pierre-Marie-Bamberger

Schalenförmige periostale Hyperostose, die bei verschiedenen chronischen Lungenerkrankungen vorkommen kann, besonders im Bereich der langen Extremitätenknochen. Histologisch handelt es sich um neugebildeten Faserknochen, der radiär peripherwärts angeordnet ist.

3.6.3 Melorheostose

Diese seltene osteosklerotische Knochendysplasie unbekannter Ätiologie stellt eine schmerzhafte progressive Hyperostose dar, die in monostotischer oder polyostotischer Form bevorzugt in einer Extremität auftritt. Die Krankheit ist nicht erblich. In der Kindheit kommt es oft zur raschen Zunahme der Knochenauflagerungen. Bei Erwachsenen ist der Verlauf dagegen langsam progredient und geht mit schmerzhaften Gelenkkontrakturen einher. Die Diagnose wird röntgenologisch gestellt: Im **Röntgenbild** sind der Knochenaußenfläche große, wulstig verknöcherte Massen aufgelagert, die den Eindruck erwecken, als würde Wachs an einer Kerze herunterrinnen. Die periostalen Massen erstrecken sich bis in den Knochenmarkraum und ragen weit in die Weichteile hinein. Die Veränderungen lassen sich auch makroskopisch (insbesondere an Mazerationspräparaten) erkennen. **Histologisch** liegt ein ungeordnetes, dichtes Knochengewebe mit kleinen Osteozyten vor. Die Lücken sind von Fettgewebe ausgefüllt. Manchmal werden metaplastische Knorpelherde angetroffen.

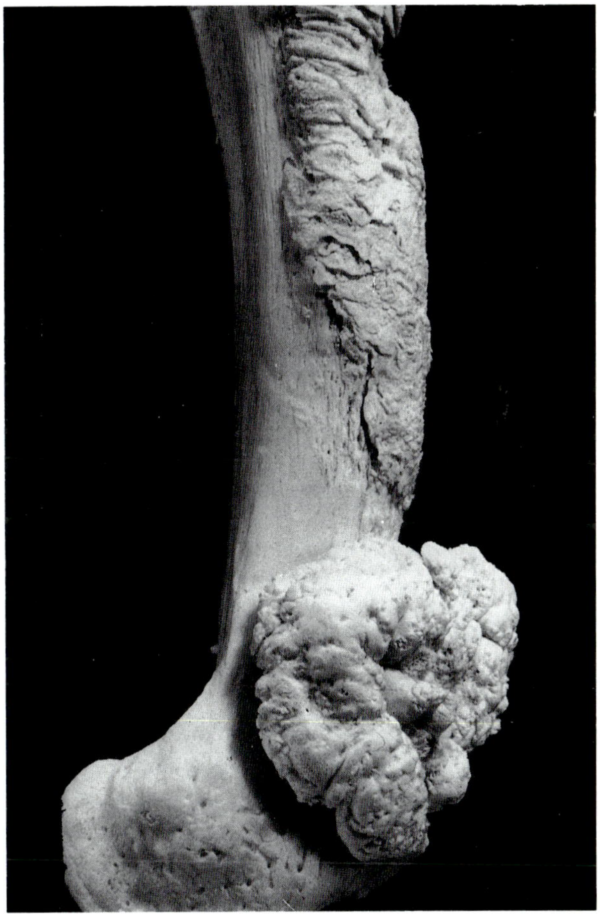

Abb. E-26: Melorheostose. Unregelmäßige Hyperostosen auf der Knochenoberfläche im Mazerationspräparat (distaler Femur).

4 Knochenfrakturen

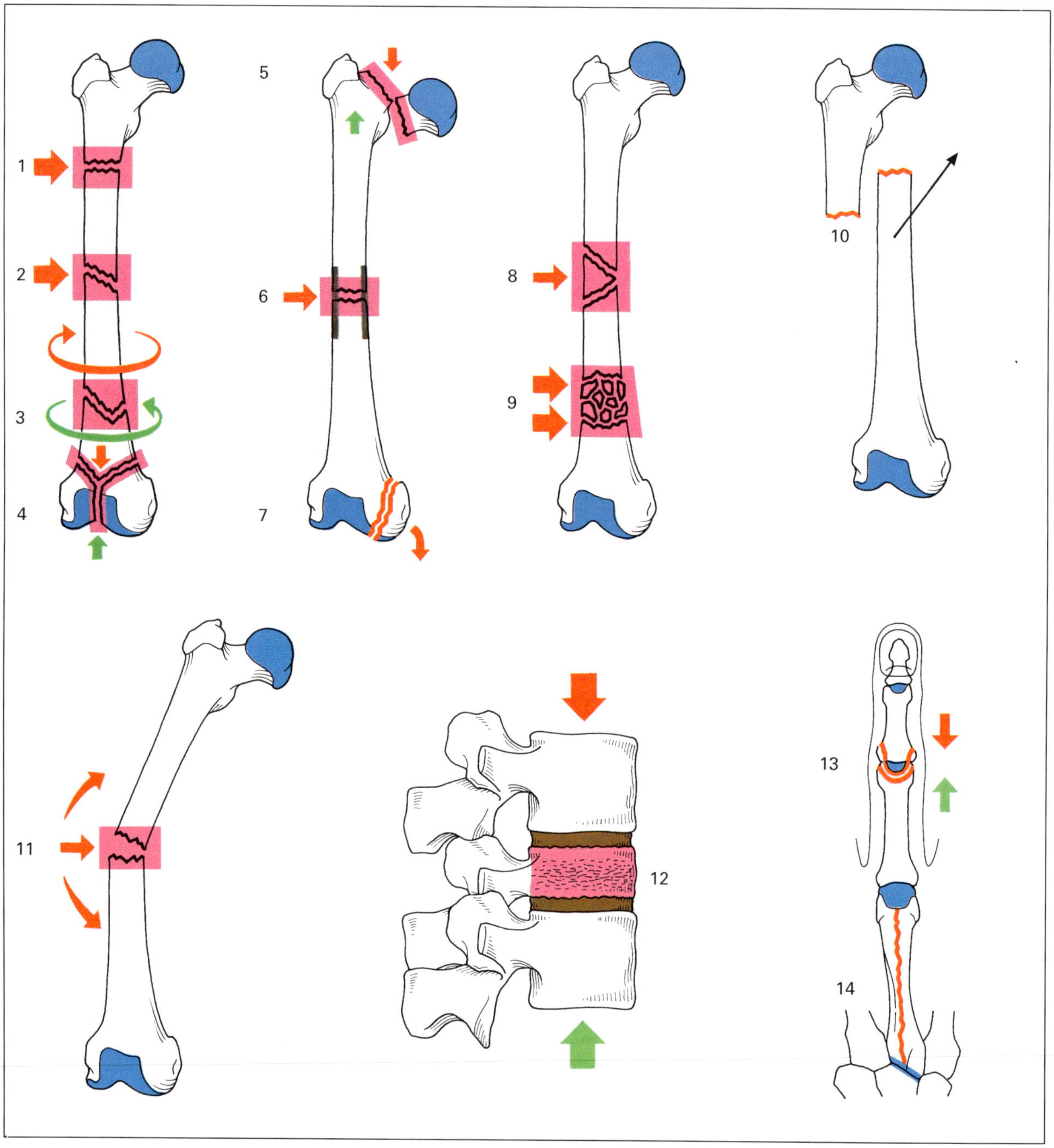

Abb. E-27: Knochenfrakturen. **1** Querfraktur. **2** Schrägfraktur. **3** Torsionsfraktur. **4** Y-förmige Fraktur. **5** Scherfraktur. **6** »Grünholzfraktur«. **7** Abrißfraktur. **8** Biegungsfraktur. **9** Trümmerfraktur. **10** Dislokation mit Verkürzung. **11** Fraktur mit Achsenknick. **12** Kompressionsfraktur. **13** Stauchungsfraktur. **14** Knochenfissur.

4.1 Formen der Knochenfraktur

Eine Knochenfraktur ist eine Verletzung des Knochens durch eine direkte oder indirekte Gewalteinwirkung, die zu einer vollständigen oder unvollständigen Kontinuitätstrennung *(mit oder ohne Dislokation)* führt. Hierbei treten heftige Schmerzen und eine Funktionseinschränkung auf.

Unter Berücksichtigung kausalpathogenetischer und morphologischer Gesichtspunkte unterscheidet man folgende Formen:

- **Traumatische Frakturen** (Momentanbruch) infolge einer einmaligen überschwelligen Gewalteinwirkung, die die natürliche Elastizität des Knochens überschreitet. Dabei kommt es lokal häufig auch zu Weichteilverletzungen. Unter Berücksichtigung des Frakturmechanismus unterscheidet man Scher-, Riß-, Torsions-, Kompressions-, Belastungs- und Stauchungsbrüche.
- Die **pathologische Knochenfraktur** ist ein Bruch in einem vorgeschädigten Knochen ohne adäquates Trauma. Sie kommt sogar ohne jegliche Gewalteinwirkung als sog. **Spontanfraktur** vor. Das Knochengewebe kann durch unterschiedliche Grunderkrankungen lokal reduziert oder zerstört sein (z. B. durch Osteoporose, Osteomyelitis, Primärtumor, Metastasen, Dysplasien oder Morbus Paget). Im Röntgenbild und histologisch dominiert die Grunderkrankung, auch wenn sie häufig mehr oder weniger stark durch die frakturbedingten Veränderungen (Überlagerung von Fibrin, Blut, nekrotische Knochentrümmer usw.) verdeckt wird.
- **Dauerfrakturen** (schleichende Fraktur, Marsch-, Ermüdungs-, Krampf-, Schipper- und Spontanfraktur I) entwickeln sich infolge langandauernder Überlastung eines Knochens.
- **Unvollständige Frakturen** kommen nach kurzzeitiger, jedoch übermäßiger Gewalteinwirkung auf den Knochen vor. Dabei handelt es sich um Fissuren oder Infraktionen ohne Dislokation der Frakturenden. Die »**Grünholzfraktur**« ist eine unvollständige Fraktur bei Kindern, bei denen der sehr elastische Periostschlauch die Frakturenden zusammenhält und starke Verbiegungen ermöglicht.
- Bei einer **geschlossenen Fraktur** sind die umgebenden Weichteile so weit erhalten geblieben, daß der Knochenbruch nicht offen zutage tritt und somit vor Bakterieninvasion geschützt ist.
- Bei einer **offenen Fraktur** ist der Bruch durch eine starke Weichteilverletzung freigelegt. Bakterien können direkt von außen in die Wunden eindringen. Somit gilt eine offene Fraktur grundsätzlich als infiziert und birgt die Gefahr einer sekundären eitrigen Osteomyelitis in sich.
- Bei einer **Schrägtorsionsfraktur** (Schraubenbruch) liegt ein schräg verlaufender Frakturspalt mit spiralartig gegeneinander verwundenen Frakturenden vor.
- Die **Querfraktur** zeigt einen quer verlaufenden Frakturspalt ohne Verschiebung der Frakturenden.
- Die **Trümmerfraktur** (Splitter-, Stückfraktur) besteht aus multiplen, aus dem Verbund herausgelösten und im Frakturbereich unregelmäßig positionierten Knochenfragmenten. Laut Begriffsbestimmung müssen mindestens sechs Knochenfragmente vorliegen.
- Bei einer **Kettenfraktur** ist die Gewalteinwirkung nicht durch eine Fraktur erschöpft, sie ruft an anderen Knochen weitere Brüche hervor.
- **T- und Y-förmige Frakturen** (z. B. an den Femurkondylen)
- **Kompressionsfraktur** (z. B. die Zusammensinterung eines Wirbelkörpers)
- Bei einer **dislozierten Fraktur** liegt eine starke Verschiebung der Frakturenden vor. Die Dislokation kann mit einer Seitenverschiebung *(Dislocatio ad latus)*, mit einer Knochenverkürzung *(Dislocatio ad longitudinem cum contractione)* oder -verlängerung *(cum distractione)* bzw. mit Einstauchung *(cum compressione)* einhergehen. Beim *Achsenknick* liegt eine Teildislokation vor.
- **Rippenserienfrakturen** treten nach Thoraxkompression auf (Aufpralltrauma im Straßenverkehr). Ferner treten sie regelmäßig nach einer Reanimation mit extrakorporaler Herzmassage auf.
- **Milkman-Fraktur** in den Looser-Umbauzonen bei Osteodystrophie.

Klinik: Sichere Zeichen einer Fraktur sind die Deformierung, die abnorme Beweglichkeit und die Krepitation (Knochenreiben). Ferner sind der lokalisierte Schmerz, der Ausfall der Funktion und die örtliche Schwellung von diagnostischer Bedeutung.

Lokale Komplikationen: Zu erwähnen sind Verletzungen der benachbarten Gefäße und Nerven, den Bruch begleitende Luxationen und Haut-/Weichteilschäden, die sowohl bei offenen als auch bei geschlossenen Knochenbrüchen vorkommen. Bei mangelnder Durchblutung (lokales Ödem, zu enge Verbände) kann es zu einem **Kompartmentsyndrom** (Unterschenkel, Ellenbogennähe, Oberschenkel und Unterarm) kommen. In der Initialphase ist der stechende Schmerz das Leitsymptom. Beim Vollbild stehen neurologische Ausfälle im Vordergrund. Unter der Bezeichnung *ischämische Volkmann-Kontraktur* ist – nach einer suprakondylären Humerusfraktur – der Muskeluntergang mit konsekutiver Vernarbung bekannt geworden.

Allgemeine Komplikationen: Nach einem Knochenbruch kann es zu einem *hämorrhagischen Schock* kommen. Mit besonders hohem Blutverlust gehen die Frakturen des Beckens (bis 4000 ml Blut), des Femurs (bis 3000 ml), der Tibia (bis 500 ml) und des Humerus (bis 800 ml) einher. Bei Frakturen knochenmarkreicher Knochen werden *Knochenmarkembolien in die Lungen* beobachtet.

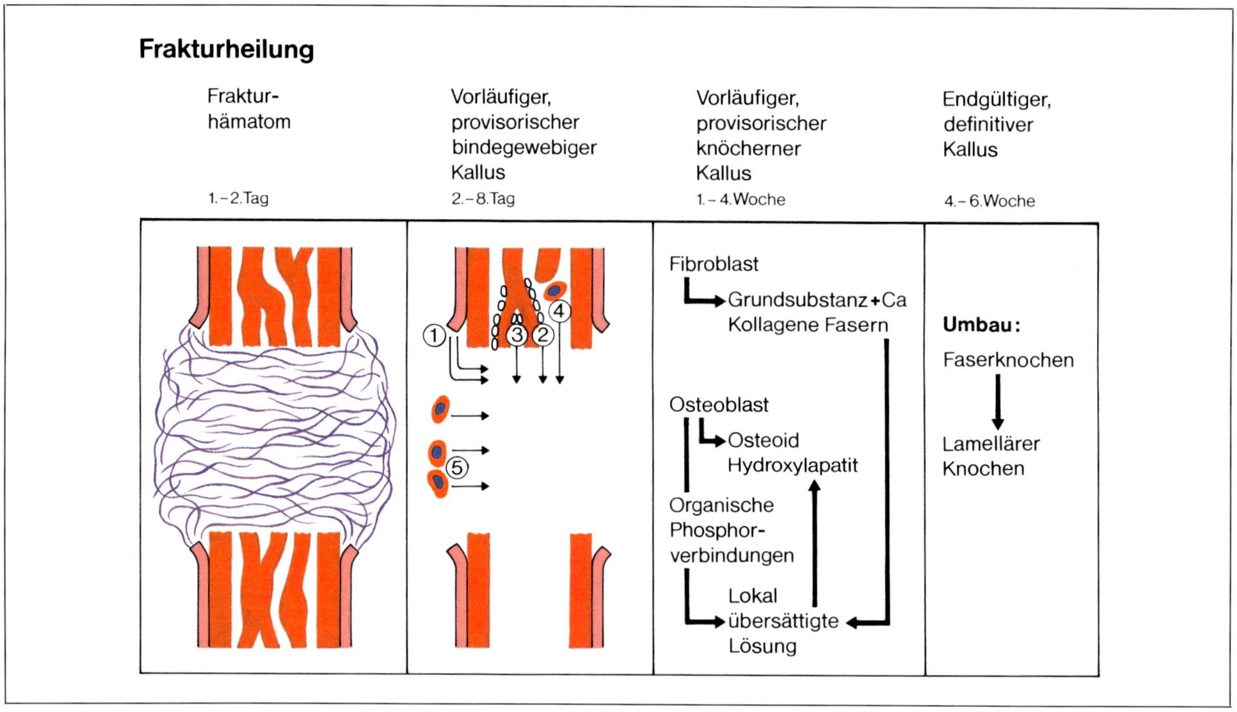

Abb. E-28: Frakturheilung. Schematische Darstellung der verschiedenen Phasen der Frakturheilung.

4.2 Komplikationsfreie Frakturheilung

Die normale Knochenbruchheilung erfolgt über einen **Frakturkallus.** Hierbei ist histologisch eine typische Reihenfolge der Gewebsprolifertion erkennbar: Zunächst entsteht im Frakturspalt durch Einrisse der Blutgefäße ein **Frakturhämatom,** das zwei Tage später von einem Granulationsgewebe durchsetzt wird, in dem sich junges Bindegewebe entwickelt. Innerhalb einer Woche entsteht somit zwischen den Frakturenden ein **provisorischer bindegewebiger Kallus,** der noch nicht tragfähig ist. Zwischen dem 7. und 9. Tag wird Hydroxylapatit an die Kollagenfasern angelagert. Es differenzieren sich Osteoblasten aus, die Osteoid produzieren, das mineralisiert wird. Dann entsteht der **provisorische knöcherne Kallus mit Faserknochenbälkchen,** der bis zur vierten Woche nach der Fraktur bestehenbleibt. Da auch dieser Kallus noch nicht belastbar ist, kann die Einwirkung von Schub- und Scherkräften bei einer minderfixierten Fraktur zur Ausdifferenzierung von Knorpelgewebe führen (»Knorpelkallus«). Osteoklasten bauen jetzt die Knochentrümmer ab, und in der 4. bis 6. postfrakturellen Woche entwickelt sich der **definitive Kallus** durch schleichende Substitution (*creeping substitution*) des Faserknochens. Damit werden die Frakturenden provisorisch durch Lamellenknochen vereinigt.

Die verschiedenen Phasen der Knochenbruchheilung lassen sich histologisch differenzieren: Man sieht im frühen **bindegewebigen Kallus** überwiegend Granulations- und Bindegewebe ohne wesentliche Knochenneubildung. Im **Knochenkallus** finden sich zahlreiche Faserknochenbälkchen mit angelagerten Osteoblasten. Hierbei ist eine erhebliche Proliferation sämtlicher Gewebe erkennbar, die sogar ein malignes Tumorwachstum vortäuschen kann (histologische Differentialdiagnose: Osteosarkom). In der weiteren Entwicklung zeigen sich dann immer breitere und stärker mineralisierte Knochenbälkchen, bis schließlich der Lamellenknochen vorliegt. Nicht selten kommt es zu einer überschießenden Proliferation mit Entwicklung eines **hyperplastischen Kallus.**

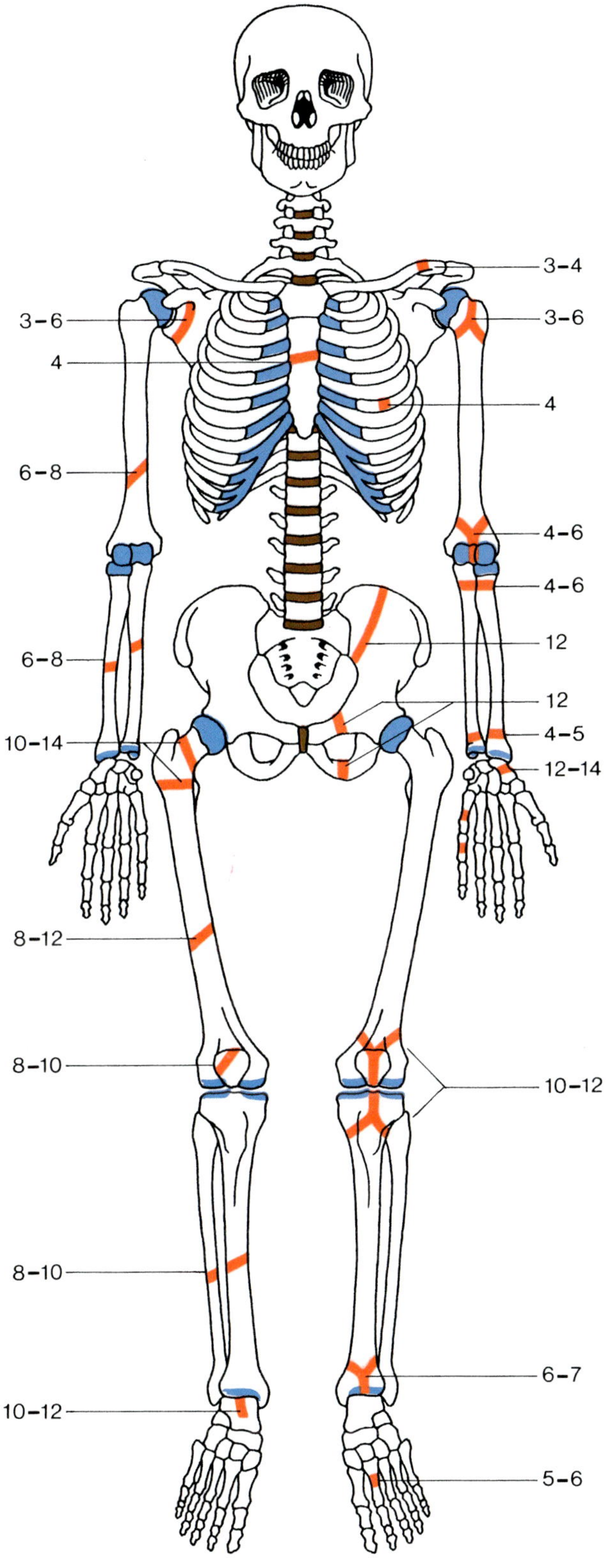

Abb. E-29: Heilungsdauer einer Fraktur (in Wochen)

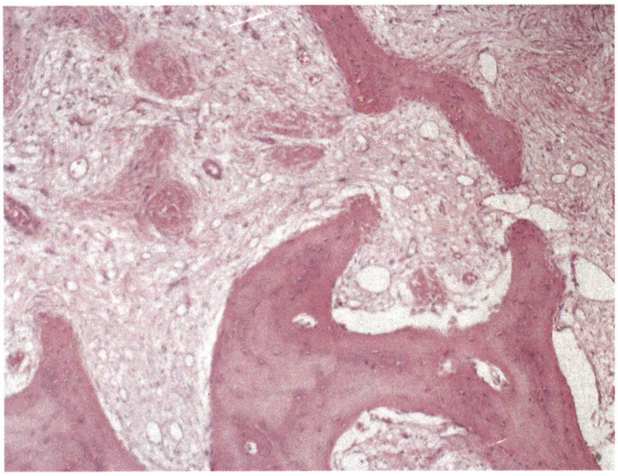

Abb. E-30: Fibröser Kallus nach Knochenfraktur. Faserreicher Kallus mit eingeschlossenen, unterschiedlich dicken Knochenbälkchen. HE-Fbg.

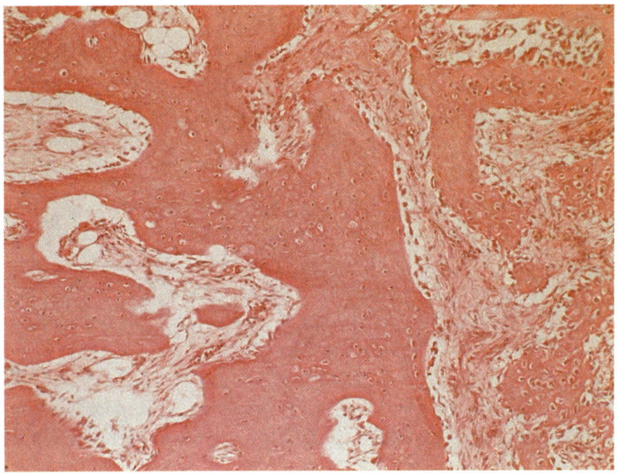

Abb. E-31: Fibrös-knöcherner Kallus mit deutlich verdickten, aber noch nicht gerichteten Faserknochenbälkchen. HE-Fbg.

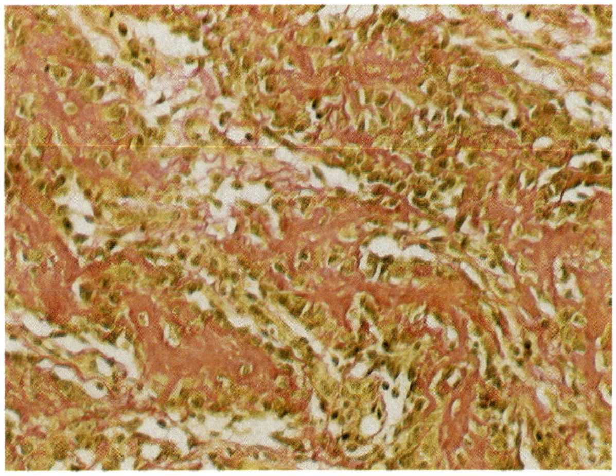

Abb. E-32: Pathologischer proliferativer Kallus. Überschießende Knochenneubildung nach Fraktur. van-Gieson-Fbg.

4.3 Komplikationen bei Knochenfrakturen

Während einer Frakturheilung können verschiedene Komplikationen auftreten:

- **Verzögerte Knochenbruchheilung** u.a. infolge Interposition von Weichteilgewebe, ungenügender Ruhigstellung, infolge Knochensequester oder mangelhafter Durchblutung
- **Pseudarthrose** infolge ausbleibender knöcherner Durchbauung des Frakturspalts, wobei röntgenologisch der klaffende Frakturspalt erhalten bleibt. Das dazwischen gelegene Gewebe besteht histologisch hauptsächlich aus Binde- und Granulationsgewebe, ohne genügend ausgebildete Knochenbälkchen.
- **Hyperplastische Kallusbildung** (Callus luxurians), die klinisch wie ein Tumor imponieren kann
- **Verzögertes Knochenwachstum**, wenn die Knochenwachstumszone durch den Bruch betroffen ist
- **Frakturheilung in Fehlstellung**
- **Postfrakturelle Osteomyelitis**, die bei allen offenen Knochenfrakturen zu befürchten ist. Sie kann jedoch auch bei geschlossenen Knochenbrüchen eintreten. Im **Röntgenbild** sieht man im Frakturbereich und meist darüber hinaus im betroffenen Knochen einen ungleichmäßigen Knochenumbau mit Osteolysen und Osteosklerosen. Das nur schwach entwickelte Kallusgewebe wird – histologisch sichtbar – von gelapptkernigen Leukozyten durchsetzt, entsprechend einer akuten oder chronisch granulierenden Osteomyelitis.
- **Knochensequester** können insbesondere bei Trümmerfrakturen die Knochenheilung verzögern und eine sekundäre Osteomyelitis induzieren.
- Eine **Metallose** kann sich im Bereich einer osteosynthetisch versorgten Knochenfraktur entwickeln, wobei in der Umgebung des metallischen Implantats eine Entzündung auftritt, die oft zur Lockerung des Implantats führt. Im **Röntgenbild** weisen knochenresorbierende Osteolysen auf die Komplikation hin. **Histologisch** findet man ein zellreiches Granulationsgewebe mit vielen Histiozyten, die reichlich Eisenpigment gespeichert haben. Es können darin große metallische Fremdkörper abgelagert sein, die regelrechte riesenzellige Fremdkörpergranulome hervorrufen.
- Eine **posttraumatische Arthrosis deformans** kann sich nach Gelenkfrakturen mit Verletzung des Gelenkknorpels oder Achsenfehlstellungen entwickeln;
- die **Sudeck-Knochenatrophie** insbesondere nach Ruhigstellung einer Extremität.

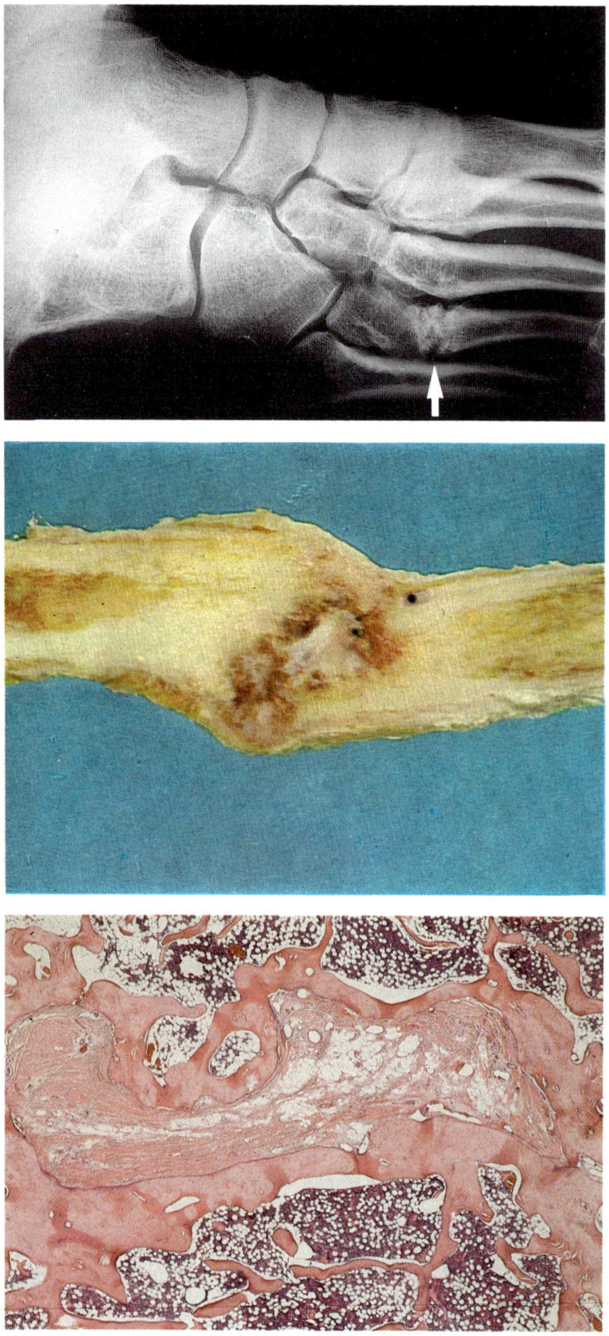

Abb. E-33: Pseudarthrose. Oben: Röntgenbild einer Pseudarthrose des 4. Os metatarsale. Mitte: Pseudarthrose eines langen Röhrenknochens. Unten: Histologisches Bild einer Pseudarthrose mit Ausfüllung des ehemaligen Frakturspalts durch Narbengewebe. HE-Fbg.

5 Knochenentzündungen

Eine Entzündung des Knochens spielt sich im Knochenmarkraum ab, wo ein gefäßhaltiges mesenchymales Gewebe alle Voraussetzungen bietet. Die belebten Entzündungserreger können einmal auf dem Blutweg in den Markraum eindringen (**endogene Osteomyelitis** in 30% der Fälle) und führen hier zu einer lokalen Entzündungsreakion mit Gewebsschädigung, die auf die Tela ossea übergreifen kann. Das Knochengewebe reagiert gewöhnlich mit einer röntgenologisch sichtbaren reaktiven Osteosklerose. Die Keime können aber auch direkt (**exogene Osteomyelitis** in 70% der Fälle) in den Knochenmarkraum gelangen (z.B. bei einer offenen Knochenfraktur). In den meisten Fällen handelt es sich um Bakterien (Staphylokokken, Streptokokken oder Pneumokokken), die eine uncharakteristische eitrige oder granulierende Entzündung hervorrufen. Man spricht von einer histologisch **unspezifischen Osteomyelitis.** Sie kann einen akuten oder chronischen Verlauf zeigen. Ist die entzündliche Reaktion charakteristisch für eine bestimmte Ätiologie, dann spricht man von einer spezifischen Osteomyelitis.

5.1 Akute eitrige Osteomyelitis

Begriffsbestimmung: Es handelt sich um eine Entzündung des Knochenmarks, die sich innerhalb des Markraums und dann auch in den Havers-Kanälen der Kortikalis bis zum Periost ausbreitet. Eine eitrige Osteomyelitis kann entstehen:

- **hämatogen,** wenn Bakterien aus einem entfernten Infektionsherd mit dem Blut in den Knochenmarkraum gelangen
- **fortgeleitet,** wenn eine Weichteilentzündung kontinuierlich auf den benachbarten Knochen übergreift (Beispiele: diabetische Gangrän, Panaritium)
- **direkt** durch eine offene Knochenfraktur oder nach Operationen.

Pathogenese: Die unspezifische eitrige Osteomyelitis wird in 90% der Fälle durch *Staphylococcus aureus* hervorgerufen. In 3% der Fälle sind es hämolysierende Streptokokken, besonders bei Neugeborenen und Kindern. Nach Besiedelung des Knochenmarkraums durch Bakterien kommt es zu einer leukozytären Entzündung mit Bildung kleiner Abszesse, die infolge einer Gefäßschädigung von einem perifokalen Ödem und einem hämorrhagischen Randsaum umgeben werden. Das Ödem wird durch die Havers- und Volkmann-Kanäle unter das Periost gedrückt, das vom Knochen abgehoben wird und dadurch einen lokalen Schmerz auslöst. Im Bereich der Markabszesse wird die lokale Durchblutung des Knochengewebes behindert. Die Staphylokokken zerstören die Osteozyten, so daß das Knochengewebe abstirbt. Aktivierte Osteoklasten trennen den toten vom vitalen Knochen ab, womit sich ein *Knochensequester* gebildet hat. Dieser wird

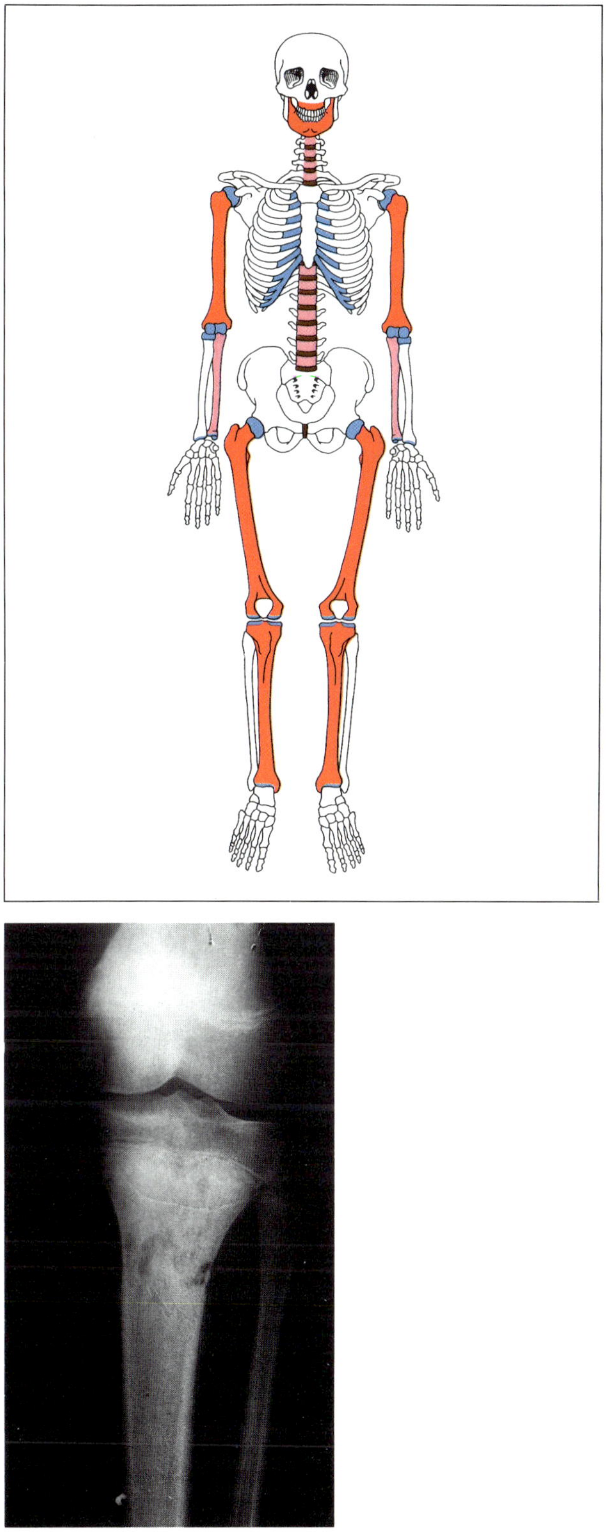

Abb. E-34: Akute Osteomyelitis. Oben: Schematische Darstellung der häufigsten Lokalisationen (rot). Unten: Röntgenologische Veränderungen der proximalen Tibia bei akuter Osteomyelitis.

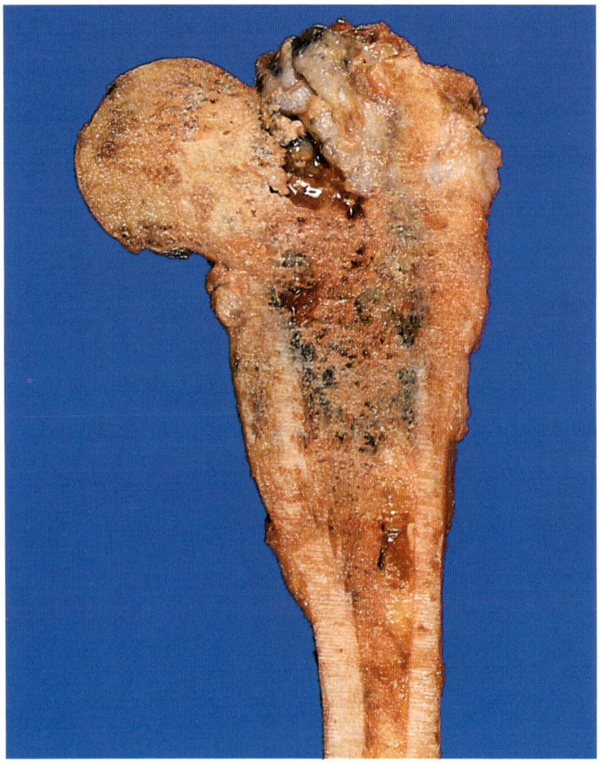

Abb. E-35: Akute Osteomyelitis. Weitgehende Zerstörung der oberen Femurhälfte infolge einer rezidivierenden Osteomyelitis mit akutem Schub.

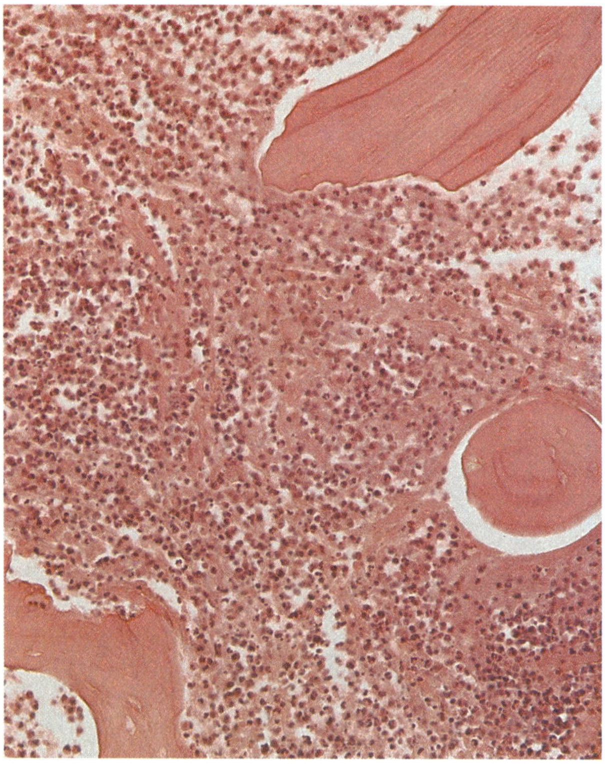

Abb. E-36: Akute Osteomyelitis. Dichte Ansammlungen von Eiterzellen im Knochenmark mit eingeschlossenen nekrotischen Knochenbälkchen (Knochensequester). HE-Fbg.

von Ödemflüssigkeit mit massenhaft gelappt-kernigen Leukozyten umgeben und später außen von einer bindegewebigen Kapsel umschlossen. Das tote Knochengewebe nimmt vermehrt Kalzium auf und wird röntgenologisch sehr strahlendicht. In der bindegewebigen Kapsel kommt es zur Knochenbildung.

Im **Röntgenbild** erkennt man den strahlendichten Sequester, umgeben innen von einem hellen Hof und außen von einer dunklen Randsklerose *(innere Totenlade)*. Auch im abgehobenen Periost kommt es zu einer reaktiven Knochenbildung, einer sog. Periostitis ossificans, die röntgenologisch als *äußere Totenlade* bezeichnet wird. Im Verlauf der eitrigen Osteomyelitis kann sich unter Mitwirkung der Osteoklasten ein Fistelgang durch die Kortikalis und Weichteile bilden und ein kleiner Sequester spontan abgestoßen werden.

Pathologie: Makroskopisch ist die Knochenoberfläche durch die Schicht der reaktiven periostalen Knochenneubildung aufgerauht. Große Kortikalisdefekte stellen Fistelgänge dar. Am aufgesägten Knochen sieht man im Markraum graugelblichen Eiter und eventuell ein grauweißes Knochensequester inmitten der zerstörten Spongiosa. Histologisch ist der Markraum von massenhaft gelappt-kernigen Leukozyten und Fibrin ausgefüllt. Viele Knochenbälkchen haben eine verwaschene lamelläre Schichtung ohne Osteoyzten: Sie sind nekrotisch. Manchmal lassen sich auch Bakterienrasen nachweisen.

Klinik: Das Hauptmanifestationsalter der akuten hämatogenen Osteomyelitis liegt in 80% der Fälle zwischen 2 und 16 Jahren, also während des intensivsten Skelettwachstums. Säuglinge und Erwachsene sind mit 7% bzw. 13% seltener betroffen. Vorwiegend sind die am schnellsten wachsenden Skelettabschnitte betroffen (Femur, Tibia, Humerus). Fieber, Leukozytose, erhöhte Blutkörperchensenkung, Abgeschlagenheit, lokale Überwärmung und Knochenschmerz beherrschen das klinische Bild. Im Biopsiematerial lassen sich die ursächlichen Bakterien nachweisen. Bei Säuglingen kann sich die Entzündung durch die noch vaskularisierten Epiphysenfugen bis in die angrenzende Gelenkhöhle ausbreiten und zu einem Pyarthros führen. Im Kindesalter verhindert die knorpelige Epiphysenfuge einen Gelenkeinbruch, was jedoch bei Erwachsenen ohne Epiphysenfuge wieder möglich ist. Zu den Komplikationen zählen Knochennekrosen, Rezidiventzündungen, Ankylosen, Wachstumsstörungen und Frakturen.

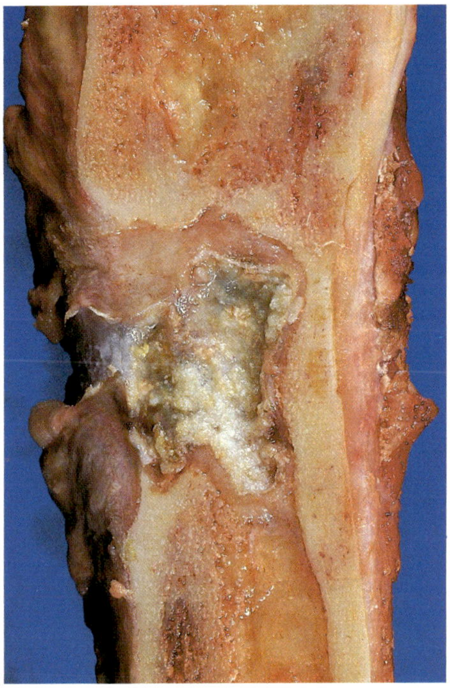

Abb. E-37: **Chronische Osteomyelitis.** Ausgedehnte Nekrosen mit zentraler eitriger Einschmelzung und Knochenzerstörung einschließlich der Kortikalis.

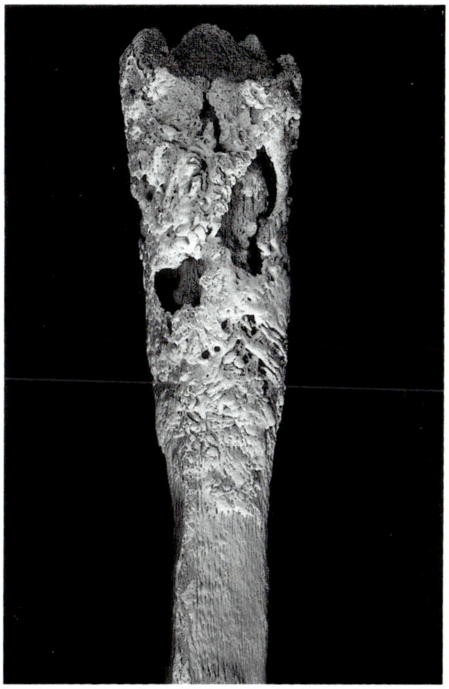

Abb. E-38: **Chronische Osteomyelitis.** Knochenumbau mit großen Knochendefekten. Mazerationspräparat.

5.2 Chronische Osteomyelitis

Die chronische Osteomyelitis geht meistens aus einer akuten eitrigen Knochenentzündung hervor, kann aber auch primär entstehen. Im Verlauf eines oft langen Zeitraumes (Monate, Jahre) finden erhebliche reaktive Prozesse im Knochen statt, die das morphologische Bild kennzeichnen.

Röntgen – Pathologie: Der befallene Knochen ist aufgetrieben und an der Oberfläche wulstig. Die Kortikalis ist durch Einbeziehung des verknöcherten Periostes unregelmäßig verbreitert. Der Markraum wird von dichtem, sklerosierten Knochengewebe ausgefüllt. Histologisch sieht man ein dichtes Narbengewebe mit Herden eines entzündlichen Granulationsgewebes. Dieses besteht aus blutgefüllten Kapillaren und Infiltraten von Plasmazellen und Lymphozyten. Die Spongiosabälkchen sind sklerotisch verbreitert, oft bizarr geformt und enthalten ausgezogene Kittlinien. Angelagerte Osteoblasten und Osteoklasten weisen auf einen fortschreitenden Knochenumbau hin. Wenn zusätzlich noch Eiterherde vorkommen, dann spricht man von einer **chronisch rezidivierenden Osteomyelitis.**

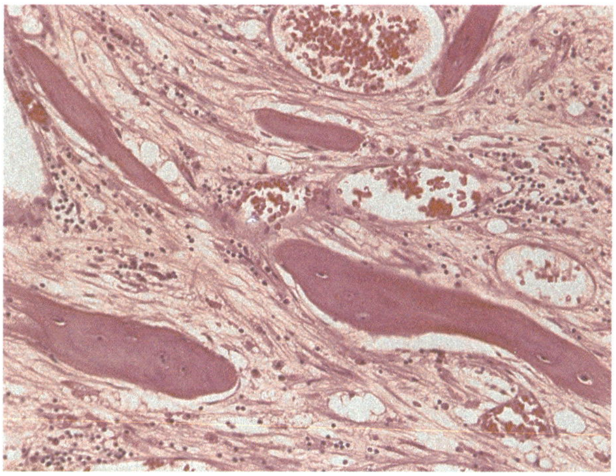

Abb. E-39: **Chronische Osteomyelitis.** Granulationsgewebe im Knochenmark mit plasmazellulärer Infiltration. HE-Fbg.

Klinik: Ziehende Knochenschmerzen und seltene Fieberschübe kennzeichnen das Bild. Auch im Röntgenbild ist ein sklerotischer Knochenumbau sowohl der Spongiosa als auch der Kortikalis erkennbar, wobei der Eindruck eines Knochentumors entstehen kann. Bakterien lassen sich oft nicht mehr nachweisen. Insbesondere ein zurückgebliebenes Knochensequester kann die Entzündung fortbestehen lassen und zu einem erheblichen osteomyelitischen Knochenumbau führen.

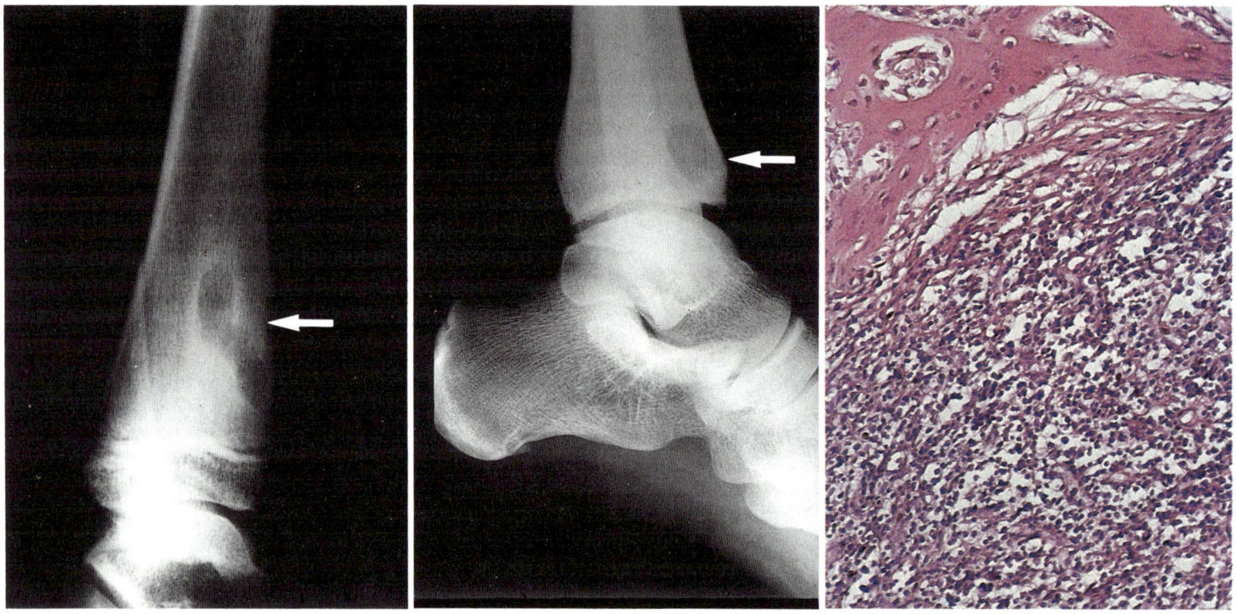

Abb. E-40: Sonderformen einer Osteomyelitis. Links: **Brodie-Abszeß in der distalen Tibia.** Umschriebene Aufhellung mit sklerosierender Umgebung. Mitte und rechts: **Plasmazelluläre Osteomyelitis.** Röntgenologisch nachweisbare Knochenkaverne mit scharfer Demarkation in der distalen Tibia. Im histologischen Bild sieht man eine dichte plasmazelluläre Infiltration. HE-Fbg.

5.3 Sonderformen der Osteomyelitis

5.3.1 Panaritium ossale

Es handelt sich um eine in den Knochen fortgeleitete eitrige, in der Regel staphylokokkenbedingte Entzündung, die primär in den Weichteilen der Finger oder Zehen entsteht. Periost und Kortikalis werden rasch zerstört. Die Entzündung erfaßt den gesamten Markraum und führt zur Gewebseinschmelzung. Histologisch besteht das Bild einer akuten eitrigen Osteomyelitis.

5.3.2 Dentogene Kieferosteomyelitis

Am häufigsten ist die primäre chronische Form mit starker Neigung zu Rezidiven. Hierbei hat eine Entzündung der Zähne oder der Gingiva auf den Kieferknochen übergegriffen und Knochenabszesse mit reparatorischen Osteosklerosen hervorgerufen. Bleibt die Entzündung auf eine Kieferregion begrenzt, so sprechen wir von einer chronischen *Osteomyelitis circumscripta*. Die akute eitrige Kieferosteomyelitis, die meist durch Staphylokokken ausgelöst wird, neigt im Unterkiefer zur diffusen Ausbreitung, während sie im Oberkiefer eher lokalisiert bleibt.

5.3.3 Brodie-Abszeß

Bei günstiger Abwehrlage oder geringer Virulenz der Bakterien bleibt eine Osteomyelitis innerhalb eines Knochens als Brodie-Abszeß begrenzt. Dieser Abszeß entwickelt sich meist im Anschluß an eine chronische Osteomyelitis oder auch spontan bei Jugendlichen (14.–24. Lebensjahr) in einer Metaphyse (meistens in der proximalen oder distalen Tibia) und ruft geringe Knochenschmerzen hervor. Im Röntgenbild besteht eine zentrale, scharf begrenzte »Knochenzyste«, die von einer Randsklerose umgeben ist und von einer Periostitis ossificans begleitet wird. Die Höhle ist mit Eiter ausgefüllt. Zu den Komplikationen zählen die Ausbreitung der Entzündung und die pathologische Fraktur.

5.3.4 Plasmazelluläre Osteomyelitis

Bei dieser Entzündungsform handelt es sich um eine lokalisierte chronische Osteomyelitis, die sich bei gedrosselter Virulenz der Erreger entwickelt. Es entsteht eine Knochenkaverne, die von einer Randsklerose scharf demarkiert wird. Sie ist makroskopisch von einer schleimigen weißlichen Masse ausgefüllt (»Osteomyelitis albuminosa«), die fast ausschließlich aus Plasmazellen besteht. Gewöhnlich werden keine Bakterien nachgewiesen. Diese Osteomyelitisform entwickelt sich vor allem bei Kindern und Jugendlichen in den Metaphysen der langen Röhrenknochen.

5.3.5 Nichteitrige sklerosierende Osteomyelitis sicca Garré

Sonderform der chronischen Osteomyelitis, bei der die Virulenz der Erreger von Anfang an herabgesetzt ist, so daß keine Zerstörung des Knochengewebes erfolgt. Dagegen kommt es zu einer ausgeprägten reaktiven Osteosklerose und Knochenneubildung in einem medullären Narbengewebe, was röntgenologisch zu einer Strukturverdichtung führt. Es sind hauptsächlich die Schäfte der langen Röhrenknochen bei Kindern und Jugendlichen und die Kieferknochen betroffen. Histologisch werden nur ganz spärliche plasmazelluläre Infiltrate angetroffen. Bakterien lassen sich gewöhnlich nicht nachweisen. Die Krankheit kann sich oft mehrere Jahre nach einer durchgemachten Sepsis entwickeln und hat einen ausgesprochen chronischen Verlauf. Die ständige Knochenapposition hat eine Knochenauftreibung mit Schmerzen sowie die Gefahr einer pathologischen Knochenfraktur zur Folge. Oft besteht röntgenologisch der Eindruck eines malignen Knochentumors (Osteosarkom, Ewing-Sarkom).

5.3.6 Spondylitis – Spondylodiscitis

siehe Seite 128

5.3.7 Säuglingsosteomyelitis

In diesem Alter sind bevorzugt die wachsenden Knochen betroffen. Bei Übergreifen der Entzündung von der Metaphyse auf die knorpelige Epiphysenfuge kann es zu einer Wachstumsstörung kommen. Bei einer Ausbreitung der Entzündung auf das Gelenk entwickelt sich ein Pyarthros. Gewöhnlich tritt auch eine starke reaktive Periostitis ossificans auf, die sich nach Ausheilung der Osteomyelitis wieder völlig zurückbildet.

5.3.8 Spezifische Osteomyelitis

Wie bei der unspezifischen Osteomyelitis gelangen die Erreger meist hämatogen in den Markraum eines Knochens und lösen dort eine Entzündung aus, die durch das Auftreten typischer Gewebsveränderungen gekennzeichnet ist.

5.3.8.1 **Knochensarkoidose** (Ostitis cystoides multiplex Jüngling, ossärer Morbus Boeck): Granulomatöse Entzündung unbekannter Ätiologie, die relativ häufig in Lymphknoten, Milz, Leber und Lungen, gelegentlich auch im Knochen auftritt. Betroffen sind vor allem die Mittel- und Endphalangen der Finger und Zehen. Hier ruft sie röntgenologisch nachweisbare, zystenartige Osteolyseherde hervor, die scharf begrenzt sind. Histologisch sind sie von einem nodulären Granulationsgewebe mit vom Bindegewebe abgegrenzten Epitheloidzellknötchen ausgefüllt, in denen – im Gegensatz zur Tuberkulose – keine zentrale Nekrose (Verkäsung) nachzuweisen ist.

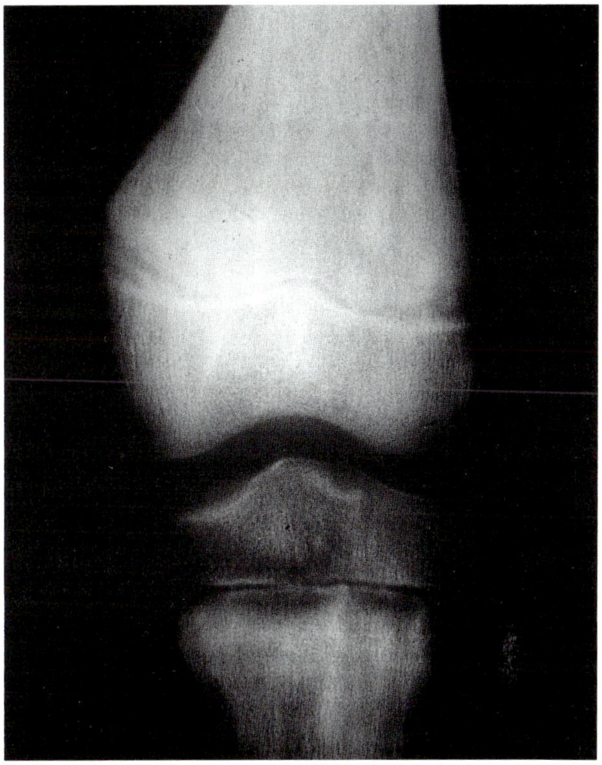

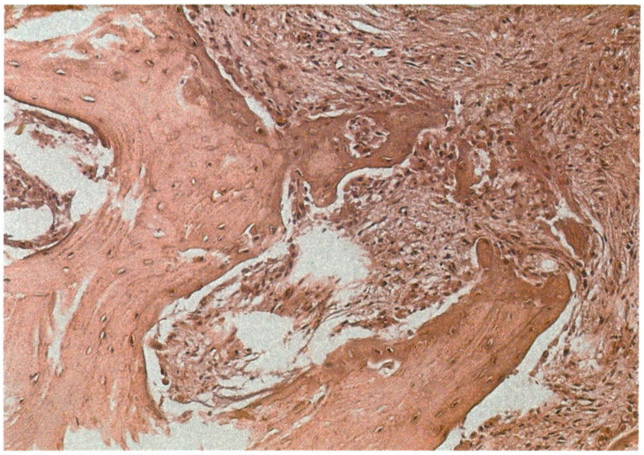

Abb. E-41: Osteomyelitis sicca Garré. Oben: Dichte metaphysäre reaktive Osteosklerose. Unten: Starke reaktive Osteosklerose mit Aktivierung der Osteoblasten. Dazwischen Narbengewebe mit nur wenigen entzündlichen Infiltraten. HE-Fbg.

Differentialdiagnostisch ist die rein produktive Tuberkulose auszuschließen. Es bestehen keine subjektiven Beschwerden.

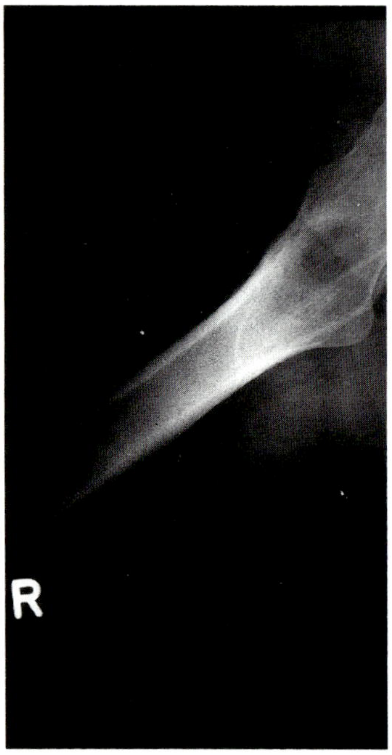

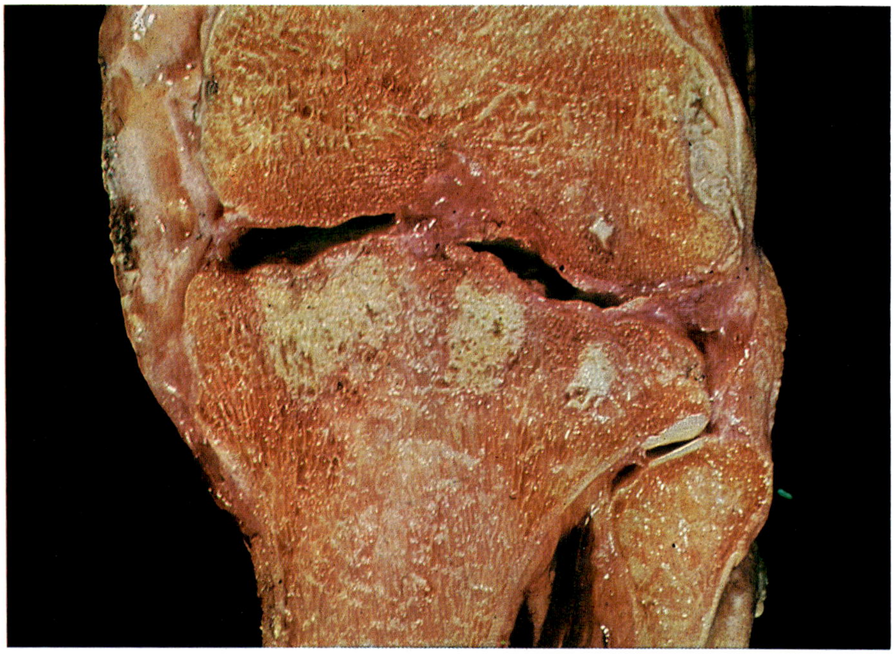

Abb. E-42: Osteoarthritis tuberculosa. Links: Kavernöse Destruktionsherde im proximalen Femur. Röntgenbild. Rechts: Multiple tuberkulöse Knochenherde, die z. T. in die Gelenkhöhle (Kniegelenk) einbrechen.

5.3.8.2 Die **Osteomyelitis tuberculosa** ist auch heute noch die häufigste spezifische Entzündung, die Knochen und Gelenke befällt. Sie entsteht bevorzugt durch Streuung eines Lungenherdes in der hämatogenen Phase oder als Streuung einer Organtuberkulose. Eine primäre Knochentuberkulose gibt es nicht. In 3–5% der Fälle von generalisierter Tuberkulose entwickelt sich eine Skelettuberkulose, wobei mehrere Faktoren (verminderte Infektabwehr, Verteilung des hämatopoetischen Knochenmarks im jeweiligen Lebensalter) von Bedeutung sind. Mit 40% ist die Wirbelsäule (TH_6-L_3) die häufigste Lokalisation in jedem Alter. Charakteristische Veränderungen sind Sattelkaverne, Senkungsabszeß, Keilwirbelbildung, Gibbus angularis und Blockwirbel. Es folgen das Hüftgelenk (25%) und das Kniegelenk (20%). Bei Kindern sind vorwiegend die kurzen Röhrenknochen der Hände (Spina ventosa) und Füße (20%) befallen, bei Erwachsenen das Becken. Die Latenzzeit zwischen der tuberkulösen Streuung und dem Auftreten einer Knochentuberkulose ist für die verschiedenen Lokalisationen unterschiedlich. Sie beträgt für die Spondylitis tuberculosa 1–2 Jahre, für die Gonarthritis tuberculosa 6–9 Monate und für die Coxarthritis tuberculosa 16–36 Monate.

Röntgenologisch zeigen sich nach mindestens dreimonatiger Entwicklung intraossäre Aufhellungsherde (tuberkulöse Kavernen) mit perifokaler Osteoporose. Knochensequester oder eine Periostitis ossificans fehlen.

Histologisch finden sich typische Tuberkel mit zentraler Verkäsung und umgebendem Granulationsgewebe aus Epitheloidzellen, Lymphozyten und Langhans-Riesenzellen. Das angrenzende Knochengewebe zeigt keine reaktive Osteosklerose. Die histologische Diagnose Tuberkulose muß durch den mikroskopischen Nachweis des Erregers (Rhodamin-Auramin-Fluorochromierung) bzw. durch die Kultur gesichert werden.

5.3.8.3 **Typhusosteomyelitis:** Bei einer Salmonelleninfektion kann sich – insbesondere bei Kindern – eine Osteomyelitis entwickeln, die eine hohe Mortalität aufweist. Sie beträgt bei Kindern und Jugendlichen 19%, bei über 25jährigen 58%. Patienten mit einer Sichelzellanämie sind besonders gefährdet. Meistens treten osteolytische Destruktionsherde in mehreren Knochen gleichzeitig auf. Histologisch finden sich im Markraum diskrete Granulome mit Histiozyten und Makrophagen, die Kerntrümmer und Erythrozyten phagozytieren (sog. Rindfleisch-Zellen oder Typhuszellen).

5.3.8.4 Die **Bang-Osteomyelitis** (Osteomyelitis brucellosa) ist eine Spätmanifestation der *Febris undulans Bang* und tritt vor allem in der Wirbelsäule **(Bang-Spondylitis)** und in der lumbosakralen Region auf. Die Infektion durch *Brucella abortus, suis* oder *melitensis* manifestiert sich mit Schmerzen in Organen, Gelenken und Knochen. Röntgenologisch entwickelt sich eine »Knochenzyste« mit Randsklerose. Histologisch finden sich im Markraum unscharf begrenzte Granulome mit mononukleären Makrophagen, Lymphozyten, Plasmazellen und einzelnen mehrkernigen Riesenzellen, die die Bakterien phagozytieren. Eine Bang-Spondylitis kann eine tuberkulöse Spondylitis in allen Einzelheiten nachahmen und muß bakteriologisch und bioptisch abgeklärt werden.

5.3.8.5 **Osteomyelitis luetica:** Bei der **kongenitalen Lues** kommt es durch trophische Störungen des enchondralen Knochenwachstums zur **Osteochondritis luetica.** Röntgenologisch zeigt sich eine verbreiterte präparatorische Verkalkungszone mit schwach entwickeltem Epiphysenknorpel und angrenzender Spongiosklerose. Meist besteht eine ausgeprägte Periostitis ossificans. Histologisch ist die Knorpelgrundsubstanz im Anschluß an die präparatorische Verkalkungszone von einem Kalkgitter durchsetzt. Infolge einer verminderten Osteoblastenaktivität ist kaum Knochengewebe an die verkalkte Knorpelgrundsubstanz angelagert. Bei der **erworbenen Lues** des Erwachsenen im Tertiärstadium beobachtet man am häufigsten Defekte in der naso-plastinalen Region mit Entwicklung einer Sattelnase und Gaumendefekten. Die Osteomyelitis syphilitica spielt sich in den Röhrenknochen als **luetische Periostitis ossificans** ab. Im späteren Stadium entwickeln sich innerhalb des Knochens gummöse Höhlen. Die **intraossären Gummata** bestehen aus Granulomen mit einem zentralen Gefäß und umgebenden Infiltraten aus Lymphozyten und Plasmazellen. Die histologische Diagnose sollte nur in Übereinstimmung mit den entsprechenden serologischen Befunden gestellt werden.

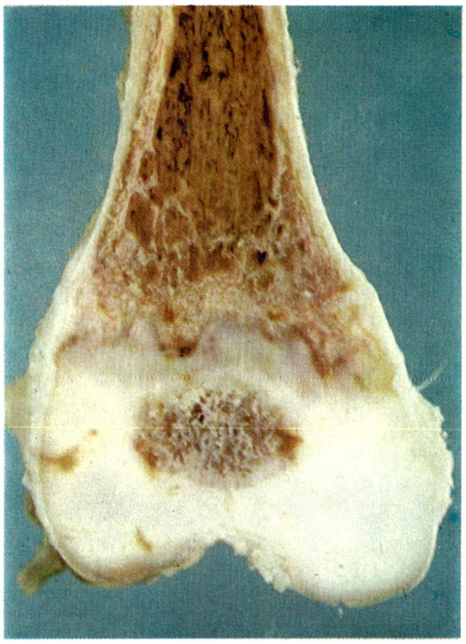

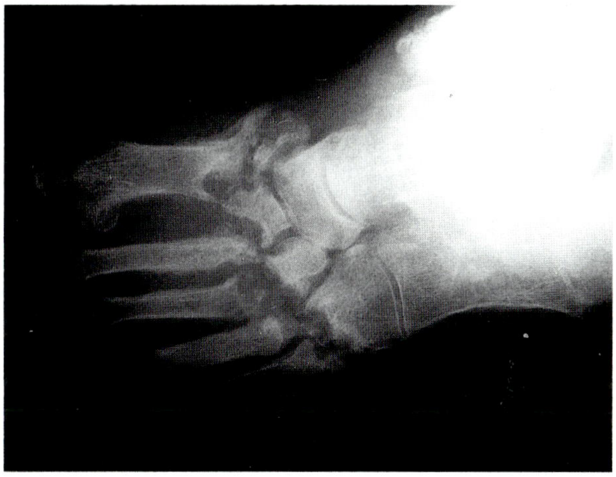

Abb. E-43: Knochenlues. Oben: Unteres Femurende mit einer Verbreiterung der enchondralen Ossifikationszone (**Osteochondritis luica** bei der Neugeborenenlues). Unten: Zerstörung der proximalen Anteile der Mittelflußknochen durch **Gummata.**

5.3.8.6 **Pilzosteomyelitis:** Bei einer Besiedelung des Knochenmarks durch Pilze kommt es gewöhnlich zu einer histologisch unspezifischen Osteomyelitis. Der Erreger ist aber in den meisten Fällen histologisch nachweisbar. Zu den wichtigsten Erregern zählen *Coccidioides immitis, Blastomyces dermatitidis* und *Sporotrichum schenkii.* Hier ist auch das Bakterium *Actinomyces israelii* zu erwähnen. Die röntgenologischen Strukturveränderungen sind uncharakteristisch, so daß die Diagnose nur durch den Nachweis der Pilze gestellt werden kann.

5.3.8.7 **Parasitärer Befall des Knochens:** Die wichtigste Erkrankung aus diesem Formenkreis ist die Echinokokkose. Die Infektion erfolgt in den meisten Fällen im Kindesalter per os. 1–3% der Echinokokkosen durch *E. granulosus* gehen mit einem Befall der Wirbelsäule, des Beckens und der langen Röhrenknochen einher. Röntgenologisch finden sich multiple, scharf begrenzte Knochenzysten ohne Innenstruktur. Die Echinokokkuszyste zeigt histologisch eine typische, leuchtend eosinophile Chitinmembran (»Kutikula«) und angrenzend ein unspezifisches entzündliches Granulationsgewebe (Lymphozyten, Plasmazellen). Klinisch bestehen die Befunde der allgemeinen Echinokokkose.

6 Knochennekrosen

Vitales Knochengewebe ist histologisch gekennzeichnet durch kernhaltige Osteozyten und eine deutliche lamelläre Schichtung mit glatter Begrenzung der Knochenstrukturen. Im nekrotischen Knochengewebe fehlen die Osteozyten, die lamelläre Schichtung ist verwaschen oder aufgehoben. Die Knochenbälkchen sind wellig und unscharf begrenzt, dazwischen findet sich ein amorphes, meist eosinophiles Material. Man unterscheidet aseptische und septische Knochennekrosen. Die wichtigsten Ursachen einer Knochennekrose:

- Zirkulationsstörungen des Knochens
- Knochenentzündung (Osteomyelitis)
- Strahlenschäden (Radioosteonekrose)
- Traumatische Knochenschädigung (Knochenfraktur)
- Hormonelle Störungen (M. Cushing: Knocheninfarkt)
- Caissonkrankheit (Knocheninfarkt)
- Tumoren und Systemerkrankungen
- Speicherkrankheiten
- Idiopathisch.

Klinik: Aseptische Knochennekrosen bleiben gelegentlich asymptomatisch (meta- oder diaphysäre Infarkte) oder rufen charakteristische Beschwerden hervor, die bis zur Arthropathie reichen können.

6.1 Idiopathische Knochennekrosen

Begriffsbestimmung: Es handelt sich um eine aseptische Knochennekrose unbekannter Ätiologie, die wahrscheinlich auf eine Durchblutungsstörung zurückzuführen ist. Bei den sog. aseptischen Epiphysennekrosen (»lokalisierte Osteochondritis«) werden Knochenmark und Tela ossea im Bereich der Wachstumszonen nekrotisch, während der von der Synovia ernährte Gelenkknorpel erhalten bleibt. Konsekutiv kommt es zu Verformungen mit Wachstums- und Funktionsstörungen. Die wichtigsten Formen einer idiopathischen Knochennekrose gehen aus dem Schema hervor. Zu diesem Formenkreis zählen auch die Osteochondrosis dissecans und der anämische Knocheninfarkt.

Pathologie: Morphologisch – insbesondere histologisch – lassen sich die verschiedenen aseptischen Knochennekrosen nicht voneinander unterscheiden. Es liegt ein nekrotisches Knochengewebe ohne wesentliche entzündliche Infiltrate vor. Röntgenologisch und makroskopisch lassen sich sekundär – unter Beteiligung des betroffenen Knochen- oder Gelenkabschnitts – Deformierungen mit reaktivem Knochenumbau nachweisen.

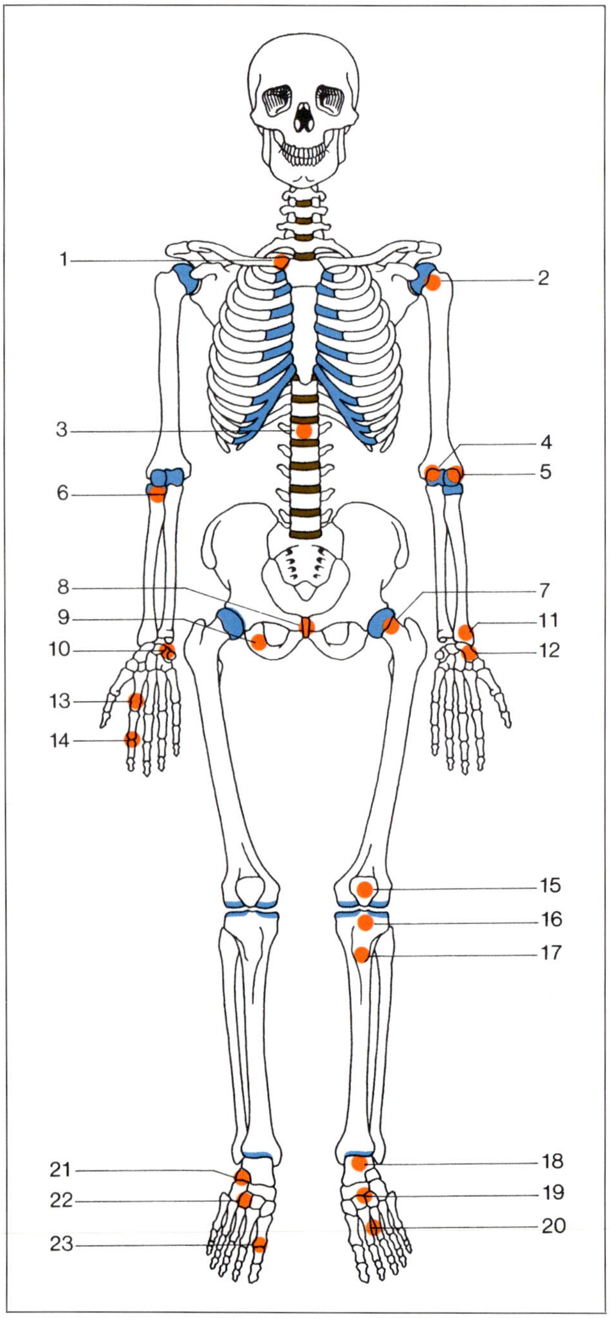

Abb. E-44: Idiopathische Knochennekrosen. **1** M. Friedrich. **2** M. Hass. **3** M. Scheuermann. **4** M. Hegemann. **5** M. Panner. **6** M. Hegemann. **7** M. Calvé-Legg-Perthes. **8** M. Preson. **9** M. van Neck. **10** M. Kienböck. **11** M. de Cuverland. **12** M. Preisler. **13** M. Dietrich. **14** M. Thiemann. **15** M. Larsen-Johansson. **16** M. Blount. **17** M. Osgood-Schlatter. **18** M. Vogel. **19** M. Küntscher. **20** Freiberg-Köhler-Syndrom (Köhler II). **21** M. Köhler I. **22** M. Silfverskjöld. **23** M. Thiemann. Nicht eingezeichnet: M. Haglund-Sever (Kalkaneusapophyse).

6.1.1 Morbus Kienböck (Lunatummalazie)

Diese aseptische Knochennekrose des Os lunatum manu entwickelt sich am häufigsten bei Männern zwischen dem 20. und 30. Lebensjahr und läßt sich in einer Reihe von Fällen auf eine traumatische Schädigung des Handgelenks (Luxationen, Arbeit an Preßluftmaschinen) zurückführen. Sie ruft Schmerzen im Handgelenk hervor und führt schließlich zu einer Osteoarthrosis deformans. **Röntgenologisch** findet man ein abgeflachtes zusammengedrücktes Os lunatum mit unregelmäßigen, unscharfen Außenkonturen und sklerotischen Verdichtungen im Inneren. Im exstirpierten Os lunatum zeigt sich **histologisch** nekrotisches Knochengewebe sowie resorbierendes Granulationsgewebe mit reaktiver Knochenneubildung.

6.1.2 Morbus Perthes

Spontane aseptische Femurkopfnekrose, die sich in der Kindheit entwickelt und im Zentrum des Hüftkopfs beginnt. Es handelt sich um eine Epiphysennekrose infolge ungenügender Blutversorgung durch die lateralen Epiphysenarterien. Die Krankheit verursacht zwischen dem 4. und 12. Lebensjahr Schmerzen, verbunden mit leichtem Hinken. Im **Röntgenbild** zeigt sich eine deformierte und abgeflachte Epiphyse mit unregelmäßigen sklerotischen Verdichtungen. Die knorpelige Epiphysenfuge ist verbreitert und verläuft ungleichmäßig. Der Schenkelhals erscheint verkürzt und verbreitert, der Gelenkspalt ausgeweitet. Die Gelenkpfanne ist stark abgeflacht *(Coxa plana)*. **Histologisch** besteht das Bild einer aseptischen Knochennekrose. Bei starker Verformung des Hüftkopfs resultiert eine Coxarthrosis deformans.

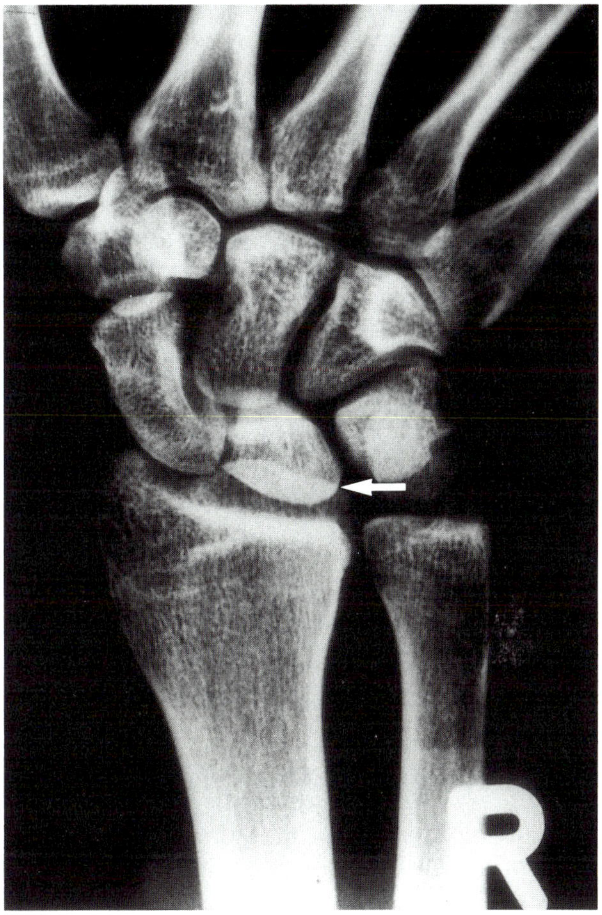

Abb. E-45: Lunatummalazie. Homogenisierung der Spongiosazeichnung und Verformung des Os lunatum (Pfeil).

6.1.3 Osteochondrosis dissecans
siehe Seite 103

6.1.4 Morbus Scheuermann
siehe Seite 125

6.2 Kausale Knochennekrosen

Begriffsbestimmung: Bei diesen Knochennekrosen ist die Ursache bekannt und oft auch histologisch nachweisbar. Häufig führen Traumen (Knochenfraktur) zu einer Unterbindung der ossären Blutzufuhr mit konsekutiver Knochennekrose. Als Ursache kommen eine traumatische Hüftluxation, eine mediale Schenkelhalsfraktur, eine arteriosklerotische oder eine idiopathische Ischämie in Frage. Eine Hüftkopfnekrose entsteht nicht selten nach einer Schenkelhalsfraktur. Bei Verletzungen des Schenkelhalses werden die den Hüftkopf versorgenden Arterien (A. circumflexa femoris profunda, Epiphysenarterien) durchtrennt, die Blutversorgung wird unterbrochen. Je weiter trochanterwärts die Fraktur liegt, desto weniger besteht die Gefahr einer Verletzung dieser Arterien. Jedoch können auch

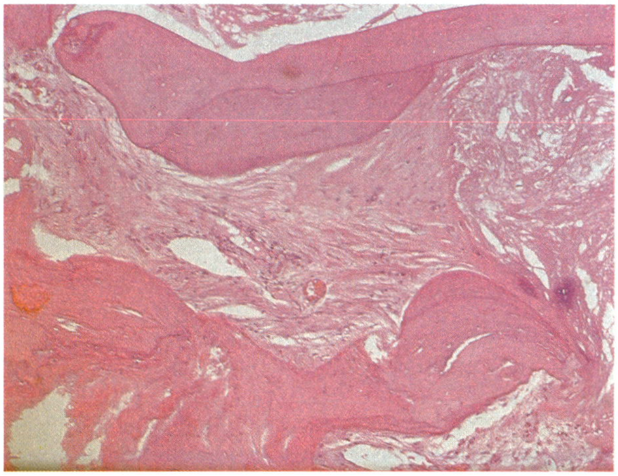

Abb. E-46: Aseptische Femurkopfnekrose. Unterschiedlich breite Knochenbälkchen mit aufgehobener Kernzeichnung der Osteozyten (leere Lakunen). Dazwischen faserreiches Narbengewebe. HE-Fbg.

direkte Schädigungen des Knochengewebes (z. B. durch Strahlen oder Entzündungen) eine Nekrose hervorrufen.

Röntgen und Pathologie: Das nekrotische Knochengewebe ist meist sklerotisch verdichtet (Eburnisation) und enthält weißliche Areale. An stark belasteten Stellen (Gelenken) kommt es zu Deformierungen. Femurnekrosen zeigen im Röntgenbild einen hochgradig deformierten Hüftkopf mit ausgedehnten Sklerosen und unregelmäßigen Osteolysen dazwischen. **Histologisch** beobachtet man Knochenbälkchen ohne Osteozyten und ein amorphes, esosinophiles Material. Ansonsten hängt das feingewebliche Bild von der Ursache der Nekrose ab. Manche Knochennekrosen sind symptomlos und stellen nur einen röntgenologischen Zufallsbefund dar; bei anderen bestehen die Symptome der Grundkrankheit. **Komplikationen:** Knochenfraktur, sekundäre Osteomyelitis, Arthrosen und Entstehung maligner Tumoren.

6.2.1 Anämischer Knocheninfarkt

Beim anämischen Knocheninfarkt entsteht zentral im Knochen ein umschriebener Nekroseherd, der von einem hämorrhagischen Randsaum landkartenförmig begrenzt ist. Zwischen den nekrotischen Knochenbälkchen finden sich Fettgewebsnekrosen. Ein frischer Knocheninfarkt ist im **Röntgenbild** nicht zu erkennen und ruft auch keine klinischen Symptome hervor. Erst wenn sich durch Aufspaltung des Neutralfettes Kalkseifen bilden und sich in größeren Mengen Hydroxylapatit niederschlägt, kommt es röntgenologisch zu einem zentralen fleckigen Verdichtungsherd. **Histologisch** sind die Fettzellen des Knochenmarks eosinophil und homogenisiert; das Gewebe ist teilweise vernarbt und enthält dystrophische Kalksalze. Die Knochenbälkchen haben eine verwaschene lamelläre Schichtung und enthalten keine Osteozyten. Derartige Knocheninfarkte entwickeln sich häufig nach langzeitiger Kortikoidtherapie, vor allem in den Enden der langen Röhrenknochen (Femur, Tibia). Oft sind sie doppelseitig angelegt. Sie werden auf Durchblutungsstörungen zurückgeführt, obwohl diese bis jetzt nicht nachgewiesen werden konnten.

6.2.2 Caissonkrankheit (Taucherkrankheit)

Der schnelle Übergang aus atmosphärischem Überdruck zu einem normalen Luftdruck (z. B. durch schnelles Auftauchen) führt zur Bildung intravasaler Gasembolien (Stickstoff) und zur Entstehung von Knocheninfarkten. Sie sind meist im oberen und unteren Ende des Femurs sowie im oberen Ende von Tibia und Humerus lokalisiert. Diese umschriebenen zentralen Knochennekrosen unterscheiden sich weder röntgenologisch noch histologisch von Knocheninfarkten anderer Genese.

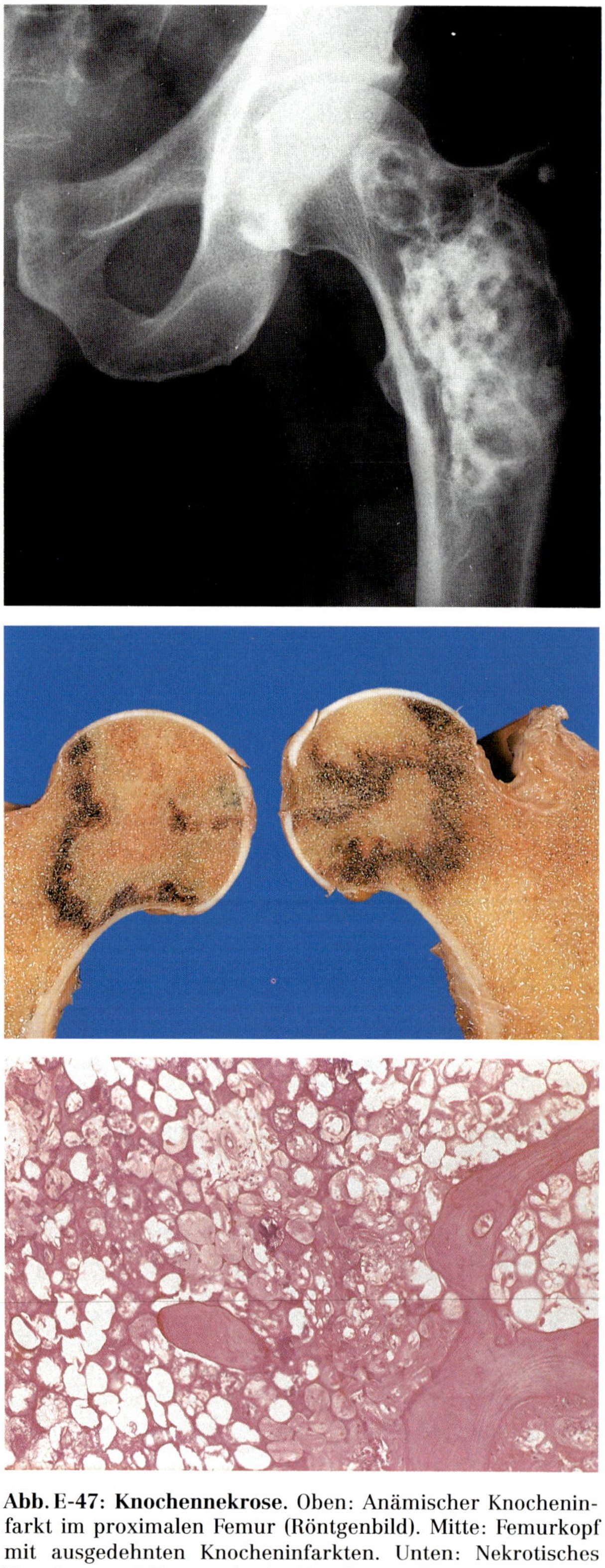

Abb. E-47: Knochennekrose. Oben: Anämischer Knocheninfarkt im proximalen Femur (Röntgenbild). Mitte: Femurkopf mit ausgedehnten Knocheninfarkten. Unten: Nekrotisches Knochen- und Fettgewebe im Knochenmarkraum. HE-Fbg.

6.2.3 Entzündliche Knochennekrosen

Jede akute eitrige Osteomyelitis führt lokal zu Knochennekrosen. Bakterien und Granulationsgewebe greifen das Knochengewebe direkt schädigend an, außerdem kommt es zu lokalen Durchblutungsstörungen. Aktivierte Osteoklasten lösen nekrotische Knochenareale der Kortikalis oder Spongiosa aus dem Gewebsverband heraus. Es entsteht ein Knochensequester, das durch seinen vermehrten Kalkgehalt röntgenologisch sichtbar wird. Häufig findet keine Demarkierung statt, so daß sich die entzündlich bedingte Nekrose auf ein größeres Knochenareal erstreckt. Sowohl die Kortikalis als auch die Spongiosa können einbezogen werden. Andererseits kann sich in einer primär aseptischen Knochennekrose sekundär eine Osteomyelitis entwickeln.

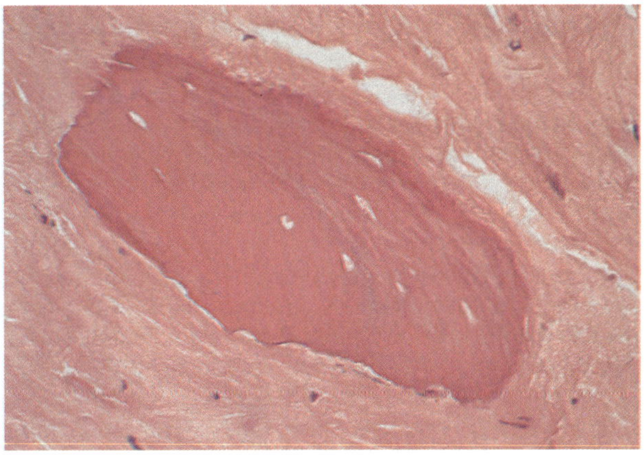

Abb. E-48: In Narbengewebe eingeschlossenes **nekrotisches Knochenstück** (Sequester) bei Osteomyelitis. HE-Fbg.

6.2.4 Radioosteonekrose

Obwohl das Knochengewebe im Vergleich zu anderen Gewebsarten relativ strahlenresistent ist, kommen nach Bestrahlungen (besonders mit »weichen Strahlen«) nicht selten Knochennekrosen vor. Es handelt sich um örtliche Nekrosen des Knochen- und Knochenmarkgewebes im Bereich des Bestrahlungsfelds, die sekundär eine Entzündung auslösen können **(Strahlenostitis).** Besonders in den Kieferknochen kommt es nach Bestrahlung zu einer bakteriellen Superinfektion der zunächst blanden Nekrose **(Radioosteomyelitis).** Im weiteren Verlauf entstehen Knochensequester, die abgestoßen werden. Die Entzündung kann sich innerhalb des Knochens ausbreiten und Quelle einer Sepsis sein. Im **Röntgenbild** wird eine überwiegend osteolytische Knochendestruktion mit ungleichmäßigen fleckigen Verdichtungen sichtbar, die einen scholligen Zerfall des Knochens anzeigen. Die knöchernen Außenkonturen sind aufgelöst. **Histologisch** sieht man nekrotische, verwaschene Knochenstrukturen ohne Osteozyten, die wellig und zackig begrenzt sind, dazwischen Ansammlungen von gelappt-kernigen Granulozyten sowie Granulations- und Narbengewebe. In einem derart geschädigten Knochen kann sich eine pathologische Fraktur entwickeln. Spätkomplikation einer Radioosteonekrose kann ein Strahlenosteosarkom sein.

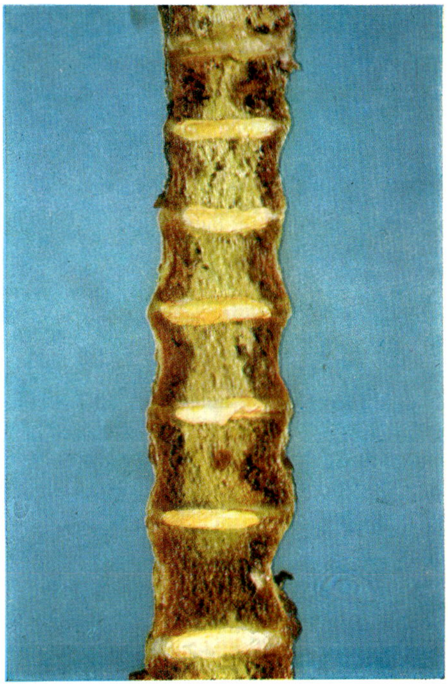

Abb. E-49: Wirbelkörpernekrosen nach Bestrahlung eines Ösophaguskarzinoms.

6.2.5 Postfrakturelle Knochennekrose

Bei einer Knochenfraktur werden häufig ganze Knochensegmente aus dem Verband herausgelöst und von der Blutversorgung ausgeschlossen. Wenn größere Sequester nicht resorbiert werden können, kommt es zur Entwicklung einer Pseudarthrose. Eine weitere Komplikation ist die Osteomyelitis. Die Knochensequester manifestieren sich **röntgenologisch** als schattendichte grobe Schollen, die von einem hellen Hof umgeben sind. **Histologisch** liegt das Bild einer Knochennekrose vor, wobei zwischen den nekrotischen Knochenbälkchen entzündliches Granulationsgewebe oder Narbengewebe nachweisbar ist.

7 Speicher- und Stoffwechselkrankheiten

Bei verschiedenen Stoffwechselkrankheiten kommt es zu Ablagerungen pathologischer Stoffwechselprodukte in Organen und Zellen des retikulohistiozytären Systems (Milz, Knochenmark), die aktiviert werden. Somit werden diese Produkte auch im Knochenmarkraum angetroffen und führen zu strukturellen Knochenveränderungen: zur Destruktion der Spongiosatrabekeln, zur reaktiven Osteoporose oder Osteosklerose sowie zu lokalen Knochennekrosen. Diese Strukturveränderungen manifestieren sich im **Röntgenbild** durch ein Nebeneinander von Osteolysen und Osteosklerosen, wobei meist mehrere Knochen betroffen sind. In der Regel sind auch verschiedene parenchymatöse Organe beteiligt. Diese Ablagerungen können auch in Gelenken, Sehnen, Sehnenscheiden und Schleimbeuteln vorkommen und dort reaktive entzündliche Veränderungen auslösen. Häufig handelt es sich um hereditäre und angeborene Erkrankungen (Enzymdefekte) oder um die Bildung von Stoffen, die für die intrazellulären, lysosomalen Enzyme unverdaulich sind. Folgende Speicher- bzw. Stoffwechselkrankheiten können mit einer ossären Manifestation einhergehen:

- **Morbus Gaucher:** Ablagerung des Zerebrosids Kerasin
- **Morbus Niemann-Pick:** Ablagerung des Phosphatids Sphingomyelin
- **Essentielle familiäre Hypercholesterinämie:** Störung des Cholesterinstoffwechsels
- **Lipoidgranulomatose** (Erdheim-Chester): Lipoidspeicherkrankheit
- **Morbus Hand-Schüller-Christian:** Lipoidose
- **Gargoylismus** (Hunter-Hurler-Pfaundler): Störung des Mukopolysaccharidstoffwechsels
- **Amyloidose:** Störung des Proteinstoffwechsels
- **Ochronose:** Störung des Phenylalanin-Tyrosin-Stoffwechsels. **Pseudoochronosen** kommen nach langdauerndem Phenazetinabusus vor. Charakteristisch ist die schwarze Verfärbung des Skeletts.

Die skelettale Manifestation der Speicher- und Stoffwechselkrankheiten steht klinisch gegenüber den Funktionsstörungen in anderen Organen meist im Hintergrund. Sie kann jedoch erhebliche diagnostische Probleme aufwerfen.

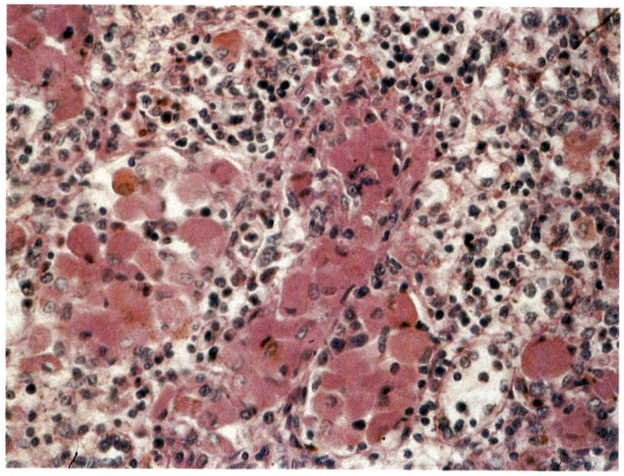

Abb. E-50: Gaucher-Zellen. PAS-Fbg.

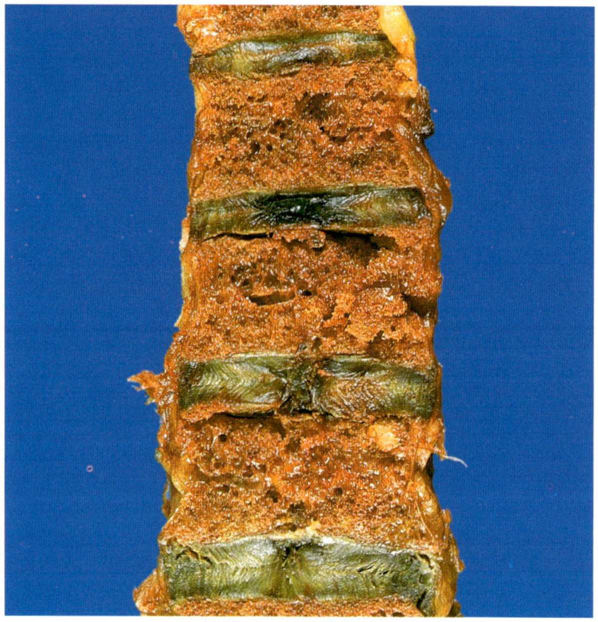

Abb. E-51: Pseudoochronose. Schwarzfärbung der Zwischenwirbelkörper nach Phenazetinabusus.

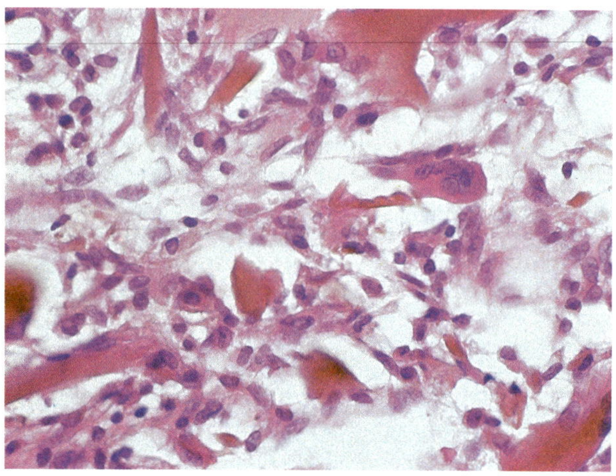

Abb. E-52: Ochronose. Orangefarbene Ablagerungen von Homogentisinsäure im Bindegewebe. HE-Fbg.

8 Knochengranulome

Granulomatöse Läsionen im Knochenmarkraum mit Zerstörung der Spongiosa und Ausbreitung in die Kortikalis rufen lokal eine Osteolyse in Form einer »Knochenzyste« hervor. Es kann sich hierbei um eine **entzündliche Reaktion** (z. B. Brodie-Abszeß, plasmazelluläre Osteomyelitis), um eine **reparative Knochenreaktion** oder auch um eine **tumorartige Knochenläsion** handeln.

8.1 Histiozytosis X (HCX)

Es handelt sich um unterschiedliche Krankheitsbilder, die durch eine Proliferation von Zellen, die den Langerhans-Zellen der Haut entsprechen, gekennzeichnet sind. Nosologisch handelt es sich um eine Proliferation der Zellen des **monozytären Phagozytosesystems** (früher RES oder RHS). Die verschiedenen Erkrankungsformen können sehr ähnliche röntgenologische und histologische Knochenbefunde zeigen. Bei manchen Läsionen handelt es sich um harmlose osteolytische Knochenherde, die sich spontan zurückbilden können; andere zeigen einen malignen Verlauf, der oft nicht vorauszusehen ist. Dementsprechend hat sich die Unterteilung in **lokalisierte HCX** und **generalisierte HCX** klinisch bewährt. Gemeinsames Korrelat ist die Proliferation großer, histiozytenähnlicher Zellen, die den kutanen Langerhans-Zellen bzw. den interdigitierenden Retikulumzellen des Lymphknotens entsprechen. Hinzu kommen Lymphozyten, Plasmazellen und eosinophile Granulozyten. Je nach Manifestationsform kann mehr der neoplastische (Morbus Abt-Letterer-Siwe) oder der granulomatöse Charakter (z. B. beim eosinophilen Granulom) im Vordergrund stehen. Immunhistochemisch sind von diagnostischer Bedeutung: *S100-Protein-Ag*, *α_1-Antichymotrypsin*, *Vimentin* und das *T6-T-Zellantigen* (OKT-6). Gesichert wird die Diagnose durch den elektronenmikroskopischen Nachweis von *Birbeck-Granula*, die tennisschlägerartige zytoplasmatische Organellen darstellen. Je nach Verlauf und klinisch-pathologischer Manifestation unterscheidet man:

8.1.1 Eosinophiles Knochengranulom

Es handelt sich um eine nichttumoröse Knochenerkrankung unbekannter Ätiologie, die durch lokale und umschriebene Proliferation eines Granulationsgewebes mit reichlich eosinophilen Granulozyten gekennzeichnet ist. Meistens entsteht das eosinophile Granulom bei Kindern (5.–10. Lebensjahr), es können aber auch Erwachsene betroffen sein. Hauptlokalisationen sind Schädel, Mandibula, Humerus, Rippen und proximale Femurmetaphyse. Multiple Knochen sind betroffen. Gelegentlich weisen die Herde eine rasch zunehmende lokale Knochendestruktion auf und erwecken den Eindruck eines maligenen Tumorwachstums. Im **Röntgenbild** findet sich ein zystischer, intraossärer

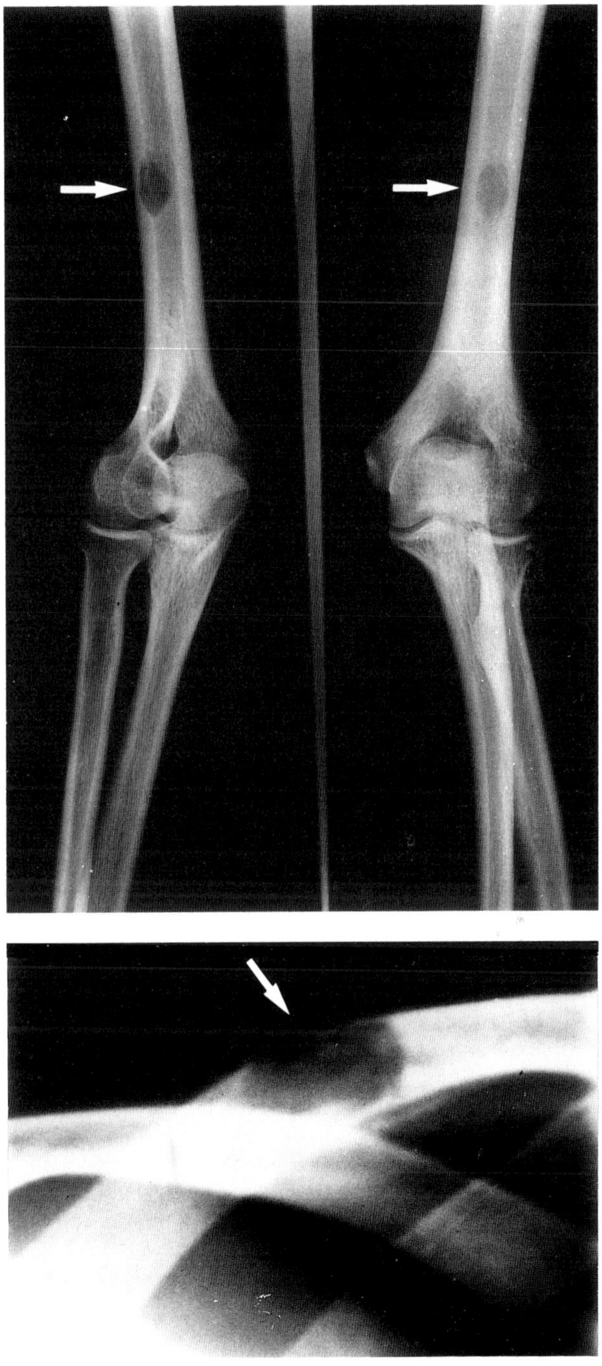

Abb. E-53: Eosinophiles Granulom. Oben: Osteolytischer Herd (Pfeile) im mittleren Humerus mit endostealer Kortikalisarrosion. Unten: Destruktive Osteolyse (Pfeil) in einer Rippe. Röntgenbilder.

Osteolyseherd, der wie ausgestanzt aussieht und keine Randsklerose aufweist. Er ist ausgefüllt von einem zellreichen Granulationsgewebe, das **histologisch** aus Histiozyten, Retikulumzellen und eosinophilen Granulozyten besteht *(Proliferationsphase)*. In der *xantho-*

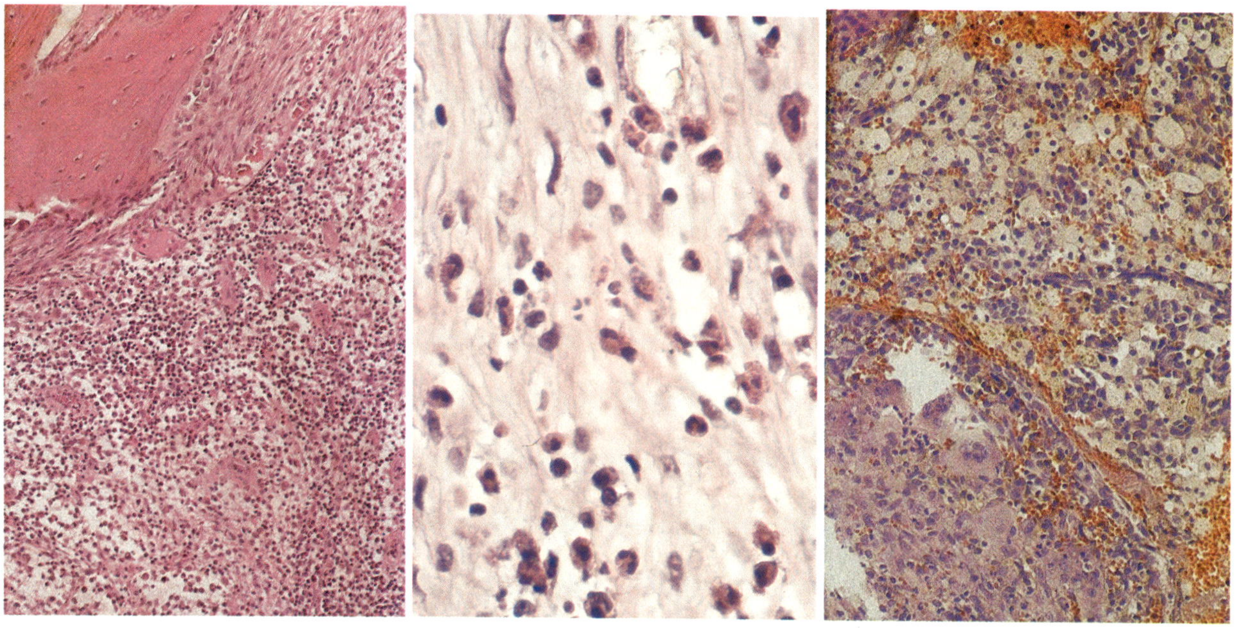

Abb. E-54: Eosinophiles Granulom. Links: Übersichtsbild mit einem zell- und faserreichen Granulationsgewebe, das den Knochen zerstört. Mitte: In der stärkeren Vergrößerung lassen sich reichlich eosinophile Granulozyten nachweisen. Rechts: Eosinophiles Granulom in der xanthomatösen Phase mit reichlich Schaumzellen. HE-Fbg.

matösen Phase des eosinophilen Knochengranuloms kommen große Schaumzellkomplexe vor, in der *Narbenphase* reichlich Bindegewebe. **Klinisch** manifestiert sich ein eosinophiles Knochengranulom durch leichte Schmerzen. In etwa 50% der Fälle erfolgt eine Spontanremission.

8.1.2 Morbus Hand-Schüller-Christian

Die klassische Form besteht aus der Trias Landkartenschädel, Exophthalmus (oft unilateral) und Diabetes insipidus. Bei einem chronischen Verlauf entwickeln sich eine Hepatosplenomegalie, Lymphadenopathie, Anämie und Gewichtsverlust. Es sind fast nur Kinder und Jugendliche befallen. Das **Röntgenbild** zeigt eine »Knochenzyste«, die von einem eosinophilen Knochengranulom nicht abzugrenzen ist. **Histologisch** beherrschen große Histiozyten mit einem breiten, fetthaltigen Zytoplasma (»Schaumzellen«) das Bild, während eosinophile Granulozyten spärlich sind. Die Erkrankung kann letztlich nur in Verbindung mit der klinischen Symptomatik diagnostiziert werden.

8.1.3 Morbus Abt-Letterer-Siwe

Maligne Form der Histiozytosis X, die sehr selten ist und ausschließlich bei Kindern unter zwei Jahren auftritt. Der Verlauf ist akut und tödlich. Im **Röntgenbild** findet sich ein unscharfer osteolytischer Destruktionsherd mit Malignitätskriterien. **Histologisch** haben die Histiozyten unterschiedlich große bizarre Kerne mit prominenten Nukleolen. Es kommen viele mehrkernige Riesenzellen vor. Insgesamt ist das histiozytäre Gewebe polymorphzellig. Die histomorphologischen Unterschiede sind jedoch zu gering, um ohne Kenntnis der Röntgenstrukturen und des klinischen Verlaufs die Diagnose stellen zu können.

8.2 Nicht-Langerhans-Zellen-Histiozytosen

Abzugrenzen ist die Histiozytosis X von den Nicht-Langerhans-Zellen-Histiozytosen, die als reaktive Veränderungen bei bekannten (bakterielle und parasitäre Infektionen) und bei unbekannten Erkrankungen (Sinushistiozytose mit massiver Lymphadenopathie, Chediak-Higashi-Syndrom u. a.) sowie bei Speicherkrankheiten und malignen Histiozytosen vorkommen.

Die **maligne Histiozytose** ist eine medulläre Retikulose, die **klinisch** Fieber, Kachexie, Hepatosplenomegalie, Lymphadenopathie und fortschreitende Panzytopenie auslöst. Im Skelett zeigen sich **röntgenologisch** multiple disseminierte Destruktionsherde, die wegen ihrer unscharfen Begrenzung auf Malignität hinweisen. Allerdings ist der Röntgenbefund nicht pathognomonisch und muß durch eine Knochenbiopsie abgeklärt werden. **Histologisch** ist das Knochenmark durch atypische Histiozyten infiltriert, die polymorphe hyperchromatische Kerne mit mehreren Nukleolen besitzen. Manchmal können phagozytierte Erythrozyten in den Histiozyten nachgewiesen werden. Die Prognose ist generell schlecht; bei einzelnen ossären Tumoren ist sie jedoch deutlich besser zu bewerten.

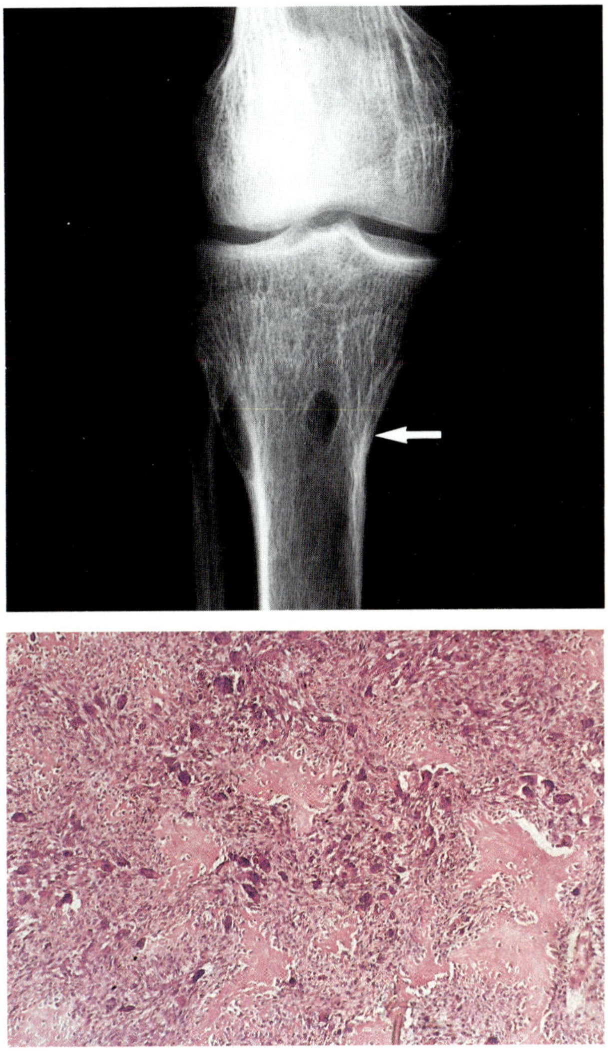

Abb. E-55: **Resorptives Riesenzellgranulom** bei Hyperparathyreoidismus (sog. brauner Tumor). Oben: Zyste (Pfeil) im proximalen Tibiaabschnitt. Röntgenbild. Unten: Granulationsgewebe mit zahlreichen Osteoklasten in unregelmäßiger Verteilung. HE-Fbg.

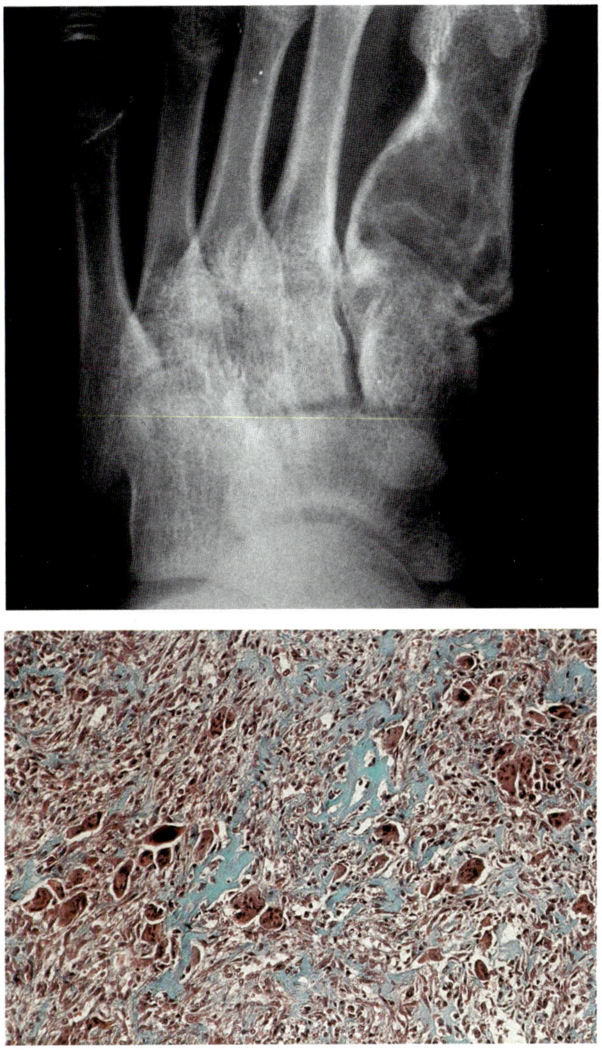

Abb. E-56: **Riesenzellreaktion der kurzen Röhrenknochen.** Oben: Zystische Aufhellung im 1. Metatarsalknochen mit Knochenauftreibung. Unten: Riesenzelliges Granulationsgewebe mit atypischen Osteoidablagerungen. Azan-Fbg.

8.3 Riesenzellige Knochengranulome

Eine Reihe osteolytischer Knochenläsionen lassen histologisch reichlich mehrkernige Riesenzellen in einem Granulationsgewebe erkennen. Aus der Anordnung dieser Riesenzellen können – zusammen mit den röntgenologischen Veränderungen – verschiedene Krankheitsbilder diagnostiziert werden.

8.3.1 Resorptives Riesenzellgranulom

Beim sog. braunen Tumor handelt es sich um ein resorptives Riesenzellgranulom der ossären Manifestation des Hyperparathyreoidismus. Die Veränderung ist nicht als echter Knochentumor anzusehen. Bei einer fortgeschrittenen Osteodystrophia fibrosa generalisata v. Recklinghausen kommt es zur verstärkten Knochenresorption (»Knochenzysten«) und im Bereich der belasteten Skelettstellen zu Spontanfrakturen mit Einblutungen.

Im **Röntgenbild** sieht man Osteolysen in verschiedenen Lokalisationen des Skeletts, die mit Randsklerose einhergehen können. Eine Periostreaktion fehlt in der Regel.

Pathologie: Makroskopisch zeigt sich ein lockeres und wegen alter Blutungen ausgesprochen braunes Granulationsgewebe. **Histologisch** besteht es aus einem gefäßreichen Bindegewebe mit reichlich Hämosiderinablagerungen und osteoklastären Riesenzellen, die ganz unregelmäßig verteilt sind. Das ursprüngliche spongiöse oder kortikale Knochengewebe ist in diesem Bereich vollständig resorbiert.

8.3.2 Riesenzellreaktion der kurzen Röhrenknochen

In Händen und Füßen entsteht nach einem Trauma ein benignes, nichttumoröses Granulationsgewebe, das den Eindruck eines malignen Knochentumors erweckt.

Röntgenologisch zeigt sich eine »Knochenzyste« mit einem opaken Zentrum und fleckigen Verdichtungen in einer spindeligen Auftreibung des Knochens. Die angrenzende, immer erhaltene Kortikalis kann osteosklerotisch verbreitert oder von innen her verschmälert sein. Eine Periostreaktion ist nicht erkennbar.

Pathologie: Histologisch hat das Granulationsgewebe oft Ähnlichkeit mit einer aneurysmalen Knochenzyste. Es finden sich zahlreiche isomorphe Fibrozyten und Fibroblasten sowie mehrkernige Riesenzellen. Außerdem sieht man Felder mit trabekulären Osteoidablagerungen, die an ein Osteosarkom erinnern können.

Klinisch kommt es zu Schmerzen und einer Weichteilschwellung.

8.3.3 Reparatives Riesenzellgranulom des Kiefers

Diese Veränderung entsteht nach einem Trauma und besteht aus einem intraossären Granulationsgewebe mit starker lokaler Knochenresorption.

Im **Röntgenbild** sieht man eine »Knochenzyste«, die von einer schmalen Randsklerose begrenzt sein kann.

Pathologie: Histologisch ist diese »Knochenzyste« von einem zellreichen, stark vaskularisierten Granulationsgewebe mit proliferierenden Fibroblasten ausgefüllt. In den leicht hyperchromatischen Kernen werden nur selten Mitosen angetroffen. Daneben finden sich Infiltrate von Lymphozyten, Plasmazellen und Histiozyten sowie Hämosiderinablagerungen. Eingestreut sind zahlreiche mehrkernige osteoklastäre Riesenzellen in ungleichmäßiger Verteilung. Es können Osteoidablagerungen und neugebildete Faserknochenbälkchen vorkommen. **Differentialdiagnostisch** ist ein Osteoklastom (sehr selten im Kiefer) oder ein resorptives Riesenzellgranulom bei Hyperparathyreoidismus abzugrenzen.

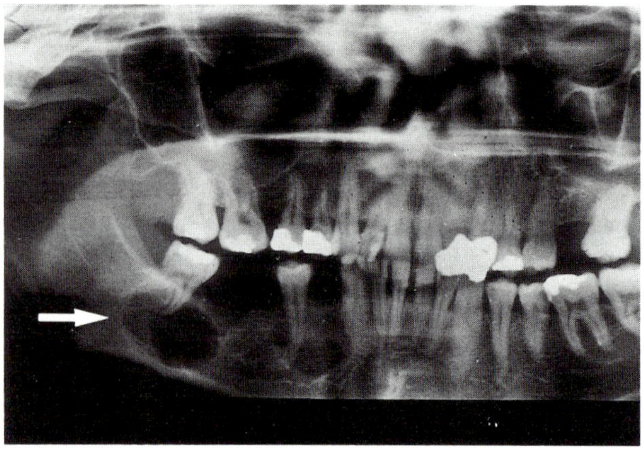

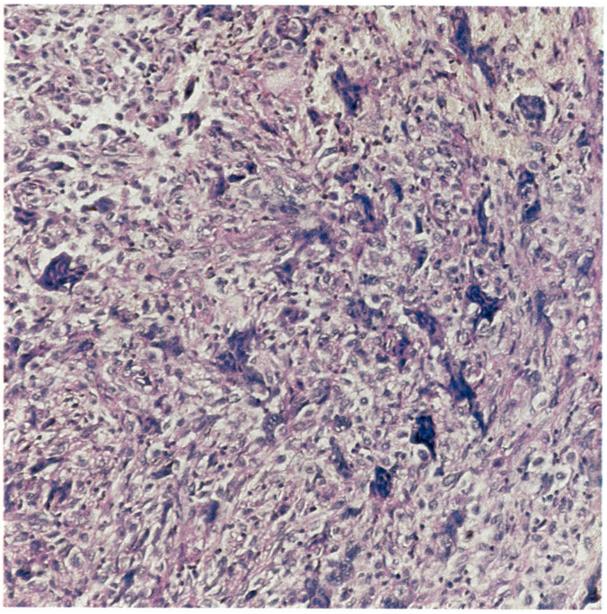

Abb. E-57: Reparatives Riesenzellgranulom des Kiefers. Oben: Zystischer Destruktionsherd im Unterkiefer (Pfeil). Unten: Dichte Ansammlungen mehrkerniger Riesenzellen in einem zell-, gefäß- und faserreichen Granulationsgewebe. HE-Fbg.

F. Knochentumoren

Nomenklatur und Klassifikation der primären Knochengeschwülste erfolgen nach histogenetischen Kriterien unter Berücksichtigung des WHO-Vorschlags. Diese Systematik stammt aus dem Jahre 1972 und mußte durch neue, klinisch relevante Tumorentitäten ergänzt werden. Man unterscheidet sechs Gruppen von **Primärtumoren:** Knorpeltumoren, Knochentumoren, Bindegewebstumoren, osteomyelogene, vaskuläre und neurogene/embryonale Tumoren. In jeder Gruppe kommen sowohl benigne als auch maligne Geschwülste mit fließenden Übergängen (sog. *borderline cases*) vor. Bei den **sekundären Knochentumoren** handelt es sich um Metastasen. Darüber hinaus gibt es **tumorähnliche Knochenläsionen,** die klinisch und radiologisch den Eindruck eines Knochentumors erwecken, jedoch kein autonomes Wachstum aufweisen und sich spontan rückbilden können.

Systematik der Knochentumoren mit internationaler Kodierung (M aus ICD-O)*

1.	**Knorpeltumoren**	
1.1.	Osteochondrom	9210/0
1.2.	Enchondrom/Chondrom	9220/0
1.3.	Chondroblastom	9230/0
1.4	Chondromyxoidfibrom	9241/0
1.5.	Chondrosarkom	9220/3
1.5.1.	Entdifferenziertes Chondrosarkom	9220/3
1.5.2.	Hellzelliges Chondrosarkom	
1.5.3.	Mesenchymales Chondrosarkom	9240/3
1.5.4.	Periostales Chondrosarkom	9221/3
1.5.5.	Extraskelettales Chondrosarkom	9220/3
2.	**Ossäre Knochentumoren**	
2.1	Osteom	9180/0
2.2.	Osteoidosteom	9191/0
2.3.	Osteoblastom	9200/0
2.4.	Osteosarkom	9180/3
2.4.1.	Osteoplastisches Osteosarkom	9180/3
2.4.2.	Chondroplastisches Osteosarkom	9181/3
2.4.3.	Fibroplastisches Osteosarkom	9182/3
2.4.4.	Histiozytisches Osteosarkom	9182/3
2.4.5.	Osteoklastäres Osteosarkom	9250/3
2.4.6.	Teleangiektatisches Osteosarkom	9183/3
2.4.7.	Kleinzelliges Osteosarkom	9185/3
2.4.8.	Epitheloides Osteosarkom	
2.4.9.	Intraossäres hochdifferenziertes Osteosarkom	
2.4.10.	Parosteales Osteosarkom	9190/3
2.4.11.	Periostales Osteosarkom	9190/3
2.4.12.	Oberflächenosteosarkom	9190/3
2.4.13.	Paget-Osteosarkom	9184/3
2.4.14.	Strahlenosteosarkom	9180/3
2.4.15.	Osteosarkom im Knocheninfarkt	
3.	**Fibrohistiozytäre Knochentumoren**	
3.1.	Nichtossifizierendes Knochenfibrom	*74940*
3.1.1.	Ossäres Xanthofibrom	8831/0
3.1.2.	Fibröser Kortikalisdefekt	7491/0
3.1.3.	Fibroplastische Periostreaktion	4900/0
3.1.4.	Ossäres Fibromyxom	8811/0
3.2.	Desmoplastisches Knochenfibrom	8823/0
3.3.	Ossäres Fibrosarkom	8810/3
3.4.	Ossäres Histiozytom	
3.4.1.	Benignes, fibröses Knochenhistiozytom	8832/0
3.4.2.	Malignes, fibröses Knochenhistiozytom	8832/3
3.5.	Ossärer Riesenzellentumor	9251/1
4.	**Osteomyelogene Tumoren**	
4.1.	Lipomatöse Knochentumoren	
4.1.1.	Ossäres Lipom	8850/0
4.1.2.	Ossäres Liposarkom	8850/3
4.2.	Medulläres Plasmozytom	9730/3
4.3.	Ewing-Sarkom	9260/3
4.4.	Malignes Knochenlymphom	9640/3
5.	**Vaskuläre Knochentumoren**	
5.1.	Knochenhämangiom	9120/0
5.2.	Ossäres Hämangiosarkom	9120/3
5.3.	Ossäres Lymphangiom	9170/0
5.4.	Ossärer Glomustumor	8711/0
5.5	Adamantinom der langen Röhrenknochen	9261/3
6.	**Neurogene Knochentumoren und Neubildungen aus embryonalen Strukturen**	
6.1.	Chordom	9370/3
6.2.	Ossäres Neurinom	9560/0
6.3.	Ossäres Neurofibrom	9540/0
6.4.	Neuroblastom	9490/3
7.	**Knochenmetastasen**	..../6
8.	**Tumorähnliche Knochenläsionen**	
8.1.	Juvenile Knochenzyste	*33400*
8.2.	Aneurysmale Knochenzyste	*33640*
8.3.	Intraossäres Ganglion	*33600*

* Die Kodierung in Kursivschrift bezieht sich auf ICD

Lokalisationsschlüssel der Skelettumoren

C40	**Knochen, Gelenke und Gelenkknorpel der Extremitäten**	**C41.0**	**Hirn- und Gesichtsschädel (ohne Mandibula)**
C40.0	**Arm, Schulter und Gelenke**	C41.01	Hirnschädel allein
C40.01	Schulterblatt (Scapula)	C41.02	Schädelbasis
C40.02	Oberarmknochen (Humerus)	C41.03	Mittelgesicht insgesamt
C40.03	Speiche (Radius)	C41.04	Nasenbein
C40.04	Elle (Ulna)	C41.05	Oberkieferknochen
C40.05	Schultergelenk	C41.06	Jochbein
C40.06	Ellenbogengelenk	C41.07	Siebbein (Os ethmoidale)
C40.07	Radioulnargelenk	C41.08	Keilbein (Os sphenoidale)
C40.08	Akromioklavikulargelenk	C41.09	Zungenbein (Os hyoideum)
C40.1	**Hand und Gelenke**	**C41.1**	**Mandibula** (Unterkieferknochen)
C40.11	Handwurzel (Carpus)	C41.11	Kiefergelenk
C40.12	Mittelhand (Metacarpus)	**C41.2**	**Wirbelsäule (ohne Kreuz- und Steißbein)**
C40.13	Fingerknochen (Ossa digitorum manus)	C41.21	Halswirbel
C40.14	Handgelenk	C41.22	Brustwirbel
C40.15	Daumengrundgelenk	C41.23	Lendenwirbel
C40.16	Fingergrundgelenk	C41.24	Halswirbelsäule, Diskus
C40.17	Mittel- und Endgelenke der Fnger	C41.25	Brustwirbelsäule, Diskus
C40.2	**Bein (lange Knochen und Gelenke)**	C41.26	Lendenwirbelsäule, Diskus
C40.21	Oberschenkelknochen (Femur)	**C41.3**	**Thoraxskelett mit Klavikula und Gelenken**
C40.22	Schienbein (Tibia)	C41.31	Rippen (knöcherner Anteil)
C40.23	Wadenknochen (Fibula)	C41.32	Rippenknorpel
C40.24	Tibiofibulargelenk	C41.33	Brustbein (Sternum)
C40.25	Kniegelenk	C41.34	Schlüsselbein (Klavikula)
C40.26	Meniskus medial	C41.35	Kostovertebralgelenk
C40.27	Meniskus lateral	C41.36	Sternokostalgelenk
C40.3	**Fuß und Gelenke**	C41.37	Sternoklavikulargelenk
C40.31	Calcaneus	**C41.4**	**Becken, Kreuzbein, Steißbein**
C40.32	andere Fußwurzelknochen (Tarsalia)	C41.41	Darmbein (Os ilium)
C40.33	Mittelfuß (Metatarsalia)	C41.42	Schambein (Os pubis)
C40.34	Zehenknochen (Ossa digitorum pedis)	C41.43	Sitzbein (Os ischii)
C40.35	Kniescheibe (Patella)	C41.44	Kreuzbein (Os sacrum)
C40.36	Sprunggelenk	C41.45	Steißbein (Os coccygis)
C40.37	andere Fußwurzelgelenke	C41.46	Acetabulum, Hüftgelenk
C40.38	Tarsometatarsalgelenke	C41.47	Iliosakralgelenk
C40.39	Zehengelenke	C41.48	Symphysis pubis
C41	**Knochen. Gelenke und Gelenkknorpel anderer und nicht näher bezeichneter Lokalisationen**	**C41.5**	**Knochen, Gelenke und Gelenkknorpel** ohne nähere Angaben

Anmerkung: Nur die fettgedruckten Kodierungen entsprechen der Internationalen onkologischen Kodierung (ICD-O). Die erweiterte Kodierung (ICD-O-DA) stammt vom deutschsprachigen TNM-Komitee. (Aus: Wagner, G. Tumorlokalisationsschlüssel. 4. Aufl. Heidelberg: Springer-Verlag, 1991)

Diagnostik der Knochentumoren: Knochengeschwülste sind verhältnismäßig selten und rufen meist erst im fortgeschrittenen Stadium Symptome hervor, die zudem wenig hinweisend sind. Sie werden deshalb oft erst spät diagnostiziert. Die Diagnostik ist besonders schwierig. Viele dieser Tumoren können nur in interdisziplinärer Zusammenarbeit von Klinikern (Orthopäden, Pädiater, Onkologen), Radiologen und Pathologen diagnostiziert und behandelt werden. Die Röntgenmorphologie ist außerordentlich komplex und erlaubt häufig keine endgültige Aussage über die Art und Dignität einer Knochenläsion. Auch die histologischen Veränderungen sind sehr vielgestaltig und daher oft nur schwer zu interpretieren. Die histopathologische Diagnostik stützt sich auch auf das Röntgenbild (bzw. Computertomogramm, Kernspinaufnahme, Angiogramm, Szintigramm usw.), da es die übliche makroskopische Beurteilung ersetzt. Anhand dieser Bilder kann der Pathologe unter Berücksichtigung von Lokalisation, Veränderungen der Innenstruktur des Knochens, Ausdehnung des Prozesses und Randreaktion die Neubildung besser beurteilen.

TNM-System (1990) für die Knochentumoren

Primärtumor (T = pT)
T0: Kein Nachweis eines Primärtumors
T1: Tumor innerhalb der Kortikalis
T2: Tumor durchbricht die Kortikalis
TX: Ausbreitung des Primärtumors kann nicht bestimmt werden.

Lymphknoten (N = pN)
N0: Keine regionalen Lymphknotenmetastasen
N1: Metastasen in die regionalen Lymphknoten
NX: Die regionalen Lymphknoten können nicht beurteilt werden.

Fernmetastasen (M = pM)
M0: Keine Fernmetastasen nachweisbar
M1: Fernmetastasen vorhanden
MX: Vorhandensein von Fernmetastasen kann nicht beurteilt werden.

Tumorgrading
G1: Hochdifferenziertes Sarkom
G2: Mittelgradig differenziertes Sarkom
G3: Wenig differenziertes Sarkom
G4: Entdifferenziertes Sarkom

Stadieneinteilung

Stadium IA:	G1, 2; T1	N0	M0
Stadium IB:	G1, 2; T2	N0	M0
Stadium IIA:	G3, 4; T1	N0	M0
Stadium IIB:	G3, 4; T2	N0	M0
Stadium III:	nicht definiert		
Stadium IVA:	jedes G und T	N1	M0
Stadium IVB:	jedes G und T	jedes N	M1

Erläuterungen: Die Klassifikation findet Anwendung für die primären Knochensarkome. Ausgenommen sind das Plasmozytom, das juxtakortikale Osteosarkom und das juxtakortikale Chondrosarkom. Die Stadienbestimmung der Knochentumoren hängt vom Differenzierungsgrad der Neubildung ab. Er reicht von G1 (hochdifferenziert) bis G4 (völlig entdifferenziertes Sarkom). Das Ewing-Sarkom und die malignen Knochenlymphome werden als G4 definiert.

Tumoren und tumorähnliche Veränderungen

Angaben zur Lokalisation und Altersverteilung

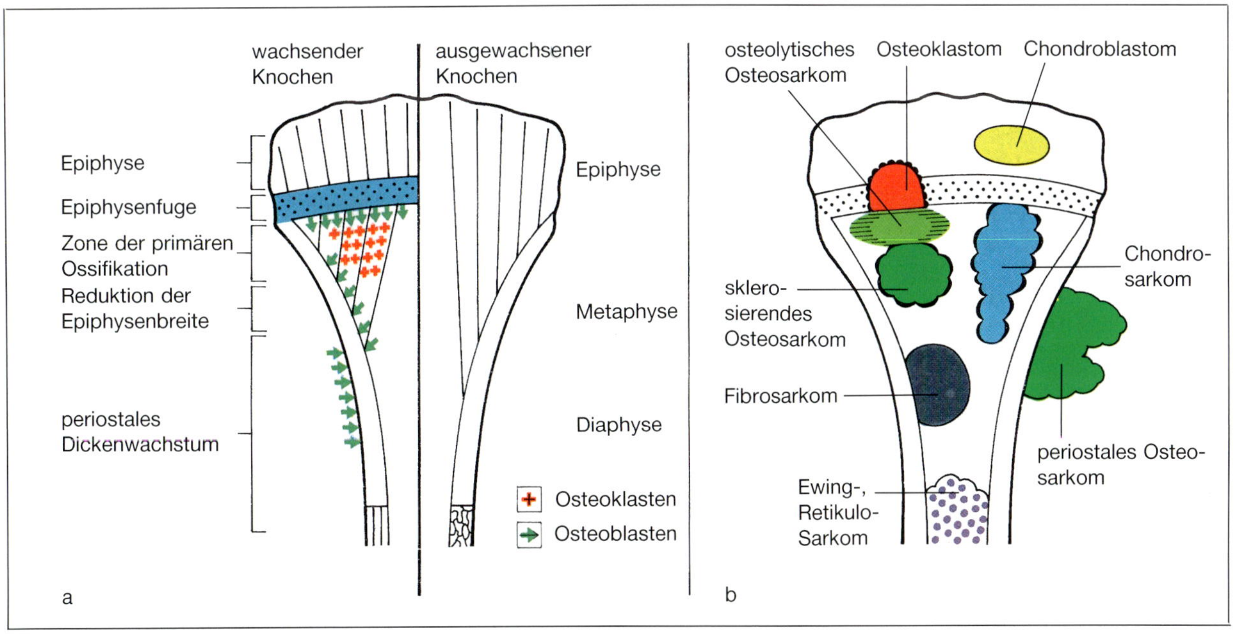

Abb. F-1: Systematik der Knochentumoren unter Berücksichtigung ihrer Lokalisation. a) Links: Normal wachsender Knochen, rechts: ausgewachsener Knochen. ++ = Osteoklasten, ⇊ = Osteoblasten. b) Lokalisation von Knochentumoren. (Nach Johnson)

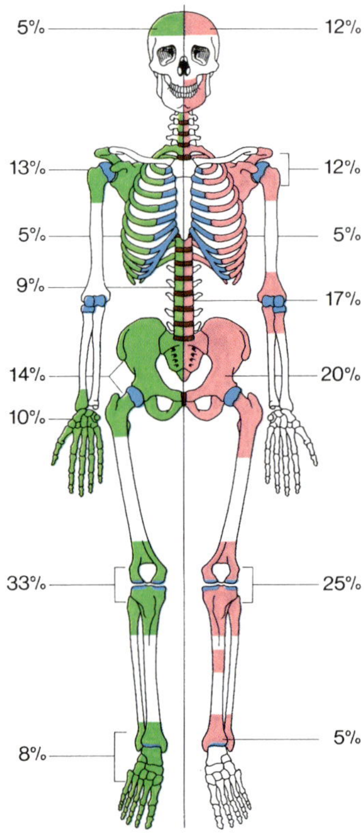

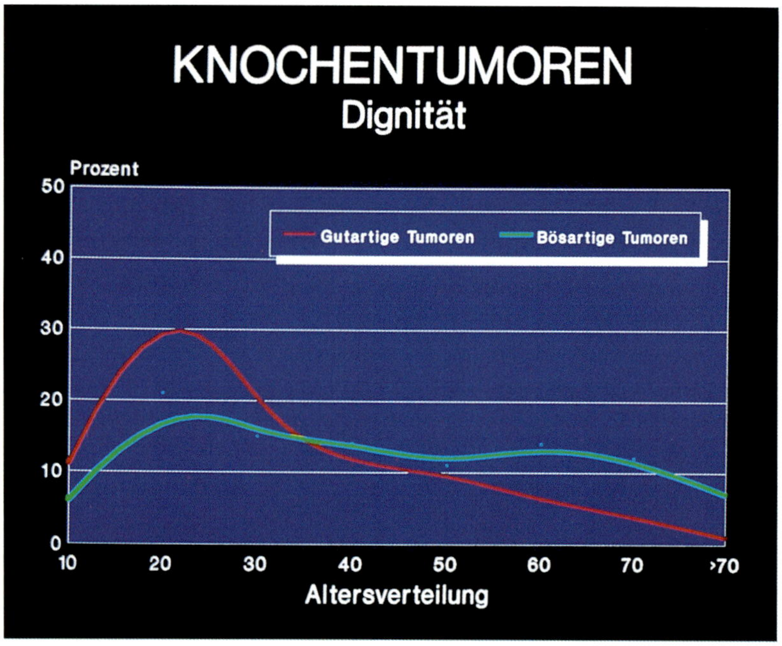

Abb. F-2: Lokalisation und Altersverteilung der gut- (rot) und bösartigen (grün) Knochentumoren

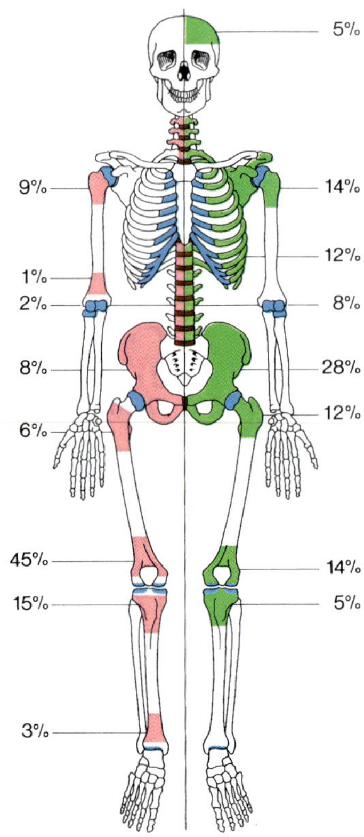

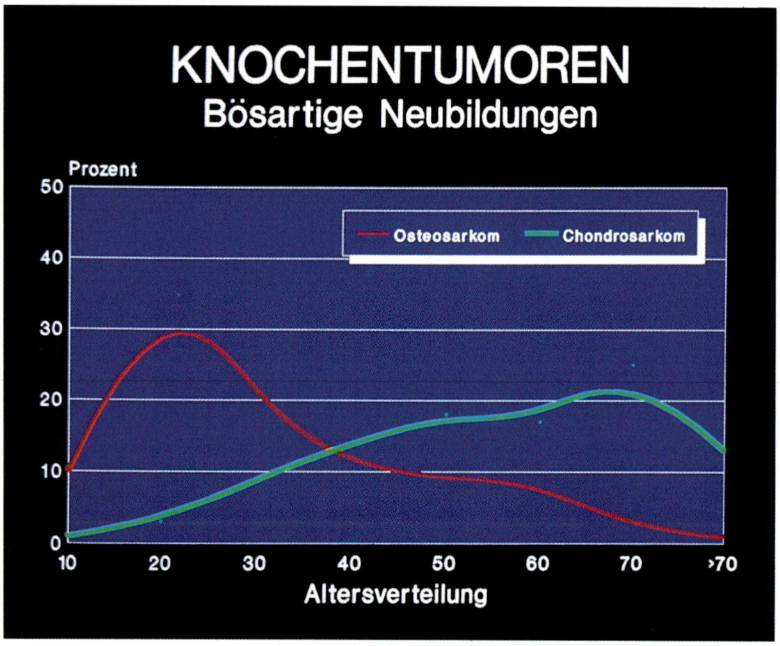

Abb. F-3: Lokalisation und Altersverteilung des Osteosarkoms (grün) und des Chondrosarkoms (rot)

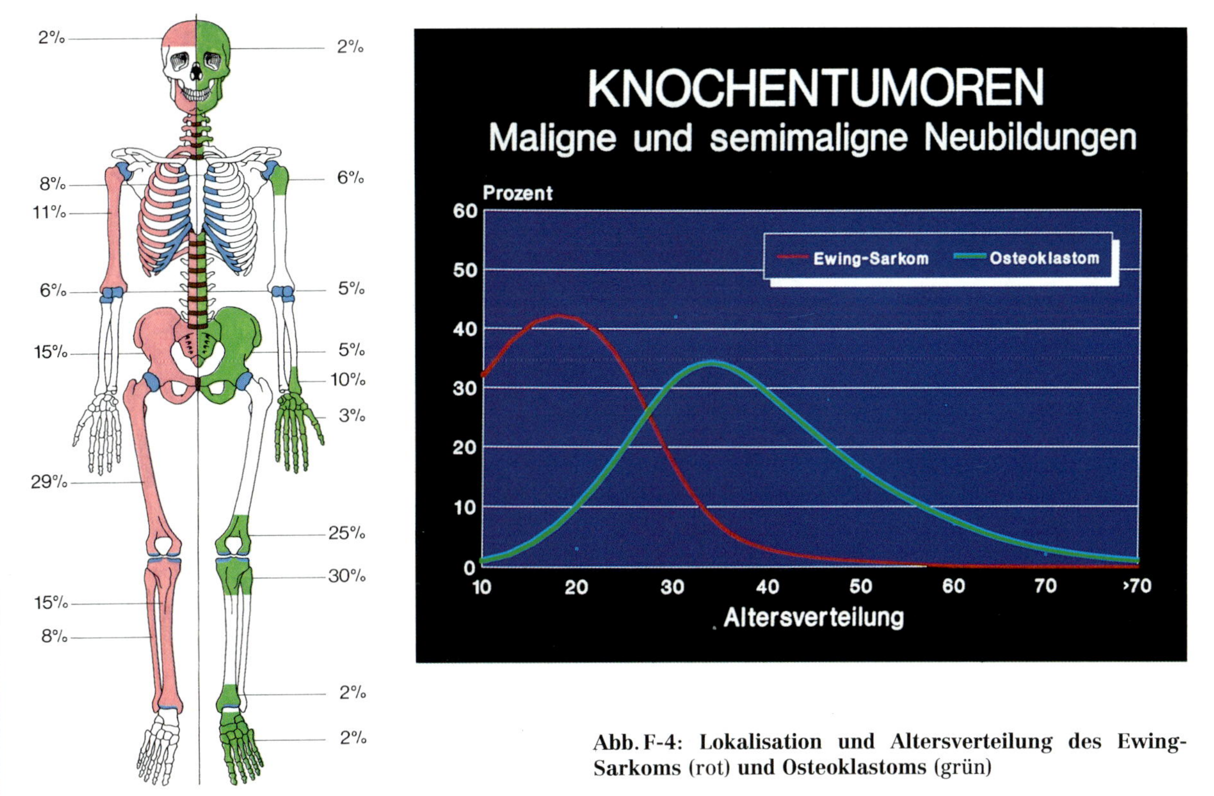

Abb. F-4: **Lokalisation und Altersverteilung des Ewing-Sarkoms** (rot) **und Osteoklastoms** (grün)

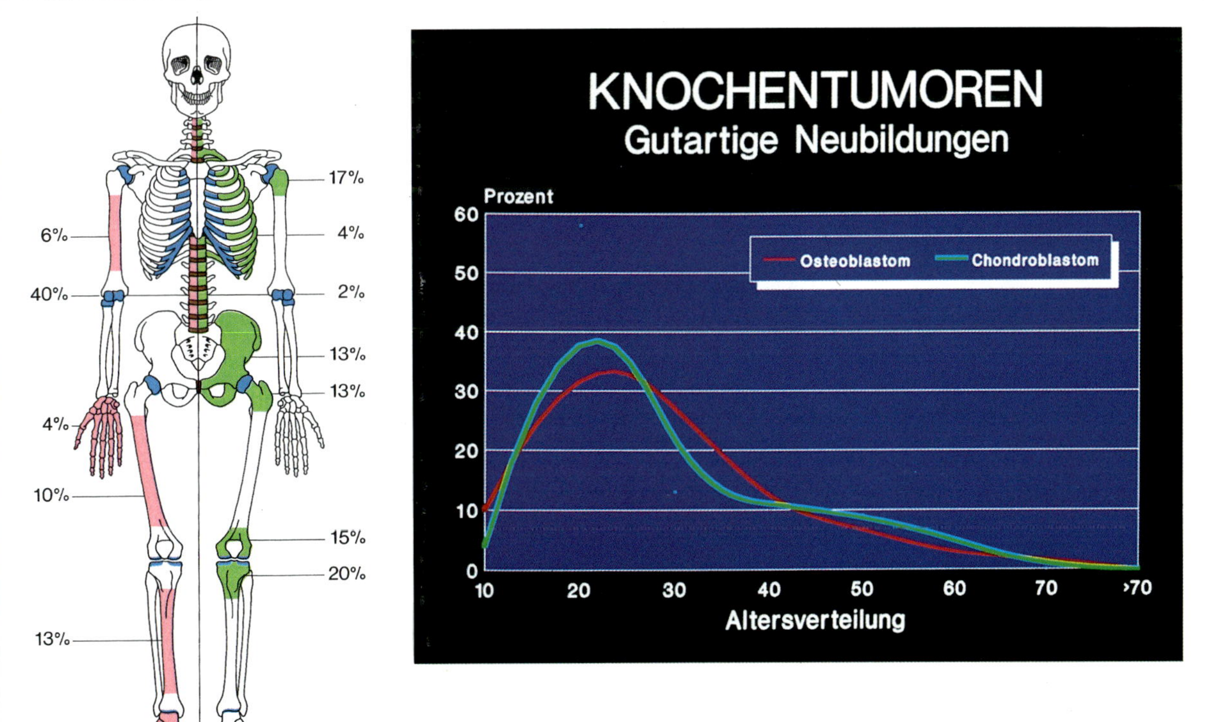

Abb. F-5: **Lokalisation und Altersverteilung des Osteoblastoms** (rot) **und Chondroblastoms** (grün)

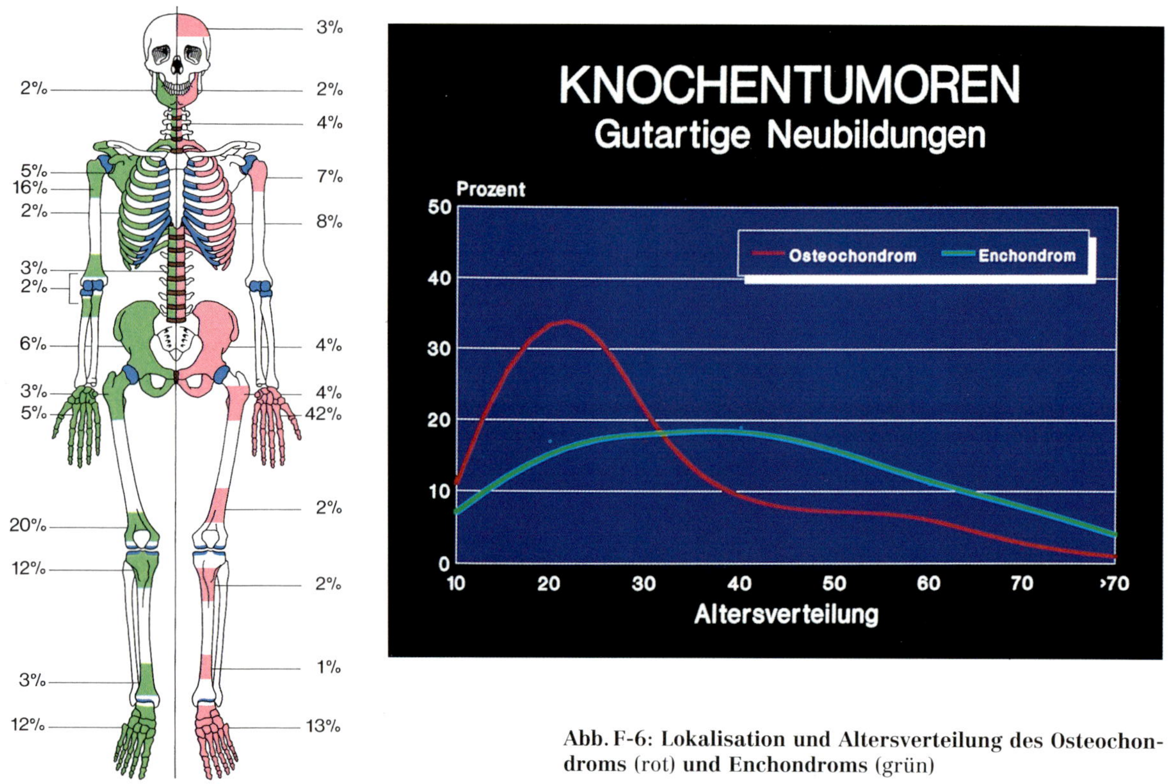

Abb. F-6: Lokalisation und Altersverteilung des Osteochondroms (rot) und Enchondroms (grün)

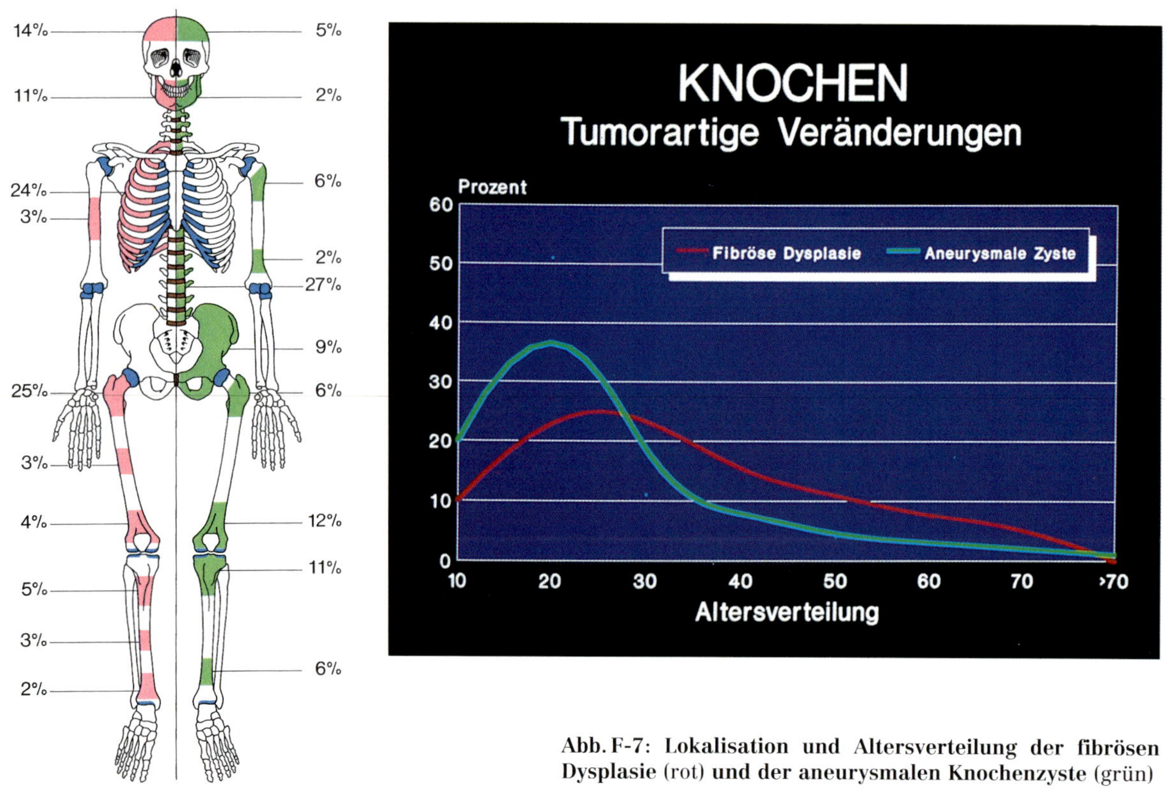

Abb. F-7: Lokalisation und Altersverteilung der fibrösen Dysplasie (rot) und der aneurysmalen Knochenzyste (grün)

1 Knorpeltumoren

1.1 Osteochondrom

Der weitaus häufigste gutartige Knochentumor ist die knöcherne **Exostose**, die breitbasig oder mit einem Stiel dem Knochen aufsitzt und von einer Knorpelkappe überzogen wird. Die Läsion entwickelt sich bei Jugendlichen (Hauptmanifestationsalter im 2. Lebensjahrzehnt), wird jedoch häufig erst im höheren Alter entdeckt. Sie kann in den Metaphysen der durch eine enchondrale Ossifikation gebildeten Knochen entstehen. Hauptlokalisationen sind die langen Röhrenknochen (distale Femurmetaphyse, proximale Metaphysen von Tibia und Humerus). Die **osteokartilaginäre Exostose** ist gewöhnlich eine solitäre, harmlose Läsion. Bei familiärer Belastung können multiple osteokartilaginäre Exostosen **(Osteochondromatosen)** an verschiedenen Knochen (Schulter, Knie, Knöchel) nachgewiesen werden, die in etwa 10 bis 20% der Fälle in ein Chondrosarkom übergehen.

Röntgen: Im Röntgenbild stellt sich ein Osteochondrom als Exostose dar, die eine pilzartige Vorwölbung hat und meistens nach proximal ausgerichtet ist (sog. Aufhängerexostose). Sie kann auch blumenkohlartig aufgetrieben sein und breitbasig dem Knochen aufsitzen. In der knorpeligen Außenzone können Verkalkungsherde sichtbar sein. Die Spongiosa der knöchernen Basis geht meist kontinuierlich in die übrige Knochenspongiosa über.

Pathologie: Makroskopisch zeigt die abgemeißelte Exostose am knöchernen Stiel knollige Formationen, die von einer bis zu 3 cm dicken Knorpelschicht überdeckt sind. Diese Knorpelkappe ist das eigentliche Tumorgewebe, das vollständig entfernt werden muß, um ein Rezidiv zu vermeiden. **Histologisch** besteht sie aus ballonierten Knorpelzellen, die in Reihen angeordnet sind (ähnlich dem Säulenknorpel). Das Knorpelgewebe strahlt fingerförmig in die subchondralen Knochenbälkchen ein. Außen wird die Knorpelkappe von periostalem Bindegewebe überdeckt.

Klinik: In den meisten Fällen wird das Osteochondrom wegen mechanisch bedingter Beschwerden operativ abgemeißelt.

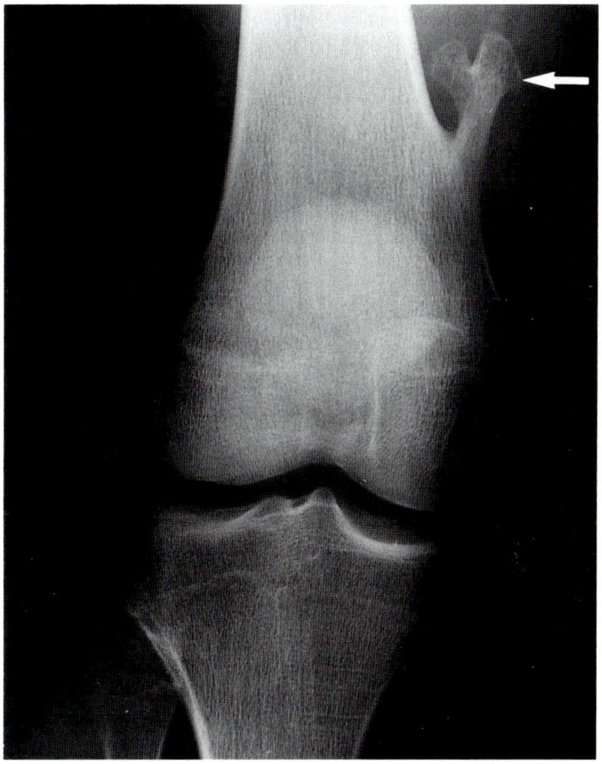

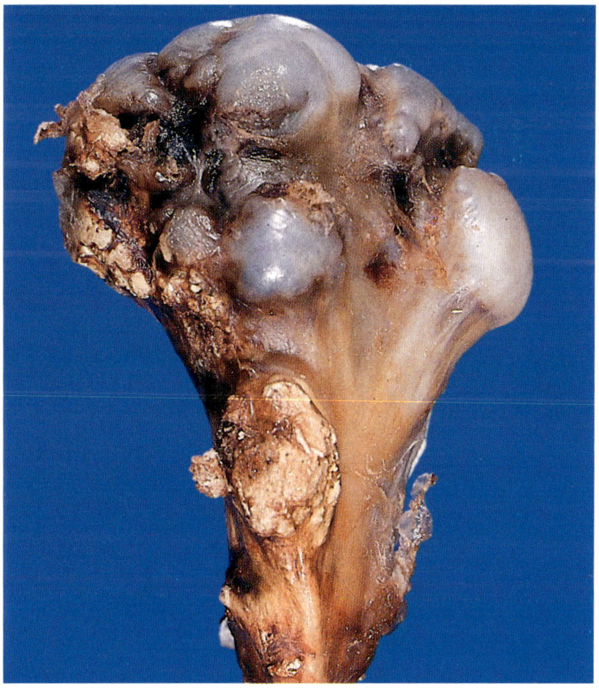

Abb. F-8: Osteochondrom. Oben: Röntgenbild eines Osteochondroms der distalen Femurmetaphyse. Unten: Abgemeißeltes Präparat.

1.2 Enchondrom

Es handelt sich um die zweithäufigste benigne Knochengeschwulst, die sich zentral im Markraum entwickelt und ein sehr langsames Wachstum aufweist. Enchondrome treten in jedem Lebensalter auf (2.–6. Lebensjahrzehnt). Bevorzugte Lokalisationen sind die kurzen Röhrenknochen von Händen und Füßen, wobei die Tumoren hier in der Regel gutartig sind. In den langen Röhrenknochen und Rippen haben Enchondrome – wegen ihrer hohen Rezidivneigung – eine fragliche Dignität. Im Becken und in der Wirbelsäule sind diese Neubildungen (bei gleichen histologischen Strukturen) praktisch immer als Chondrosarkome zu diagnostizieren.

Röntgen: Nativaufnahmen zeigen eine zentrale osteolytische oder osteosklerotische Knochenläsion, die unscharf begrenzt ist und fleckige Kalkschatten enthält. Der befallene Knochenabschnitt ist oft aufgetrieben (insbesondere in den kurzen Röhrenknochen und Rippen). Die Kortikalis ist von innen her rarefiziert, außen jedoch erhalten.

Pathologie: Makroskopisch ist die Spongiosa durch ein knotiges, grau-glasiges Tumorgewebe ersetzt, in dem weißliche Kalkherde erkennbar sind. Das histologische Bild dieses Tumors zeigt ein deutlich lobuläres hyalines Knorpelgewebe, wobei die knotigen Areale durch schwach vaskularisierte bindegewebige Septen abgegrenzt sind. Bei unterschiedlicher Zelldichte haben die Knorpelzellen jeweils einen isomorphen Kern; zwei- und mehrkernige Knorpelzellen sind selten. Im Tumorknorpel finden sich dystrophische Kalkherde. Es muß jedoch betont werden, daß diese Knorpelgeschwülste sowohl radiologisch als auch histologisch größte diagnostische Probleme hinsichtlich der Beurteilung ihrer Dignität aufwerfen (besonders in den langen Röhrenknochen). So können Enchondrome der kurzen Röhrenknochen durchaus zellreich sein, eine Anisonukleose aufweisen und trotzdem benigne sein, während ein monomorphes Zellbild in gleichartigen Geschwülsten der langen Röhrenknochen Malignität nicht ausschließt.

Klinik: Viele Enchondrome bleiben symptomlos und stellen nur einen röntgenologischen Zufallsbefund dar. Meistens entwickeln sich jedoch Schmerzen und eine Schwellung. Es kann zu einer pathologischen Knochenfraktur kommen. Bei unvollständiger Entfernung des Tumorgewebes durch Kürettage besteht die Gefahr eines Rezidivs.

Sonderformen: Wenn in diesen Knorpeltumoren eine angedeutete Kernpolymorphie beobachtet wird, weist die Diagnose **»proliferierendes Chondrom«** auf ein fakultativ malignes Tumorwachstum hin. Bei 50% der **Enchondromatosen** (Morbus Ollier oder multiple Enchondrome in verschiedenen Knochen) entwickelt sich ein Chondrosarkom. Als **Maffucci-Syndrom** bezeichnet man die Kombination von Enchondromatosen und Hämangiomen. Gutartige Chondrome können auch im Periost **(periostales juxtakortikales Chondrom)** oder extraossär in den Weichteilen **(Weichteilchondrom)** vorkommen.

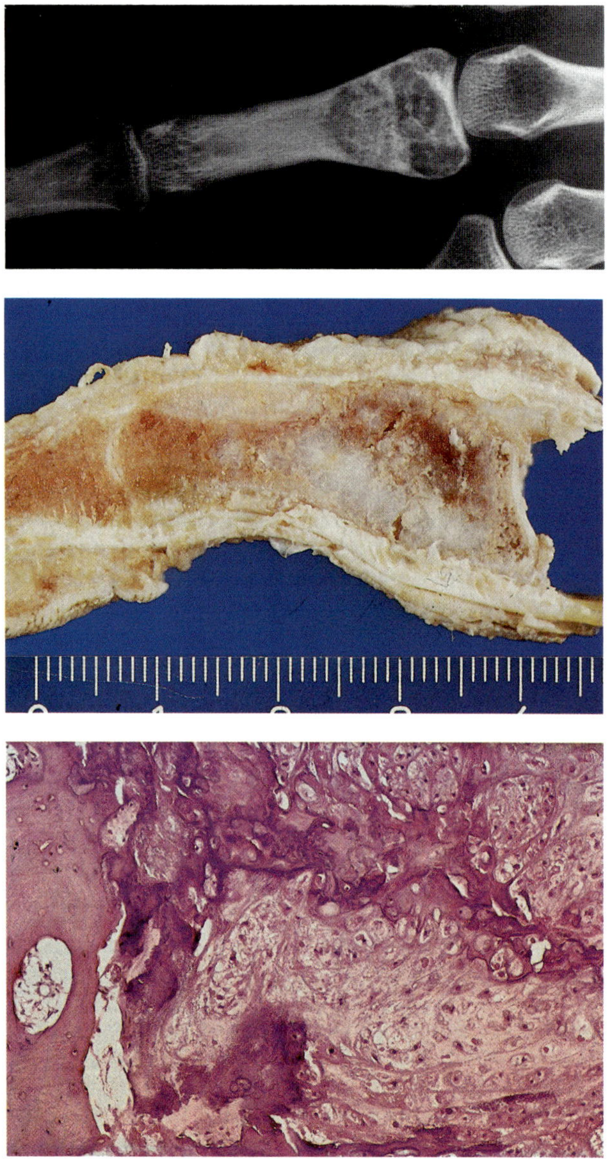

Abb. F-9: Enchondrom. Oben: Röntgenbild eines Enchondroms im proximalen Abschnitt eines Mittelfingerknochens. Mitte: Operationspräparat. Unten: Läppchenförmig aufgebautes Knorpelgewebe im Knochen. HE-Fbg.

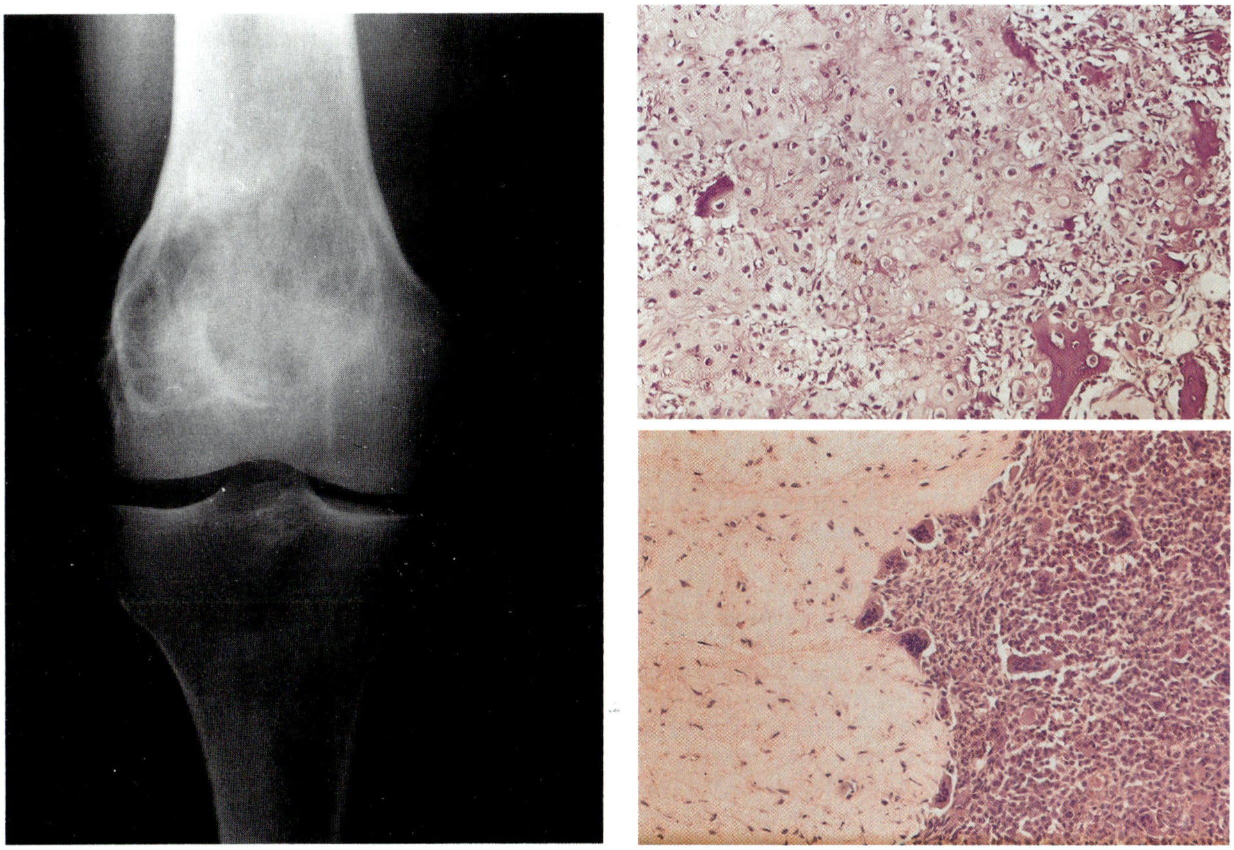

Abb. F-10: Chondroblastom. Links: Osteolyse mit Randsklerose im distalen Femur. Rechts: Zelldichtes chondroides Gewebe, bestehend aus scharf konturierten Chondroblasten mit angelagerten mehrkernigen osteoklastären Riesenzellen. HE-Fbg.

1.3 Chondroblastom

Dieser relativ seltene Tumor (auch *Codman-Tumor* genannt) macht weniger als 1% aller Knochentumoren aus. Er entwickelt sich in den Epiphysen der langen Röhrenknochen und befällt vorwiegend männliche Jugendliche.

Röntgen: Im Röntgenbild fällt eine ausgedehnte Destruktion der Epiphyse auf, die auf die Metaphyse übergreifen und durchaus den Eindruck eines malignen Tumors erwecken kann. Die Osteolysezone wird jedoch in der Regel von einer Randsklerose begrenzt. Im Inneren der »Knochenzyste« zeigen sich unregelmäßige fleckige und trabekuläre Verdichtungen (Verkalkungsherde). Der befallene Knochenabschnitt ist aufgetrieben. Die Kortikalis ist nach außen vorgewölbt und von innen her verschmälert, jedoch erhalten.

Pathologie: Makroskopisch sieht man ein blutig imbibiertes Tumorgewebe mit gelblich glänzenden knotigen Herden, die das Knochengewebe zerstören. Die Kortikalis kann vom Tumor infiltriert sein, wobei sich dann das Tumorgewebe unter das Periost schiebt und dieses vorwölbt. Histologisch besteht das zellreiche Tumorgewebe aus großen rundlichen Arealen eines chondroiden Gewebes, die ziemlich scharf begrenzt sind und denen viele mehrkernige Riesenzellen anliegen. Zwischen den Knorpelherden findet sich ein zellreiches, mäßig vaskularisiertes Stroma, in dem sich einige reaktive Osteoidablagerungen entwickeln können. Die chondroiden Felder enthalten scharf begrenzte Chondroblasten mit rundlichen Kernen, die oft hyperchromatisch sind und auch einzelne Mitosen zeigen. Häufig treten mukoide Degenerationsfelder und dystrophische Kalkherde auf. In 17% der Chondroblastome werden zusätzlich Strukturen einer aneurysmalen Knochenzyste nachgewiesen.

Klinik: Das sehr langsame Tumorwachstum führt zu leichten Schmerzen und einer Schwellung. Wegen der peripheren Lage des Tumors sind pathologische Frakturen selten.

1.4 Chondromyxoidfibrom

Es handelt sich um eine semimaligne Geschwulst, die lokal destruktiv wächst und eine hohe Rezidivneigung hat, jedoch keine Metastasen setzt. Mit nur 0,5% aller Knochentumoren handelt es sich um eine seltene Geschwulst. Sie entwickelt sich in der Metaphyse der langen Röhrenknochen, besonders der Tibia, kann aber auch in anderen Knochen vorkommen (22% in kurzen Röhrenknochen). Hauptmanifestationsalter sind das 2. und 3. Lebensjahrzehnt.

Röntgen: Im Röntgenbild zeigt sich eine zentrale oder exzentrische ovoide »metaphysäre Zyste«, die von einer Randsklerose scharf abgegrenzt ist. Die erhaltene Kortikalis ist von innen her verschmälert und kann nach außen vorgebuchtet sein. Im Inneren finden sich fleckige oder trabekuläre Verdichtungen (Kalkschatten). Insgesamt besteht der Eindruck einer gutartigen Läsion.

Pathologie: Histologisch sieht man ein lappig aufgebautes unreifes Knorpelgewebe, das ausgesprochen myxoid aufgelockert ist. Es finden sich nebeneinander myxomatöse, fibröse und chondroide Zonen mit kleinen multipolaren Zellen, die spindelige und häufig hyperchromatische Kerne besitzen. Die Zellgrenzen sind unscharf, Mitosen werden nicht angetroffen. Als diagnostisches Merkmal zeigt die Peripherie der Knorpelherde – gegenüber dem Zentrum – eine deutlich verstärkte Zelldichte mit multipolaren sternförmigen Zellen. Zwischen den myxoiden Knorpelherden findet sich ein lockeres und zellreiches bindegewebiges Stroma mit Fibrozyten, Fibroblasten, lymphozytären Infiltraten und einigen mehrkernigen Riesenzellen, durchzogen von zahlreichen Gefäßen. Hier können auch Osteoidablagerungen und Faserknochenbälkchen angetroffen werden. Innerhalb der Geschwulst kommen Areale mit Veränderungen nach Art eines Chondroblastoms oder einer aneurysmalen Knochenzyste vor.

Klinik: Der Tumor geht mit ziehenden Schmerzen und einer lokalen Schwellung einher.

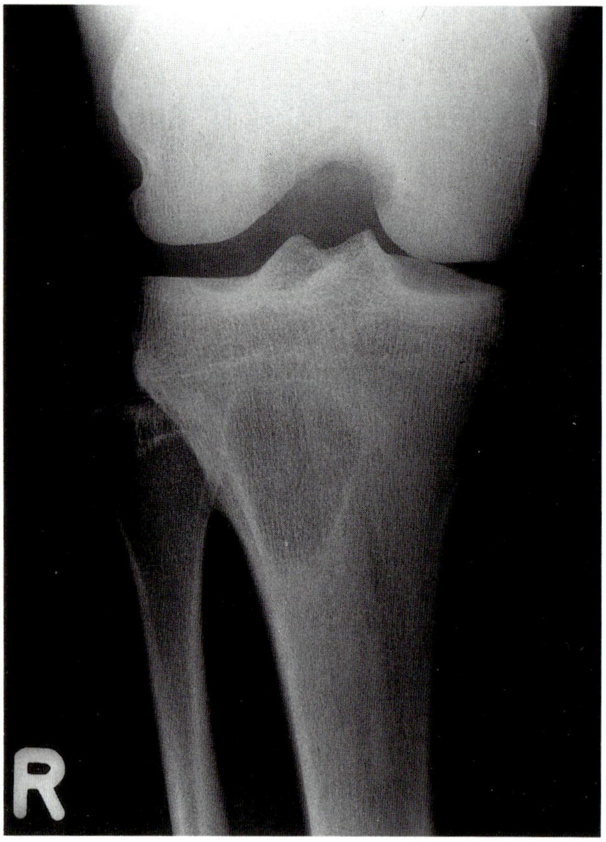

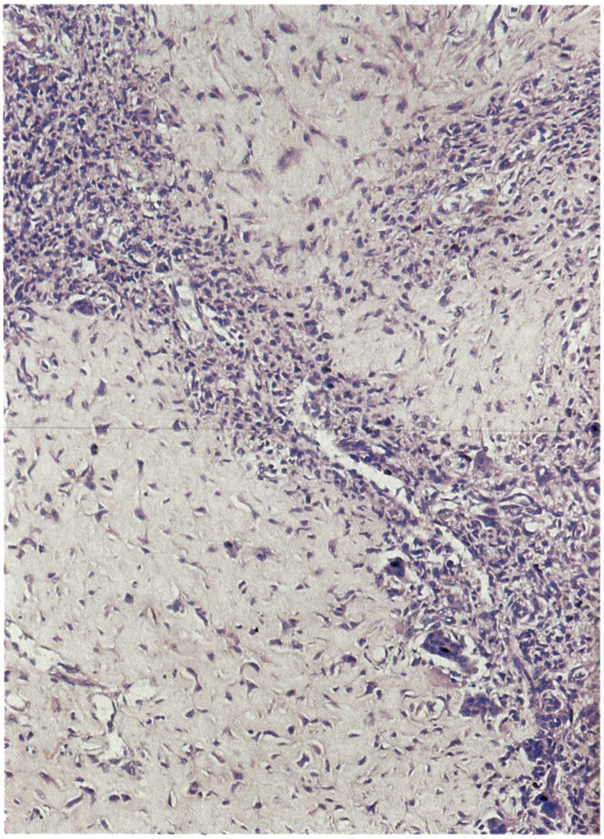

Abb. F-11: Chondromyxoidfibrom. Oben: Große Aufhellung in der proximalen Tibiametaphyse mit schmaler Randsklerose. Unten: Herdförmig angeordnetes unreifes Knorpelgewebe, das von großen Zellen mit hyperchromatischem Kern umgeben wird. Die Peripherie dieser Knorpelherde ist besonders zelldicht. HE-Fbg.

1.5 Chondrosarkom

Es handelt sich um den dritthäufigsten malignen Knochentumor (16% aller Knochensarkome), der sich aus dem skelettalen Knorpelgewebe entwickelt **(primäres Chondrosarkom)** oder aus einer zunächst gutartigen Knorpelgeschwulst hervorgeht **(sekundäres Chondrosarkom)**. Der Tumor kommt in jedem Lebensalter (Altersgipfel 5. und 7. Lebensjahrzehnt) in den Metaphysen der langen Röhrenknochen und vor allem im Stammskelett (Becken, Wirbelsäule, Rippen) vor. Ein Prädilektionsort ist die Knieregion. In den kurzen Röhrenknochen ist die Geschwulst dagegen selten.

Röntgen: Im Röntgenbild imponiert eine zentrale, destruktive, unscharf begrenzte Osteolyse mit Zerstörung der Kortikalis. Innerhalb des Tumors finden sich fein- und grobfleckige Verschattungen, dazwischen fleckige Aufhellungen. Die Kortikalis kann in die Destruktion einbezogen sein, wobei sich periostale Reaktionen mit Spiculae und ein sog. Codman-Dreieck entwickeln. Wenn der Tumor die Knochengrenzen überschritten hat, sieht man einen parostealen lobulären Weichteilschatten mit fleckigen Verkalkungen. Kleine zentrale Chondrosarkome hingegen lassen lediglich eine unscharfe, zentrale, meist fleckige Verschattungszone im sonst unveränderten Knochen erkennen.

Pathologie: Makroskopisch sieht man auf der Schnittfläche zentral im Knochen ein glasig-knotiges Knorpelgewebe mit Nekrosen und Blutungen. Eingeschlossen sind kleine weißliche Kalkherde. Spongiosa und angrenzende Kortikalis sind in diesem Bereich zerstört; der Tumor kann sich über die Knochengrenzen hinaus weit in die Weichteile ausbreiten. Im Randbereich ist oft ein Codman-Dreieck erkennbar. Wie bei allen Knorpeltumoren ist das Tumorgewebe histologisch nodulär gegliedert, wobei die Knoten von schmalen bindegewebigen Septen mit einigen Blutgefäßen abgegrenzt sind.

Differenzierungsgrad. Unter Berücksichtigung der histologischen Polymorphie eines Tumors unterscheidet man folgende Graduierung:

- Beim **Chondrosarkom Grad I** liegen innerhalb der hyalinen Grundsubstanz kleine monomorphe Knorpelzellen, die nur gering hyperchromatische Kerne unterschiedlicher Form besitzen. Es werden vereinzelt zweikernige Knorpelzellen angetroffen; Mitosen fehlen. Die Unterscheidung zwischen einem gutartigen Chondrom und einem hochdifferenzierten Chondrosarkom ist besonders schwer.
- Beim **Chondrosarkom Grad II** weist eine stärkere Unregelmäßigkeit und Hyperchromasie der Zellkerne, die oft zipfelig ausgezogen, teils blasig aufgetrieben sind, auf eine höhere Malignität hin. Vereinzelt können auch Mitosen beobachtet werden. Das Knorpelgrundgewebe ist vielfach myxomatös aufgelockert.

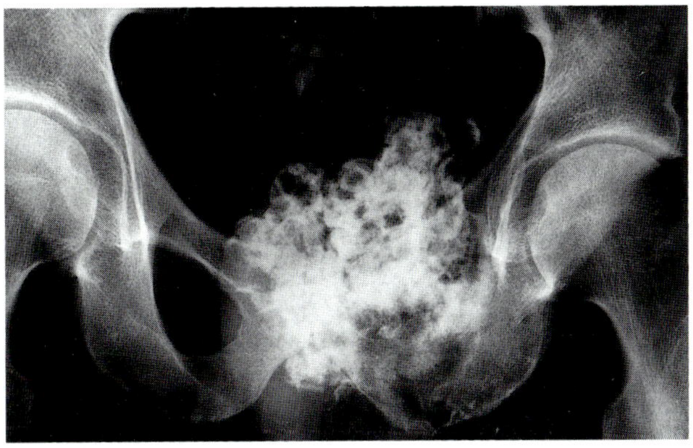

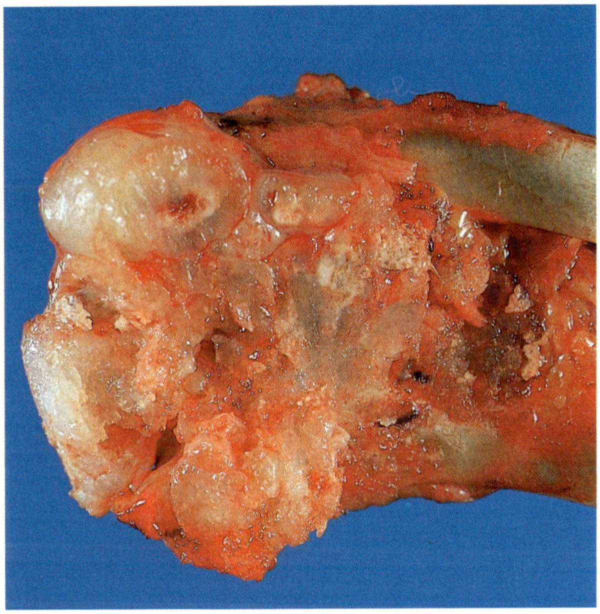

Abb. F-12: Chondrosarkom. Oben: Chondrosarkom in Beckenknochen. Unten: Ummauerung von zwei Rippen durch ein Chondrosarkom.

- **Chondrosarkome Grad III** zeigen eine erhebliche Zell- und Kernpolymorphie. Es kommen zahlreiche knorpelige Riesenzellen mit großen bizarren und hyperchromatischen Kernen sowie mehrkernige Knorpelzellen in großen Brutkapseln vor. Ferner lassen sich auch einige atypische Mitosen finden. Große Teile des Tumorgewebes sind myxoid degeneriert. Häufig sieht man Nekrosen und Kalkherde. Das Tumorgewebe hat das autochthone Knochengewebe zerstört und kann in Venen einbrechen.

Klinik: Die Neubildung weist ein sehr langsames Wachstum auf (lange Anamnese) und geht mit Schmerzen und einer lokalen Schwellung einher. Sie kann in Gefäße einbrechen und lange intravasale Tumorzapfen bilden. Metastasen (bevorzugt in der Lunge) treten erst spät auf. Wegen der hohen Rezidivrate und der Gefahr von Implantationsmetastasen muß der Biopsiekanal nach einer Biopsie exzidiert werden.

Sonderformen: Unter den Chondrosarkomen haben sich verschiedene Entitäten mit unterschiedlichen histologischen Strukturen herausgebildet, die einen unterschiedlichen Verlauf haben.

1.5.1 Entdifferenziertes Chondrosarkom

Hochmaligne Knochengeschwulst, die aus einem gewöhnlichen Chondrosarkom hervorgeht und plötzlich einen raschen tödlichen Verlauf nimmt. Histologisch liegt einerseits ein hochmalignes chondrosarkomatöses Tumorgewebe (Grad III) vor, andererseits findet sich zwischen den Knorpelherden ein zellreiches Stroma mit polymorphen Spindelzellen entsprechend einem Fibrosarkom, das unmittelbar und scharf an das tumoröse Knorpelgewebe angrenzt. Innerhalb dieses fibrosarkomatösen Gewebes können sich Ablagerungen von Tumorosteoid entsprechend einem Osteosarkom finden. Der Tumor kann gelegentlich in ein Osteosarkom übergehen. Die Prognose dieses Tumors ist schlechter als beim Chondrosarkom.

1.5.2 Periostales Chondrosarkom

Dieser Tumor entsteht im Periost und kann den Knochen sekundär infiltrieren. Histologisch liegt das gleiche Bild wie bei intraossären Chondrosarkomen vor. Die Prognose entspricht der bei einem gewöhnlichen Chondrosarkom.

1.5.3 Extraskelettales Chondrosarkom

siehe Seite 119

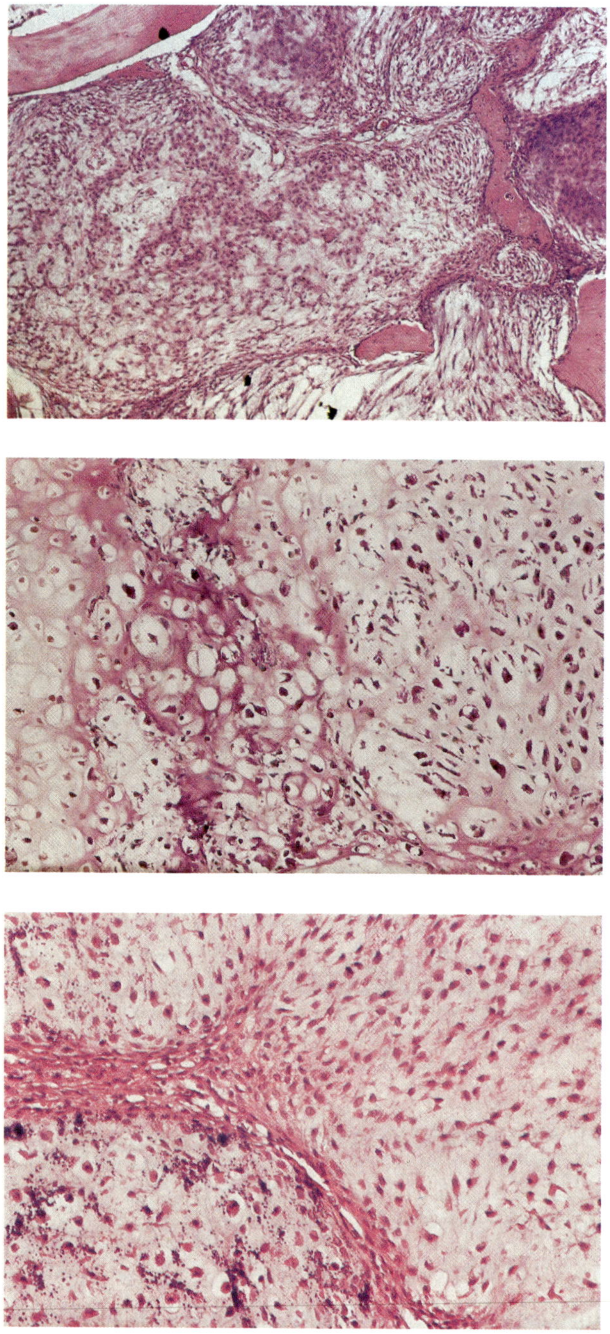

Abb. F-13: Graduierung des Chondrosarkoms. Oben: Chondrosarkom von hoher Gewebsreife (G1). Mitte: Chondrosarkom von mittlerer Gewebsreife (G2). Unten: Undifferenziertes Chondrosarkom (G3). HE-Fbg.

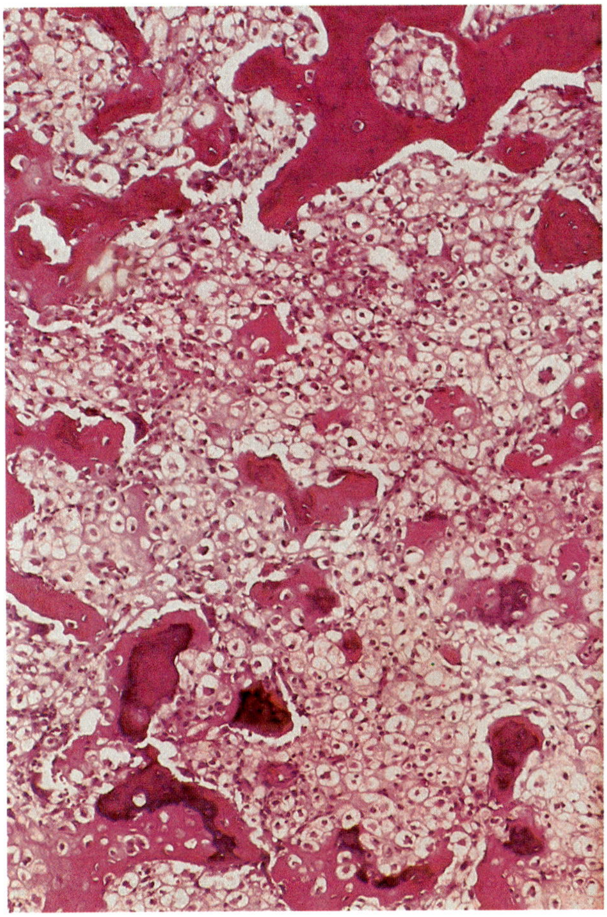

Abb. F-14: Hellzelliges Chondrosarkom, bestehend aus scharf begrenzten und hellzytoplasmatischen Knorpelzellen mit isomorphen Kernen. HE-Fbg.

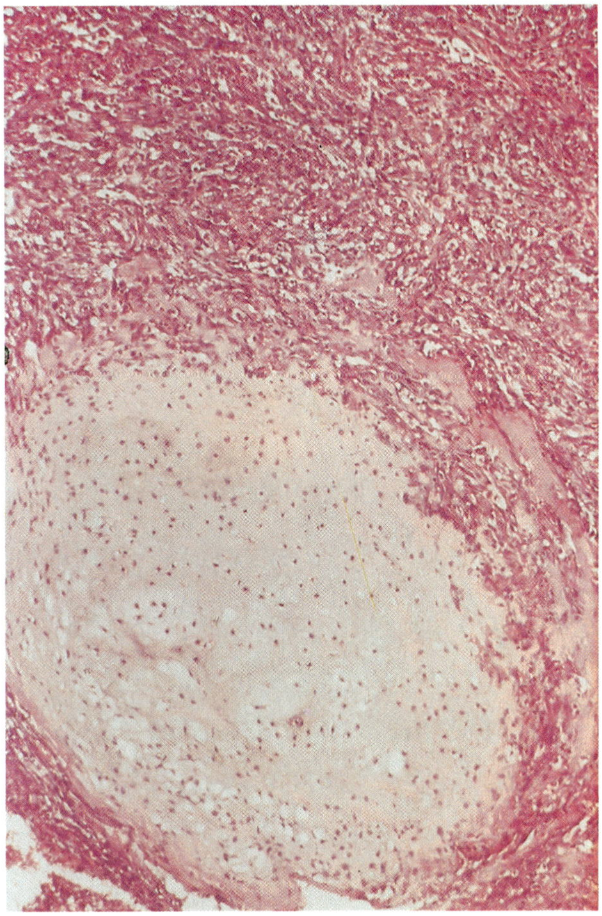

Abb. F-15: Mesenchymales Chondrosarkom mit chondroiden Herden inmitten eines undifferenzierten Stromas. HE-Fbg.

1.5.4 Hellzelliges Chondrosarkom

Eigenartige Knorpelgeschwulst, die vorwiegend im Femur auftritt und histologisch auffallend helle zytoplasmatische Knorpelzellen mit scharfen Zellgrenzen und zahlreichen benignen Riesenzellen aufweist. Sowohl klinisch (geringe Symptomatik, geringe lokale Schwellung) und röntgenologisch (Knochenauftreibung, reaktive Randosteosklerose) als auch histomorphologisch besteht der Eindruck eines gutartigen Tumors. Die tumorösen Knorpelzellen haben ein breites und helles, scharf begrenztes Zytoplasma sowie plumpe hyperchromatische und nur gering polymorphe Kerne. **Differentialdiagnostisch** muß die Knochenmetastase eines Karzinoms (z. B. eines hypernephroiden Nierenkarzinoms) ausgeschlossen werden. Der Tumor hat eine schlechte Prognose (frühe Metastasierung, kurze Überlebenszeit).

1.5.5 Mesenchymales Chondrosarkom

Tumor, der auch in den Weichteilen auftritt und sich histologisch aus nodulären Knorpelherden mit isomorphen Knorpelzellen und einem sarkomatösen Stroma mit dichten Spindelzellen zusammensetzt. Beide Gewebsstrukturen gehen kontinuierlich ineinander über und sind unscharf gegeneinander abgegrenzt. Die Prognose ist wesentlich schlechter als bei reifen Chondrosarkomen (frühe Metastasierung, hohe Rezidivquote, kurze Überlebenszeit). Histologisch sind ein Ewing-Sarkom, ein malignes Lymphom und ein Hämangioperizytom auszuschließen.

2 Knochenbildende Tumoren

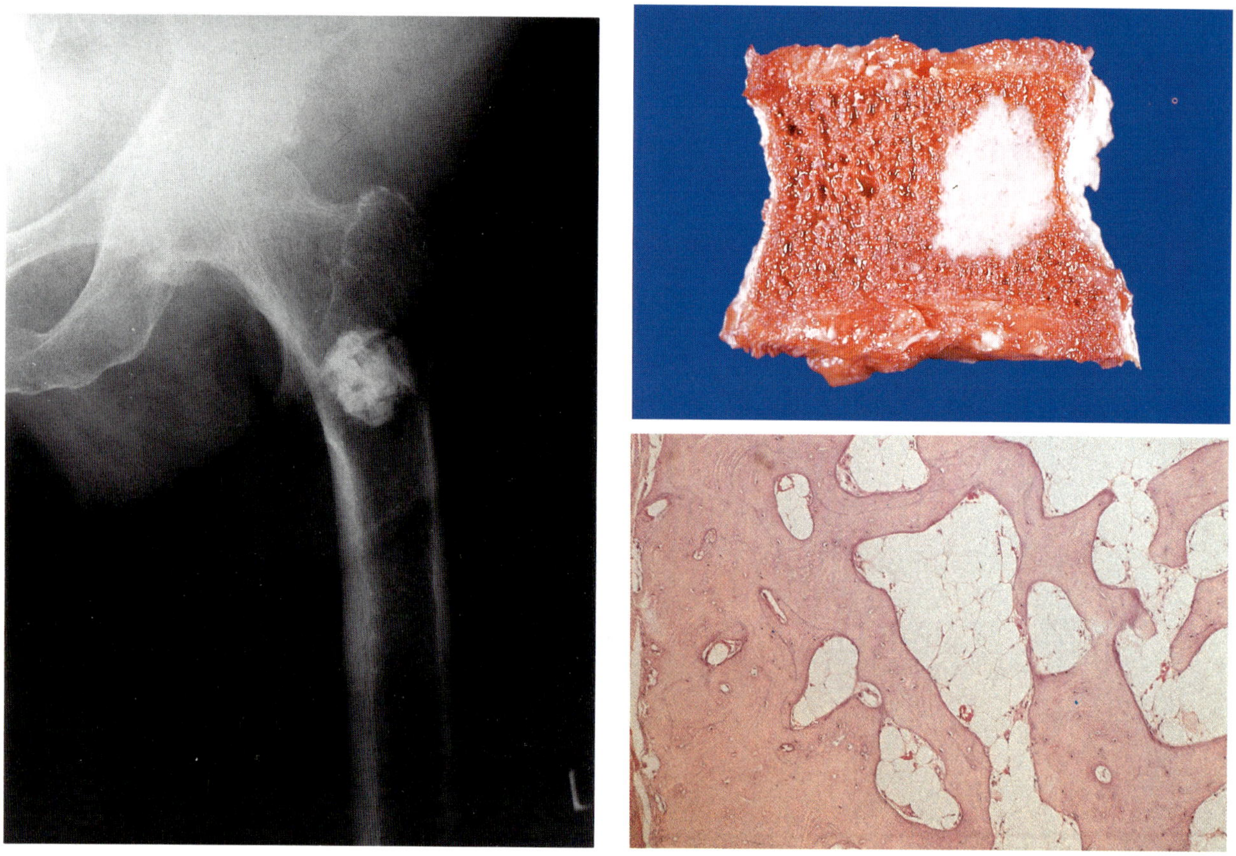

Abb. F-16: **Osteom.** Links: Umschriebener röntgendichter Herd im proximalen Femur. Rechts oben: Osteom in einem Wirbelkörper. Rechts unten: Kompaktes Knochengewebe mit eingeschlossenem Fettzellmark. HE-Fbg.

2.1 Osteom

Es handelt sich um eine umschriebene Neubildung aus kompaktem oder spongiösem Lamellenknochen mit eingeschlossenem Fettmark, die ein sehr langsames, expansives Wachstum aufweist. Osteome entstehen vorwiegend in bindegewebig präformierten Knochen des Schädels (Nasennebenhöhlen, Kiefer, Schädeldach). In den übrigen Knochen entwickeln sie sich meist im Periost. Überwiegend sind Männer im mittleren und höheren Lebensalter betroffen.

Röntgen: Man sieht einen rundlich-ovalen, scharf begrenzten, schattendichten Herd innerhalb des Knochens. Die Läsion kann sich nach außen vorwölben und den Knochen auftreiben.

Pathologie: Makroskopisch liegt ein rundlicher, gut abgegrenzter, knochendichter Herd in einer normalen Spongiosa vor. Er kann histologisch aus kortikalisähnlichem kompaktem Knochengewebe mit Havers-Kanälen **(Osteoma eburneum)** oder aus einem ungleichmäßig dichten Spongiosanetz **(Osteoma spongiosum)** bestehen. Den Knochenbälkchen sind gewöhnlich keine Osteoblasten angelagert. Der Markraum ist von Fettgewebe ausgefüllt.

Klinik: Diese sicher gutartige Geschwulst stellt häufig einen symptomlosen Zufallsbefund dar. Bei langsamer Größenzunahme kommt es zu einer lokalen Deformierung mit Druck auf das benachbarte Gewebe. Beim **Gardner-Syndrom** treten Schädelosteome zusammen mit Fibromatosen, Epidermiszysten und einer Adenomatosis coli auf.

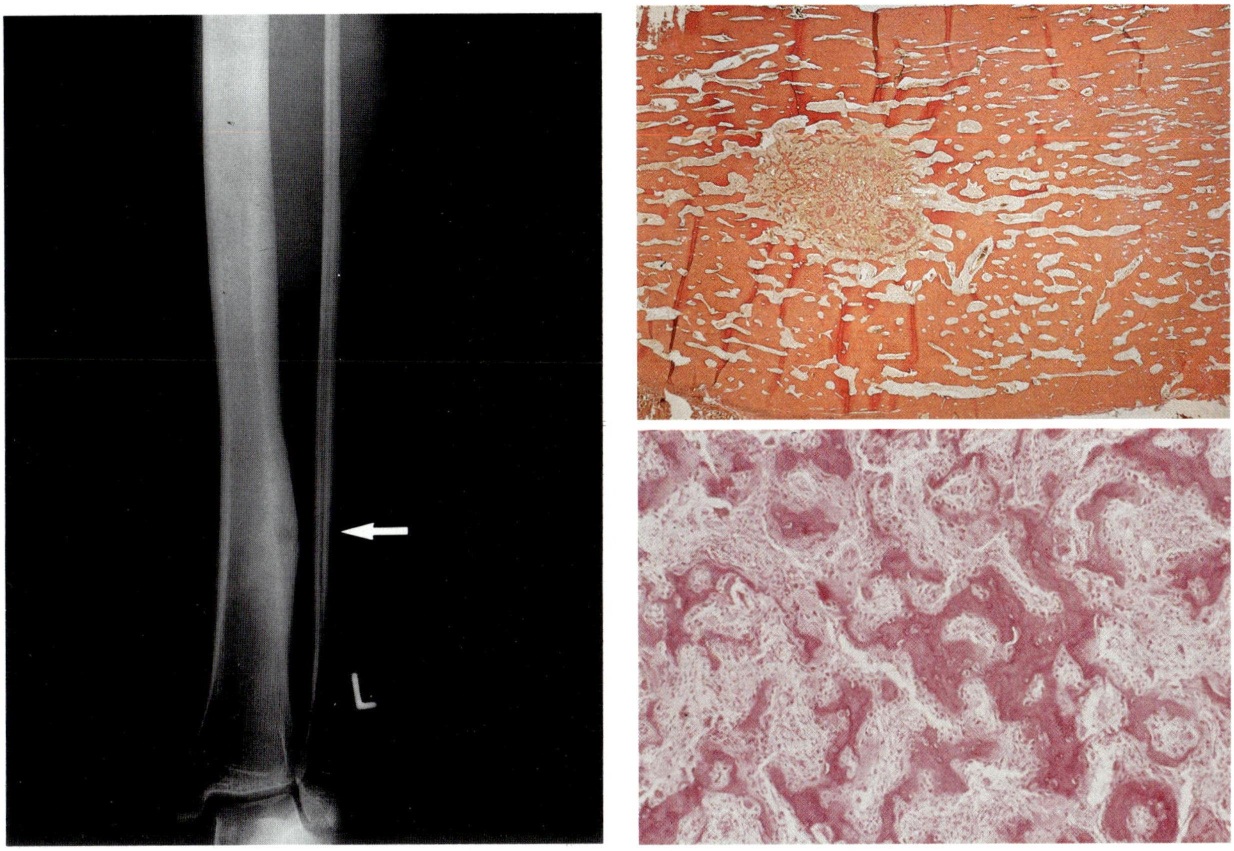

Abb. F-17: Kortikales Osteoidosteom. Links: Knochenverdichtung mit kleiner Aufhellung (»Nidus«; s. Pfeil) im Bereich des unteren Tibiadrittels. Rechts oben: Kleiner Herd aus neugebildeten Osteoidtrabekeln in der Kortikalis. van-Gieson-Fbg. Rechts unten: Stärkere Vergrößerung des »Nidus« mit unregelmäßig geformten Osteoidtrabekeln. HE-Fbg.

2.2 Osteoidosteom

Kleine gutartige osteolytische Knochenläsion von 1 bis 3 cm Durchmesser mit ausgeprägter umgebender Osteosklerose. Die Osteolyse läßt röntgenologisch eine zentrale Verdichtung erkennen (sog. »Nidus«). Die Geschwulst tritt am häufigsten in der Diaphyse der kurzen und langen Röhrenknochen (Femur, Tibia) sowie in der Wirbelsäule (Wirbelbögen) auf. In etwa 80% der Fälle sind Jugendliche betroffen (Altersgipfel im 2. Lebensjahrzehnt).

Röntgen: Der charakteristische Röntgenbefund ist der »Nidus«, der in der Spongiosa oder Kortikalis liegt. Er ist von einer rundlichen Osteolyse umgeben und als diskrete fleckige Verdichtungen zu erkennen. Das angrenzende Knochengewebe kann hochgradig sklerotisch verdichtet sein, so daß sich der »Nidus« nur angiographisch darstellen läßt.

Pathologie: In einem En-bloc-Exzisat zeigt sich der Tumor makroskopisch inmitten eines osteosklerotischen Knochengewebes als rundlicher rötlicher Auflockerungsherd. Histologisch besteht der »Nidus« aus einem zell- und gefäßreichen Stroma, in das zahlreiche unregelmäßige Osteoidtrabekeln eingelagert sind. Sie sind unterschiedlich breit, oft kurz und plump und weisen angelagerte aktivierte Osteoblasten auf. Dazwischen finden sich reichlich osteoklastäre Riesenzellen. Sämtliche Zellen (Fibroblasten des Stromas, Osteoblasten, Osteoklasten) haben isomorphe Kerne und lassen keine mitotische Aktivität erkennen. Im Stroma sieht man oft lymphoplasmazelluläre Infiltrate und Hämosiderinablagerungen.

Klinik: Die Läsion verursacht heftige Schmerzen, die vorwiegend nachts auftreten und sich durch Analgetika (Aspirin®) beheben lassen. Diese Beschwerden führen häufig zu schmerzreflektorischen Mobilitätsbehinderungen und bei Befall der Wirbelsäule zu Fehlhaltungen mit Funktionseinschränkungen. Eine operative Entfernung des Nidus behebt die Symptomatik.

2.3 Osteoblastom

Gutartiger Knochentumor, der histologisch große Ähnlichkeit mit dem Osteoidosteom hat, sich aber durch Größe, Lokalisation, Röntgenbefund und klinische Symptomatik abgrenzen läßt. Die Neubildung entwikkelt sich im Spongiosabereich eines Knochens und erreicht eine Größe von 2–10 cm. Die perifokale Osteosklerose ist nur schwach entwickelt; es besteht kein betonter Nachtschmerz. Die relativ seltene Geschwulst (weniger als 1% der gutartigen Knochentumoren) tritt vorwiegend bei männlichen Jugendlichen im 10.–25. Lebensjahr auf. Hauptlokalisation sind die Wirbelsäule (mehr als 40% der Tumoren) und die langen Röhrenknochen (ca. 30% in Femur, Tibia und Humerus).

Röntgen: Der Tumor präsentiert sich als eine mehr oder weniger große »Knochenzyste«, die von einer schmalen Randsklerose scharf abgegrenzt wird. Es lassen sich keine Innenstrukturen oder ein »Nidus« nachweisen. Der betroffene Knochenabschnitt ist oft leicht aufgetrieben. Im Angiogramm ist meist eine vermehrte Vaskularisierung vorhanden. Die Läsion weist keine Malignitätskriterien auf.

Pathologie: Makroskopisch sieht man auf der Schnittfläche des aufgetriebenen Knochenabschnitts einen umschriebenen grauroten Destruktionsherd mit angrenzendem sklerotisch verdichtetem Spongiosagewebe. Im Zentrum der Geschwulst zeigt sich histologisch ein zellreiches Gewebe mit einem gefäßreichen Stroma und breiten, langen Osteoidtrabekeln, die unregelmäßige Außenkonturen aufweisen. Sie sind wesentlich größer als beim Osteoidosteom, unvollständig verkalkt und bilden oft ein ungleichmäßiges Netzwerk. Angelagert finden sich zahlreiche große Osteoblasten und mehrkernige Osteoklasten mit unterschiedlich großen, jedoch isomorphen Kernen. Mitosen werden nicht beobachtet.

Klinik: Ein Osteoblastom ruft leichte inkonstante Schmerzen hervor (kein ausgesprochener Nachtschmerz), die lange bestehen können. Bei Befall der Wirbelsäule können sich bei langsam zunehmendem Tumorwachstum neurologische Ausfälle einstellen.

Sonderformen: Nach unvollständiger Entfernung kann es zu einem Rezidiv und sogar zu einer fortschreitenden lokalen Destruktion kommen (entsprechend einem semimalignen Tumorwachstum). Man spricht dann von einem **»aggressiven Osteoblastom«**, das manchmal einen bösartigen Verlauf haben kann (**»malignes Osteoblastom«**), ohne Metastasen zu setzen. Hauptlokalisationen sind Femur, Tibia und Fibula. Histologisch ist die Läsion durch flächige, stärker verkalkte Osteoidausbreitungen (*spiculated blue bone*) und angelagerte, oft mehrreihige epitheloide Osteoblasten mit hyperchromatischen und polymorphen Kernen gekennzeichnet. Es können vereinzelte atypische Mitosen beobachtet werden. Somit entspricht das Tumorgewebe einem Osteosarkom, wobei aber das sarkomatöse Stroma fehlt. Sowohl histologisch als auch radiologisch und klinisch läßt sich ein aggressives Osteoblastom oft nicht von einem niedrigmalignen Osteosarkom unterscheiden.

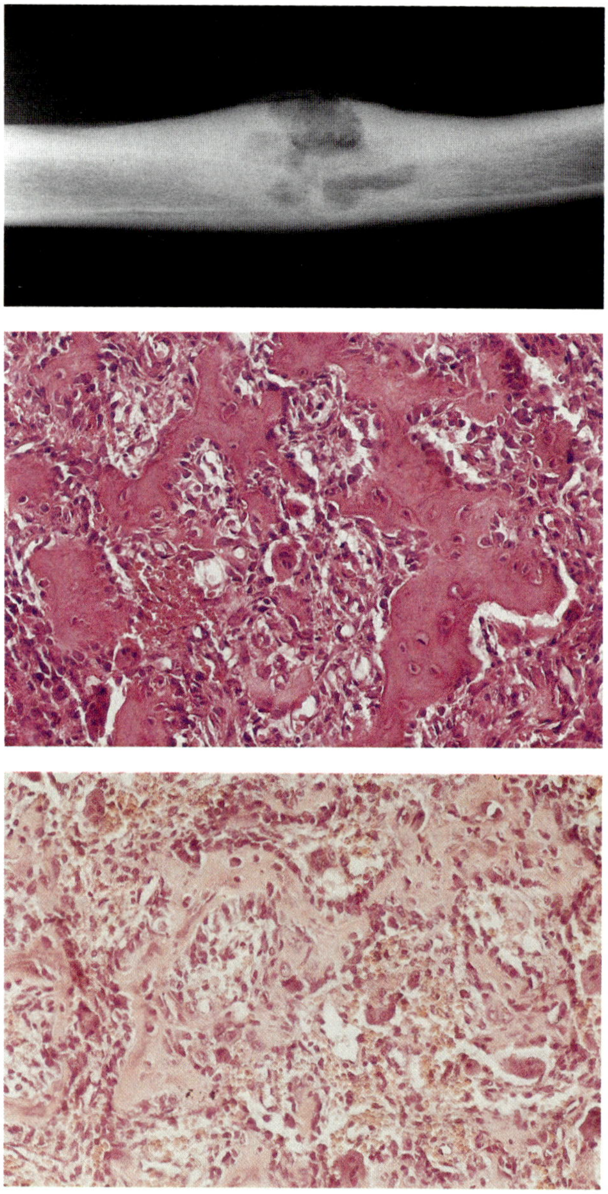

Abb. F-18: Osteoblastom. Oben: Großer, unregelmäßiger Osteolyseherd mit geringer umgebender Sklerose. Mitte: In einem zell- und gefäßreichen Gewebe eingeschlossene, neugebildete, langgestreckte Osteoidbälkchen. Unten: Neugebildete Osteoidtrabekel mit angelagerten Osteoblasten. HE-Fbg.

2.4 Osteosarkom

Maligne Geschwulst des Knochens, die aus verschiedenen Gewebsmustern zusammengesetzt ist und deshalb erhebliche diagnostische Probleme aufwerfen kann. Grundsätzlich besteht der Tumor aus einem sarkomatösen Stroma mit eingelagertem Tumorosteoid und Tumorknochen. Das Osteosarkom ist mit 20% der zweithäufigste maligne Knochentumor. Es kann sich in jedem Knochen entwickeln, Hauptlokalisation sind die Metaphysen der langen Röhrenknochen (über 80%), wobei insbesondere die Knieregion betroffen ist (60% in der distalen Femurmetaphyse und der proximalen Tibiametaphyse). Osteosarkome treten überwiegend bei Jugendlichen auf (Altersgipfel mit ca. 40% im 2. Lebensjahrzehnt). Bei älteren Patienten handelt es sich gewöhnlich um sekundäre Osteosarkome (Strahlenosteosarkome, Paget-Osteosarkome u. a.)

Röntgen: Allen Osteosarkomen gemeinsam ist die Knochenzerstörung sowohl der Spongiosa als auch der Kortikalis. In den Röhrenknochen sind fast immer die Metaphysen betroffen. Der Tumor bricht durch die Kortikalis ins Periost ein und führt hier zu einer knochenproduzierenden Reaktion in Form sog. Spikula. Im Randbereich entwickelt sich oft ein sog. Codman-Dreieck (massive reaktive Knochenbildung, die kein Tumorgewebe enthält). Im **osteolytischen Osteosarkom** kommt es zu ungleichmäßigen Osteolysen: Der Knochen wird schollig aufgelöst und zerfällt. Die Kortikalis ist oft nur noch in Fragmenten sichtbar. Beim **osteoplastischen Osteosarkom** sieht man eine dichte Sklerosezone mit einigen osteolytischen Arealen, die Spongiosa und Kortikalis gleichermaßen einschließt. Gewöhnlich ist der Tumor an der Epiphysenfuge scharf abgegrenzt und breitet sich über längere Zeit nicht in die Epiphyse aus. Insgesamt ist der Tumor jedoch unscharf begrenzt und weist keine Randsklerose auf.

Pathologie: Ein osteolytisches Osteosarkom zeigt eine matschige, von Blut durchtränkte Schnittfläche, auf der keine regulären Knochenstrukturen mehr erkennbar sind. Die Kortikalis ist gewöhnlich in diese Zerstörung einbezogen, das Periost abgehoben, verbreitert und blutig imbibiert. **Histologisch** ist die Geschwulst durch eine schachbrettartige Verteilung verschiedener Gewebsstrukturen gekennzeichnet: Der Markraum ist von einem zellreichen sarkomatösen Stroma eingenommen, in dem Spindelzellen mit polymorphen Kernen liegen. Diese haben alle Zeichen der Malignität (Zell- und Kernpolymorphie, Kernhyperchromasie, zahlreiche pathologische Mitosen). Eingelagert sieht man atypisches Tumorosteoid und Tumorknochen mit polymorphen Osteoblasten. Im osteoblastischen Osteosarkom beherrschen die pathologischen, unterschiedlich stark verkalkten Osteoidablagerungen das histologische Bild. Oft wird der Markraum von Tumorosteoid und Tumorknochen fast vollständig ausgefüllt, dazwischen findet sich nur wenig sarkomatöses Stroma. Schließlich können Osteosarkome auch Einlagerungen von atypischem Knorpelgewebe (Tumorknorpel) mit

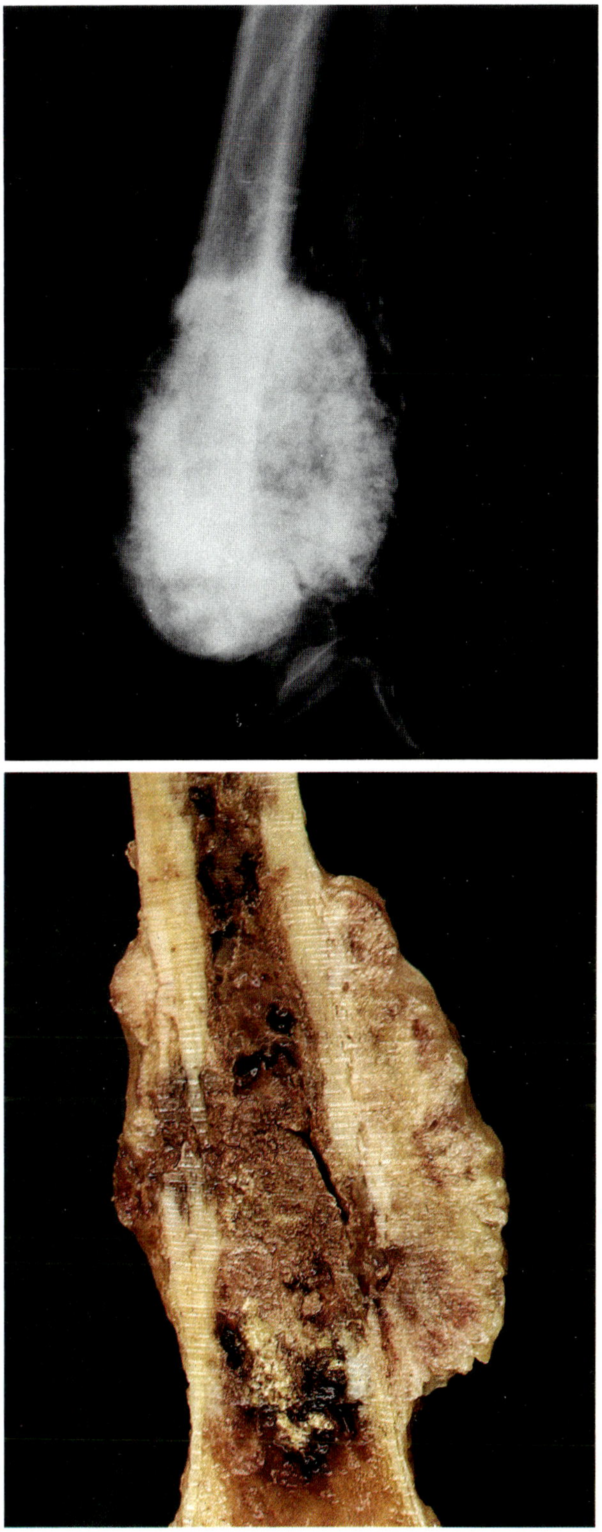

Abb. F-19: Osteosarkom. Oben: Röntgendichter Herd mit fortgeschrittener Zerstörung der eingeschlossenen Knochenstrukturen. Unten: Knochentumor, der sich im Markraum entwickelt und in die Umgebung infiltriert ist.

polymorphen Kernen zeigen. Entsprechend der vorherrschenden Gewebsstruktur unterscheidet man folgende Sonderformen:

Das **osteoplastische Osteosarkom** zeigt eine starke Entwicklung von Tumorosteoid und Tumorknochen.

Das **chondroblastische Osteosarkom** weist eine starke Ausbildung von Tumorknorpel mit nur wenig Tumorosteoid auf.

Beim **fibroplastischen Osteosarkom** überwiegt das sarkomatöse Stroma unter dem Bild eines Fibrosarkoms mit wenig Tumorosteoid.

Beim **histiozytischen Osteosarkom** überwiegt das sarkomatöse Stroma unter dem Bild eines malignen fibrösen Histiozytoms; wenig Tumorosteoid.

Das **kleinzellige Osteosarkom** besteht vorwiegend aus kleinen rundkernigen polymorphen Tumorzellen mit nur spärlichen Ablagerungen von Tumorosteoid. Differentialdiagnostisch sind ein Ewing-Sarkom, ein malignes Lymphom, ein Chondroblastom oder eine Knochenmetastase auszuschließen. Die Prognose ist schlechter als beim gewöhnlichen Osteosarkom.

Das **epitheloide Osteosarkom** kommt fast ausschließlich bei Kindern vor und ist hochmaligne. Das Tumorgewebe ist durch Ausdifferenzierungen von pseudoepitheloiden Tumorzellen gekennzeichnet, zwischen denen spärlich Tumorosteoid zu finden ist. In einer Biopsie kann der Eindruck eines Karzinoms (z. B. einer Knochenmetastase) bestehen. Röntgenologisch sieht man eine unscharfe fleckige Osteolyse.

Das **intraossäre hochdifferenzierte Osteosarkom** zeigt nur geringe zytologische Atypien und einen hochdifferenzierten Tumorknorpel. Im Gegensatz zum histologischen Bild zeigt der Röntgenbefund deutliche Malignitätskriterien, insbesondere findet sich eine Zerstörung der Kortikalis. Die Neubildung entwickelt sich über mehrere Jahre als schmerzlose Schwellung im Bereich der proximalen Tibia oder des distalen Femurs. Bevorzugtes Manifestationsalter ist das 3. Lebensjahrzehnt. Röntgenologisch kommen folgende Erkrankungen in Betracht: fibröse Knochendysplasie, Osteoblastom, aggressives Osteoblastom und desmoplastisches Knochenfibrom.

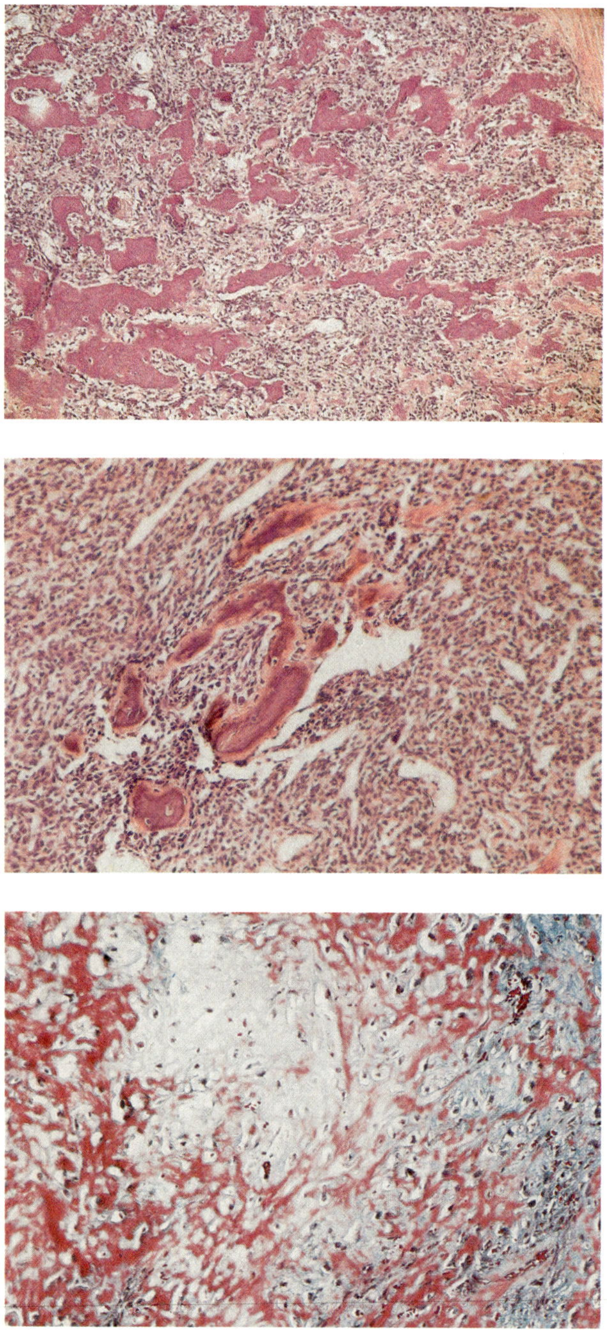

Abb. F-20: Osteosarkom. Oben: Osteoplastisches Osteosarkom mit starker Tumorosteoidbildung. HE-Fbg. Mitte: Fibroplastisches Osteosarkom mit sarkomatösem Stroma und Tumorosteoid. HE-Fbg. Unten: Chondroplastisches Osteosarkom mit malignen Knorpelherden. Azan-Fbg.

Das **parosteale Osteosarkom** entwickelt sich in den parostealen Weichteilen der distalen Femurmetaphyse, in der Fossa poplitea. **Röntgenologisch** erkennt man große, dichte Tumormassen, die den Femur von hinten schalenartig umgreifen. Der Tumor hat einen niedrigen Malignitätsgrad und setzt nur selten und spät Metastasen. Bei unvollständiger Entfernung besteht eine Neigung zum Rezidiv. Entscheidend für die Diagnose ist der charakteristische Röntgenbefund. **Histologisch** findet man ein hochdifferenziertes Gewebe aus unregelmäßigen, oft plumpen Knochentrabekeln und dazwischen ein lockeres Bindegewebe, das praktisch keine Malignitätskriterien aufweist. Das keineswegs sarkomatös aussehende Stroma zeigt eine geringe Polymorphie und Hyperchromasie der Kerne mit vereinzelten Mitosen. Dieser Tumor hat die beste Prognose unter den Osteosarkomen (5-Jahres-Überlebenszeit: 80%, 10-Jahres-Überlebenszeit: 55%).

Das **periostale Osteosarkom** entsteht im Periost und infiltriert sowohl die angrenzenden Weichteile als auch den benachbarten Knochen. Im Gegensatz zum parostealen Osteosarkom hat diese Geschwulst einen hohen Malignitätsgrad. Hauptlokalisationen sind die Metaphysen und Diaphysen der Tibia und des Femurs. Im **Röntgenbild** findet sich – dem Knochen außen anliegend – ein osteolytischer Herd mit grobfleckigen Verdichtungen. Er dringt in die angrenzende Kortikalis ein und dehnt sich unscharf in die Weichteile aus. **Histologisch** beherrscht ein polymorphzelliges, tumoröses Knorpelgewebe das Bild, wobei das sarkomatöse Stroma mit Ablagerungen von Tumorosteoid nur spärlich entwickelt ist. Somit handelt es sich um ein ausgesprochen chondroplastisches Osteosarkom, das eine etwas bessere Prognose hat als die intraossären Osteosarkome. Metastasen sind seltener und treten erst spät auf.

Das **hochmaligne Oberflächenosteosarkom** *(high-grade surface osteosarcoma)* entsteht an der Oberfläche eines Knochens und zeichnet sich durch einen hohen Malignitätsgrad aus. Bevorzugte Lokalisation ist das distale Femur. **Röntgenologisch** besteht eine große Ähnlichkeit mit dem parostealen Osteosarkom, wenn die Fossa poplitea befallen ist. **Histologisch** liegt ein anaplastisches Tumorgewebe mit einem hochgradig polymorphzelligen Stroma und einem ungeordneten Netzwerk aus Tumorosteoid vor. Dieser hochmaligne Tumor, bei dem eine Chemotherapie wirksam ist, hat nach den bisherigen Beobachtungen eine Überlebenszeit von 1–2 Jahren.

Das **osteoklastäre Osteosarkom** enthält wie das Osteoklastom reichlich osteoklastäre Riesenzellen und nur wenig Tumorosteoid.

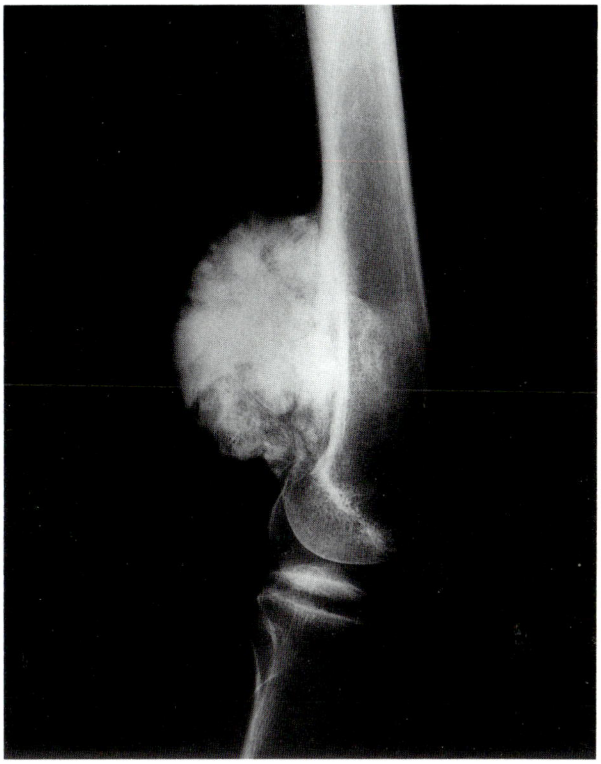

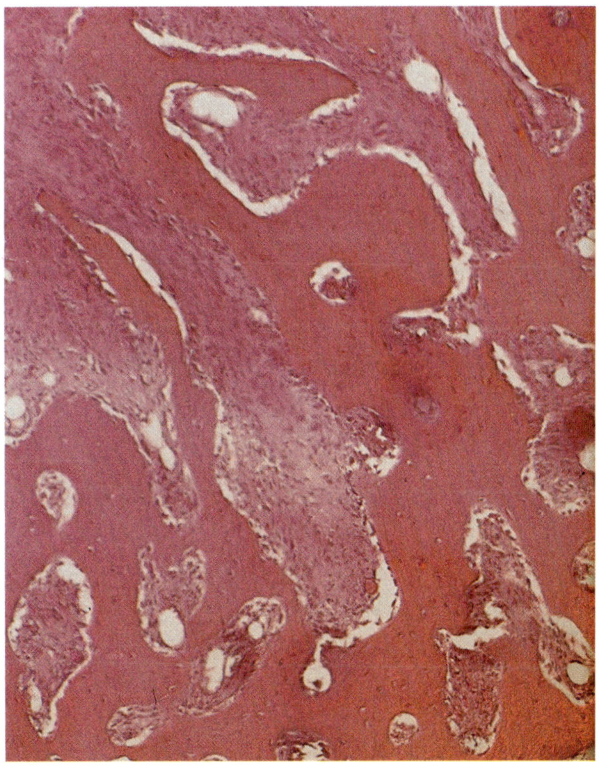

Abb. F-21: Parosteales Osteosarkom. Oben: Typisches Röntgenbild mit dem distalen Femur aufgelagerten Tumormassen in der Fossa poplitea. Unten: Hochdifferenziertes Tumorgewebe, bestehend aus Knochentrabekeln und Bindegewebe. HE-Fbg.

Paget-Osteosarkom: In etwa 2% der Fälle von Ostitis deformans Paget entwickelt sich ein Osteosarkom. Somit entsteht dieser Tumor erst im hohen Lebensalter (6.–7. Lebensjahrzehnt). Bevorzugte Lokalisationen dieses sekundären Osteosarkoms sind – wie beim Morbus Paget – Becken, Humerus, Femur, Wirbelsäule und Schädelkalotte. Die Latenzzeit zwischen dem Beginn des M. Paget und der Tumormanifestation beträgt 8–10 Jahre. **Röntgenologisch** kann das maligne Tumorwachstum durch den vorbestehenden Paget-Knochenumbau lange maskiert werden: Es entwickelt sich lokal ein osteolytisch-osteosklerotischer Destruktionsherd mit den Zeichen der Malignität. **Histologisch** liegt ein vorwiegend osteoplastisches Osteosarkom mit massiven Ablagerungen von Tumorosteoid und Tumorknochen in einem polymorphzelligen, sarkomatösen Stroma vor. Das dazwischenliegende autochthone Knochengewebe zeigt die Veränderungen der Ostitis deformans Paget (mosaikartige Kittlinien, aktive Osteoblasten und Osteoklasten, gefäßreiches Stroma). Das maligne Tumorwachstum geht mit heftigen Schmerzen einher. Die Prognose ist schlecht.

Beim **teleangiektatischen Osteosarkom** handelt es sich um die bösartigste Variante, die innerhalb weniger Monate zum Tod führt. Röntgenologisch entwickelt sich eine rasch progrediente, destruktive Osteolyse. **Histologisch** kennzeichnend sind ektatische Blutgefäße und aneurysmatische Hohlräume im sarkomatösen Stroma mit nur wenig Tumorosteoid. Im **Angiogramm** findet man ein auf Malignität hinweisendes Gefäßmuster. Nach einer Biopsie oder Kürettage kommt es häufig zu einer unstillbaren Blutung. Lungenmetastasen treten frühzeitig auf.

Strahlenosteosarkom: Nach einer Bestrahlung von mindestens 30 Gy (z.B. eines Morbus Hodgkin) kann sich nach einem Intervall von 4–43 Jahren ein sekundäres Osteosarkom entwickeln. Es handelt sich meistens um ein osteoplastisches Osteosarkom, das sich histologisch nicht vom konventionellen Osteosarkom unterscheidet. Daher muß die Ursache aus der Anamnese hervorgehen. Klinik, Radiologie, Histologie und Prognose sind gleich.

Osteosarkom im Knocheninfarkt: In einem Knocheninfarkt können sich Osteosarkome, Fibrosarkome oder maligne fibröse Histiozytome entwickeln. Histologisch sieht man die Veränderungen des Knocheninfarkts sowie ein sarkomatöses Stroma mit Tumorosteoid. Derartige Knochensarkome entwickeln sich 10–15 Jahre nach dem Infarkt und weisen den Verlauf eines konventionellen Osteosarkoms auf.

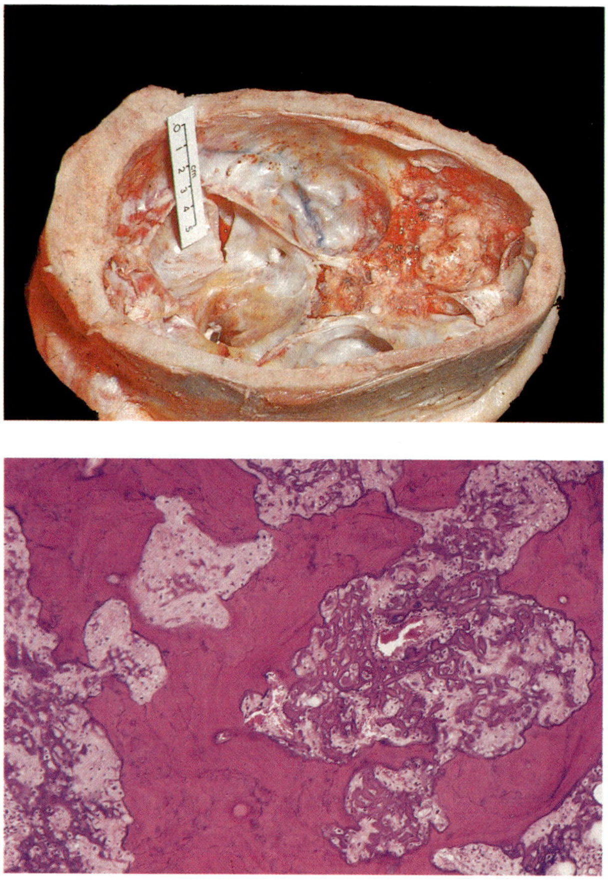

Abb. F-22: Paget-Osteosarkom. Oben: Teils diffus, teils knotig verdickte Schädelkalotte als Zeichen eines M. Paget mit sekundärem Osteosarkom. Darunter: Paget-Umbau der Knochenbälkchen mit Strukturen eines osteoplastischen Osteosarkoms. HE-Fbg.

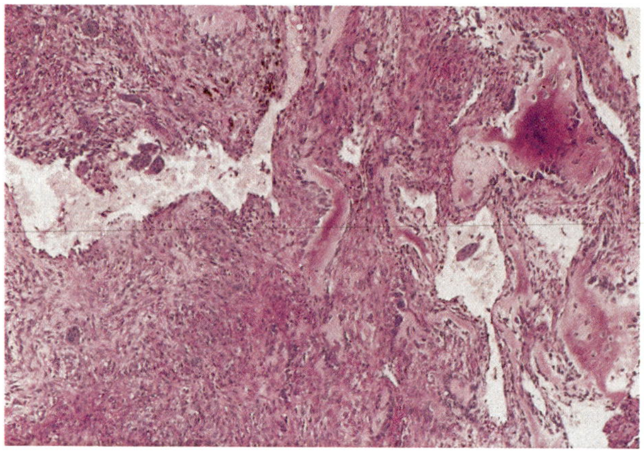

Abb. F-23: Teleangiektatisches Osteosarkom. Große vaskuläre Hohlräume inmitten eines sarkomatösen Stromas mit Tumorosteoid. HE-Fbg.

3 Fibrohistiozytäre Knochentumoren

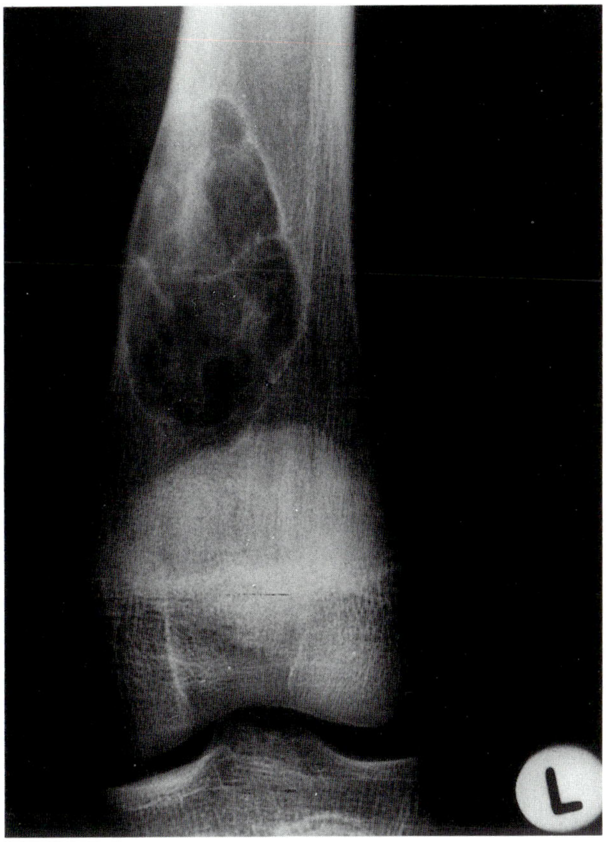

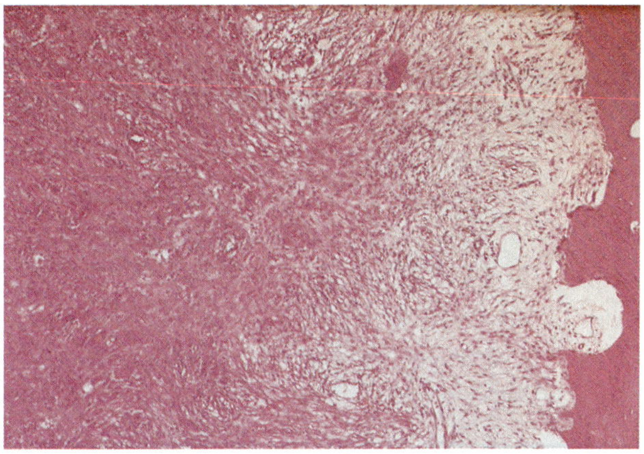

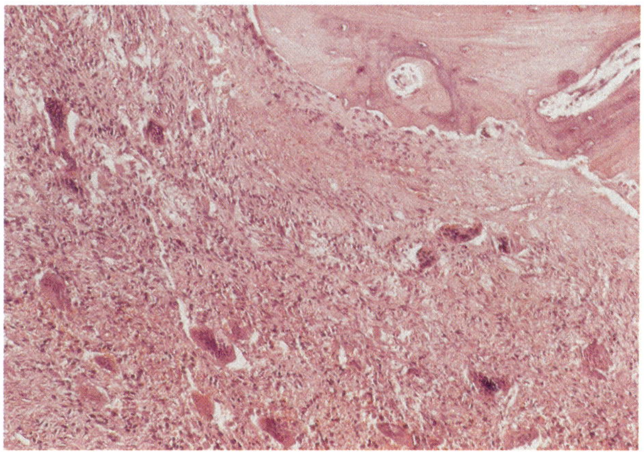

Abb. F-24: Nichtossifizierendes Knochenfibrom. Links: Röntgenbild einer exzentrischen traubenförmigen Zyste mit Randsklerose. HE-Fbg. Rechts (oben und unten): Ersatz der Spongiosa durch ein zellreiches fibrohistiozytisches Gewebe mit mehrkernigen Riesenzellen. HE-Fbg.

3.1 Nichtossifizierendes Knochenfibrom

Häufigste gutartige Knochengeschwulst bei Jugendlichen, die als »Knochenzyste« einen Zufallsbefund darstellt oder nach einer pathologischen Knochenfraktur entdeckt wird. Es handelt sich um eine harmlose, lokale Ossifikationsstörung, die keiner Therapie bedarf (sog. *leave-me-alone-lesion*). Die Veränderung ossifiziert mit fortschreitendem Lebensalter und verschwindet spontan. Sie ist röntgenologisch mit genügender Sicherheit zu diagnostizieren (keine Biopsie!). Hauptlokalisationen sind die Metaphysen der langen Röhrenknochen (Femur, Tibia und Fibula).

Röntgen: In der Metaphyse findet sich eine exzentrische osteolytische Läsion, die in der Längsachse zum Knochen ausgerichtet ist und der Kortikalis anliegt. Nach innen zu wird sie von einer welligen Randsklerose scharf abgegrenzt (typische traubenförmige Figur). Die Kortikalis ist endosteal verschmälert, jedoch außen erhalten und glatt begrenzt. Es kommt nicht zur Periostreaktion. Eine Innenstruktur fehlt.

Pathologie: Makroskopisch findet sich ein scharf begrenzter, exzentrischer, grauweißlicher, endostealer Herd neben der Kortikalis. Er besteht histologisch aus einem faserreichen, wirbelig und geflechtartig angeordneten Bindegewebe ohne Knochenstrukturen. Oft sind zahlreiche mehrkernige Riesenzellen und Schaumzellkomplexe eingestreut. Innerhalb des Tumorgewebes lassen sich auch reichlich monomorphe Histiozyten erkennen.

Klinik: Diese Knochenveränderung ist symptomlos. Eine pathologische Knochenfraktur kann vorkommen. Manche Tumoren können eine erhebliche Größe erreichen. Multiple nichtossifizierende Knochenfibrome in verschiedenen Knochen sind nicht selten.

Ossäres Xanthofibrom: Sonderform des nichtossifizierenden Knochenfibroms. Im Röntgenbild ist eine exzentrisch in der Metapyhse gelegene Osteolyse mit Randsklerose zu erkennen, die der Kortikalis anliegt. Das Tumorgewebe besteht aus einem wirbelig angeordneten Bindegewebe mit ausgedehnten Schaumzellarealen. Die Neubildung ist gutartig.

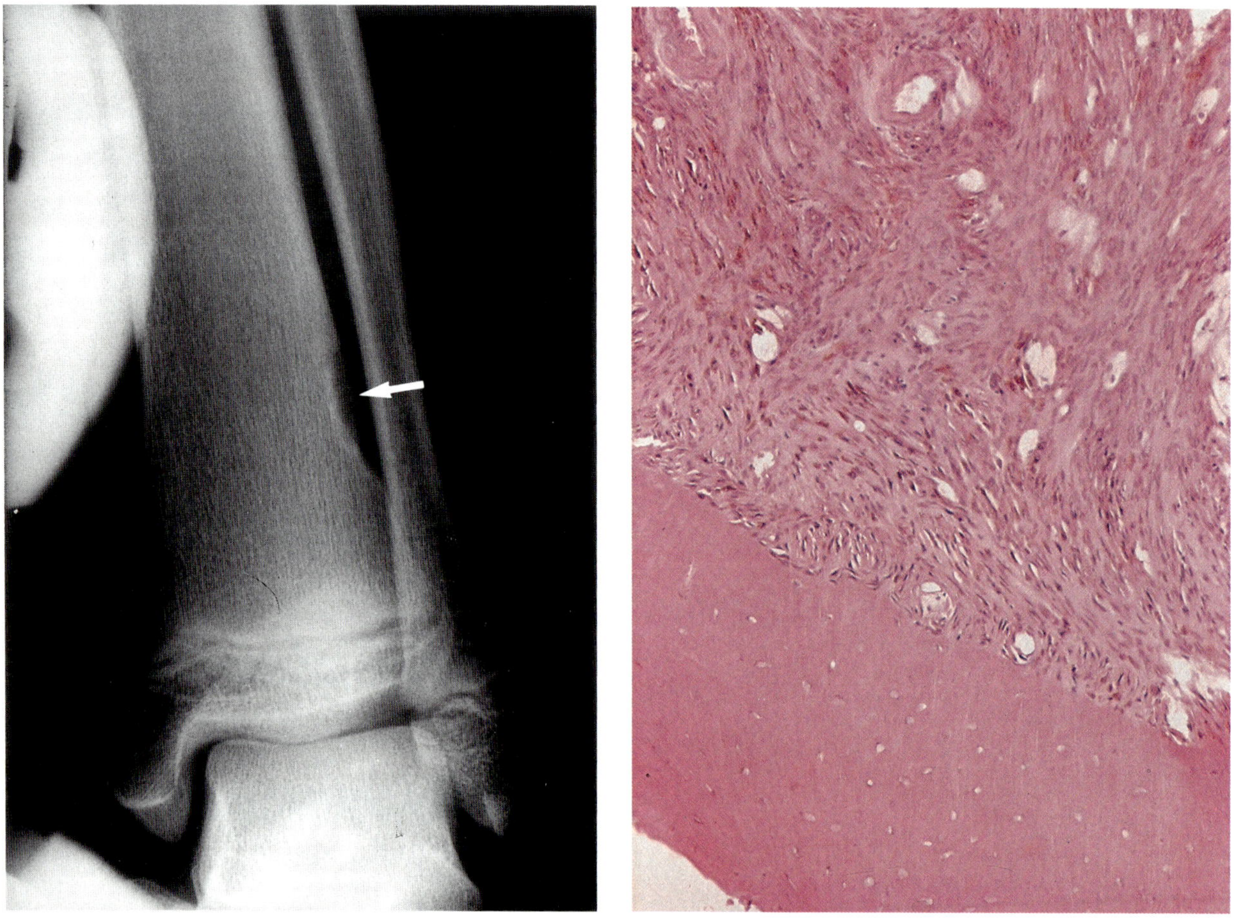

Abb. F-25: Fibröser Kortikalisdefekt. Links: Röntgenbefund mit einer ovalären Impression der Kortikalis (Pfeil) von außen. Rechts: Subperiostales fibrohistiozytisches Gewebe mit angrenzender Kortikalis. HE-Fbg.

3.2 Fibröser Kortikalisdefekt

Diese Läsion entwickelt sich im Periost der Metaphyse eines Röhrenknochens (vorwiegend der unteren Extremität) und dringt von außen in die Kortikalis ein. Es handelt sich um eine lokale Entwicklungsstörung des Knochens während des Wachstums und stellt meistens einen symptomlosen Zufallsbefund bei Kindern und Jugendlichen (1. und 2. Dezennium) dar. Im **Röntgenbild** zeigt sich eine buchtige Einsenkung der Kortikalis von außen, die innen von einer Sklerosezone begrenzt ist. **Histologisch** liegt ein strähnig-wirbeliges fibrohistiozytäres Gewebe vor, das einem nichtossifizierenden Knochenfibrom entspricht. Diese harmlose Läsion läßt sich röntgenologisch gut erkennen und erfordert keine Therapie.

3.3 Fibroplastische Periostreaktion

Bei Jugendlichen (10.–15. Lebensjahr) vorkommende nichttumoröse Proliferation des periostalen Bindegewebes an der Dorsalseite der distalen Femurmetaphyse (Fossa poplitea), die zu einer Aufrauhung der Kortikalis führt. Sie entsteht wahrscheinlich durch eine lokale chronische Überlastung im wachsenden Skelett und ist gutartig. Obwohl der Röntgenbefund manchmal suspekt erscheinen mag, sollte man mit operativen Maßnahmen zurückhaltend sein.

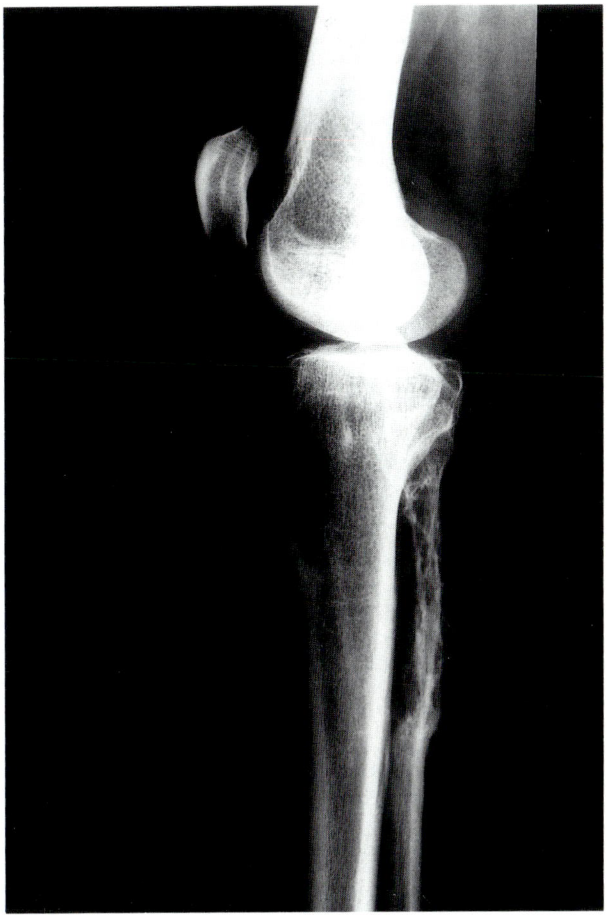
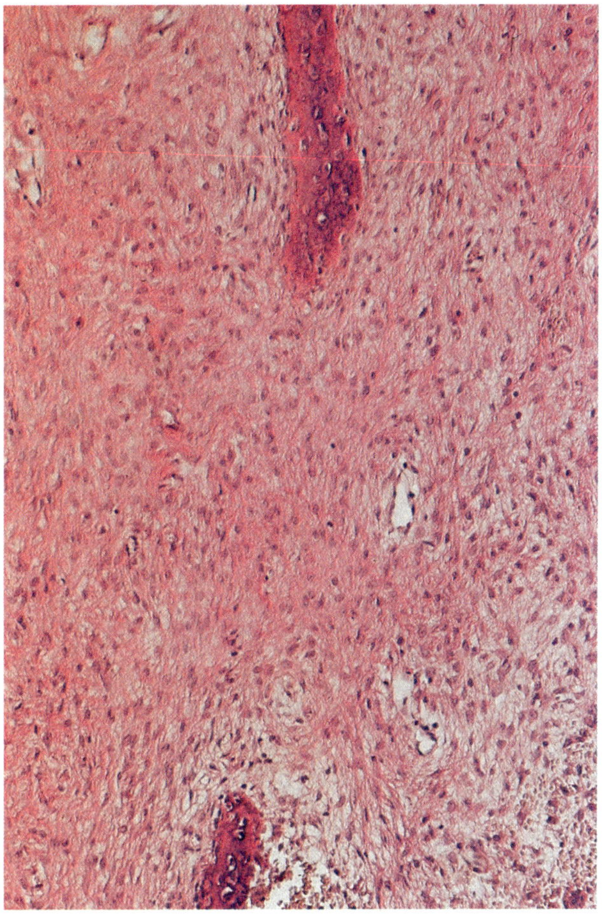

Abb. F-26: **Desmoplastisches Knochenfibrom** mit starker Zerstörung der Knochenstrukturen. Rechts: Monomorphes, faserreiches und zellarmes Tumorgewebe mit geringer reaktiver Knochenbildung im Randbereich. HE-Fbg.

3.4 Ossäres Fibromyxom

Echte benigne Knochengeschwulst, die vorwiegend in den Kieferknochen, seltener in anderen Knochen entstehen kann. Es entwickelt sich eine unscharf begrenzte intraossäre Osteolyse, die auf die Kortikalis übergreift, ohne sie zu durchbrechen. Dieser **Röntgenbefund** kann durchaus den Eindruck eines malignen Prozesses erwecken. **Histologisch** findet sich ein sehr lockeres myxoides Tumorgewebe mit isomorphen länglichen und sternförmigen Bindegewebszellen, die kleine gleichförmige Kerne besitzen. Mitosen fehlen. Das Gewebe ist lobulär aufgebaut und stark myxoid aufgelockert. Diese langsam wachsende Geschwulst hat keine Rezidivneigung.

3.5 Desmoplastisches Knochenfibrom

Semimaligner Knochentumor, der aus einem kollagenfaserreichen, zellarmen Bindegewebe besteht und durch ein lokal destruktives und invasives Wachstum mit hoher Rezidivneigung gekennzeichnet ist. Metastasen kommen nicht vor. Der seltene Tumor entsteht vorwiegend in den langen Röhrenknochen Jugendlicher. Der Tumor kann die Ursache einer pathologischen Fraktur sein.

Röntgen: Große Osteolysen entwickeln sich im Markraum und gehen mit Arrosion der unscharf begrenzten Kortikalis einher.

Pathologie: Histologisch beherrscht ein faserreiches kollagenes Bindegewebe mit isomorphen Fibroblasten das Bild. Es besteht keine Hyperchromasie der Kerne; Mitosen sind sehr selten. Somit handelt es sich um eine aggressive Fibromatose, die ein infiltratives und destruktives Wachstum aufweist.

Klinik: Der Tumor ruft leichte Schmerzen und eine lokale Schwellung hervor.

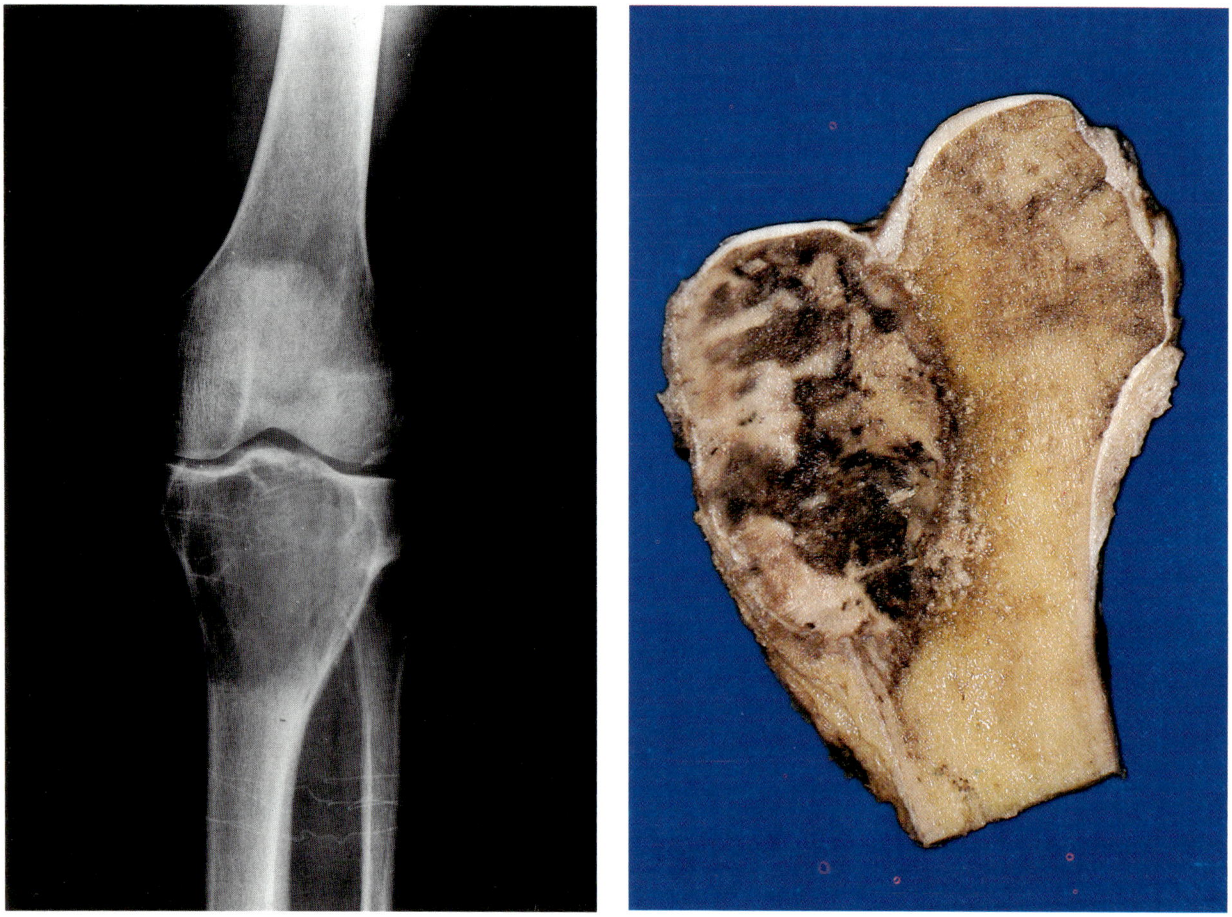

Abb. F-27: Ossärer Riesenzelltumor. Links: Große Osteolyse ohne Randsklerose in der proximalen Tibiaepiphyse, auf die Metaphyse übergreifend (sog. Seifenblasenbild). Rechts: Blutig imbibierter zystischer Knochentumor.

3.6 Ossärer Riesenzelltumor

Der Tumor (auch als Osteoklastom bezeichnet) besteht aus zahlreichen mehrkernigen osteoklastären Riesenzellen in einem sarkomatösen Stroma und zeigt ein aggressives malignes Wachstum. Es werden drei Malignitätsgrade unterschieden, wobei der Grad I vielfach als **»benignes Osteoklastom«** eingestuft wird. Es handelt sich jedoch in jedem Fall um einen lokal aggressiv wachsenden Tumor mit hoher Rezidivrate, der ungeachtet seines histologischen Malignitätsgrades Metastasen setzen kann.

Die Riesenzelltumoren entwickeln sich in der Epiphyse der Röhrenknochen vorwiegend bei Frauen (im 3. Lebensjahrzehnt) und breiten sich in die Metaphysen aus. Bevorzugt befallen sind die langen Röhrenknochen, insbesondere die Knieregion (distaler Femur, proximale Tibia und Fibula).

Röntgen: In der Epiphyse eines langen Röhrenknochens entwickelt sich eine zunächst exzentrische, strukturlose Osteolyse, die keine Randsklerose hat. Der Knochenabschnitt ist aufgetrieben, die Kortikalis von innen her aufgebraucht. Es besteht ein sog. »Seifenblasenbild«. Wird die Kortikalis durchbrochen, dann entwickelt sich eine ossifizierte Periostreaktion. Die angrenzende knorpelige Gelenkfläche bleibt lange erhalten; ein Einbruch in den Gelenkraum ist ungewöhnlich.

Pathologie: Makroskopisch zeigt der Tumor einen ossären Destruktionsherd, der von einem grauroten strukturlosen Gewebe ausgefüllt ist. **Histologisch** findet sich ein zell- und gefäßreiches Stroma mit einem dichten Rasen aus osteoklastären, gleichmäßig verteilten Riesenzellen. Die Riesenzellen, die nicht die eigentlichen Tumorzellen darstellen, können über 50 bläschenförmige isomorphe Kerne besitzen. Die Proliferation geht vom spindelzelligen Stroma aus, in dem keine tumorösen Osteoid- oder Knochenstrukturen entwikkelt sind.

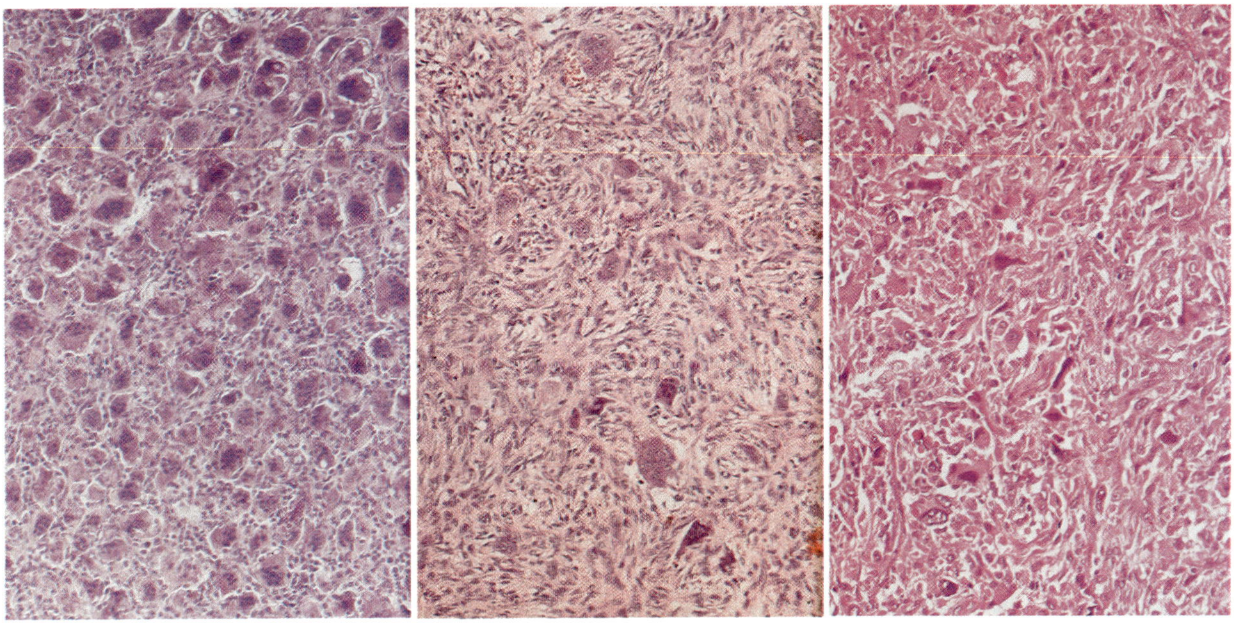

Abb. F-28: Graduierung des Osteoklastoms. Links: **Osteoklastom G I** mit großen vielkernigen Riesenzellen in gleichmäßiger Verteilung. Mitte: **Osteoklastom G II** mit spindelzelligem sarkomatösem Stroma und einer geringeren Anzahl von etwas kleineren Riesenzellen. Rechts: **Osteoklastom G III** mit starker Polymorphie der Tumorzellen. HE-Fbg.

Beim **Riesenzelltumor Grad I** weisen die Spindelzellen isomorphe Kerne auf, Mitosen fehlen. Die Osteoklasten sind zahlreich und dicht gelagert.

Beim **Riesenzelltumor Grad II** besteht eine bereits deutliche Zell- und Kernpolymorphie der Stromazellen. Die Kerne sind hyperchromatisch, die Mitosen sind vermehrt. Die Riesenzellen liegen deutlich weiter auseinander.

Beim **Grad III** beherrscht das sarkomatöse Stroma mit polymorphen Spindelzellen und zahlreichen atypischen Mitosen das Bild. Die Riesenzellen sind stark vermindert, wesentlich kleiner und haben nur wenige Kerne. Oft enthalten sie grobe Chromatinschollen. Bei dem ausgeprägt sarkomatösen Charakter der Geschwulst ist der hohe Malignitätsgrad offensichtlich.

Klinik: Dieser Tumor macht durch kontinuierliche ziehende Schmerzen und eine leichte Schwellung auf sich aufmerksam. Röntgenologisch ist er an der seifenblasigen Osteolyse ohne Randsklerose in der Epiphyse (vorwiegend bei etwa 30jährigen Frauen) zu diagnostizieren. Der Differenzierungsgrad und somit die Prognose sind jedoch nur histologisch zu bestimmen.

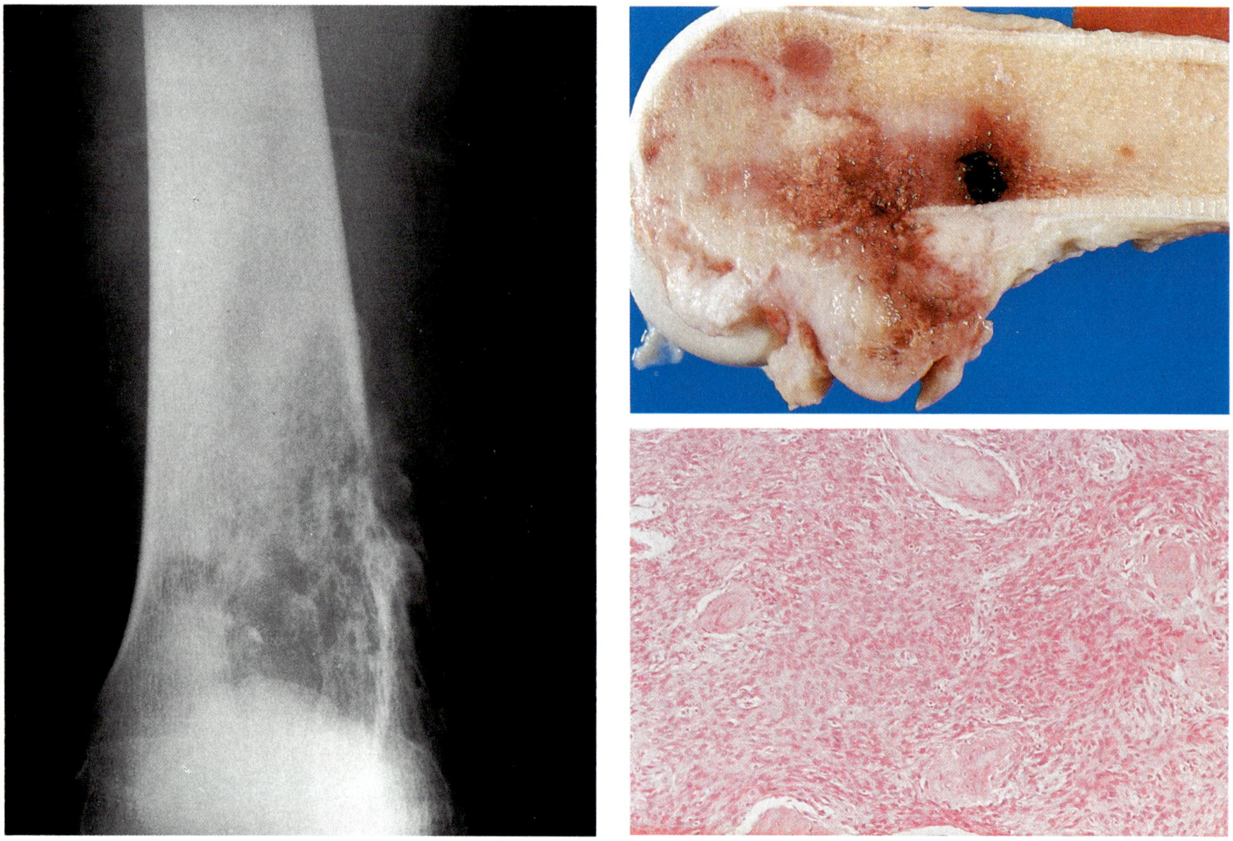

Abb. F-29: Ossäres Fibrosarkom. Links: Unscharf begrenzter maligner Tumor im distalen Femur mit Destruktion von Spongiosa und Kortikalis. Rechts oben: Ausbreitung des Fibrosarkoms in den distalen Femur und den angrenzenden Weichteilen. Rechts unten: Spindelzelliges Tumorgewebe mit starker Kernpolymorphie und zahlreichen Mitosen. HE-Fbg.

3.7 Ossäres Fibrosarkom

Der Tumor entwickelt sich in jedem Lebensalter im Markraum eines Knochens und besteht ausschließlich aus einem sarkomatösen Bindegewebe. Prädilektionsorte sind die Diaphysen und Metaphysen der langen Röhrenknochen, besonders der unteren Extremitäten. 37% der Geschwülste sind in der Knieregion lokalisiert. Sie können auch in der Kortikalis oder im Periost entstehen. 25% dieser Läsionen sind sekundäre Fibrosarkome.

Röntgen: Es liegt eine tumoröse, unscharf begrenzte, strukturlose Osteolyse vor. Die Kortikalis ist durchbrochen, so daß sich der Tumor in die angrenzenden Weichteile ausdehnen kann. Im Randbereich entwickelt sich eine reaktive Periostitis ossificans.

Pathologie: Makroskopisch liegt ein knolliger, elastischer Tumor mit fischfleischartiger, grauweißer Schnittfläche vor. **Histologisch** sieht man ein faserreiches Bindegewebe, das in Zügen und Wirbeln angeordnet ist und Zellen mit spindeligen Kernen aufweist. Diese sind deutlich polymorph, hyperchromatisch und enthalten zahlreiche atypische Mitosen. Oft sind die Tumorzellen fischgrätenartig angeordnet. Tumorosteoid oder Tumorknochen fehlen.

Klinik: Mit einem Anteil von 10% ist das Fibrosarkom eine relativ seltene maligne Knochengeschwulst. Das Wachstum ist langsam, Metastasen kommen nur spät vor. Symptome sind dumpfe Schmerzen und eine zunehmende Schwellung. In 14% der Fälle kommt es zu einer pathologischen Fraktur.

3.8 Ossäres Histiozytom

3.8.1 Benignes fibröses Knochenhistiozytom

Gutartiger Knochentumor, der sich im Markraum entwickelt und aus einem lockeren kollagenen Grundgerüst mit vielen Histiozyten besteht. Er zeigt eine große Ähnlichkeit zum nichtossifizierenden Knochenfibrom. Hauptlokalisationen sind die Diaphysen von Femur und Tibia.

Röntgen: Im Markraum findet sich ein rundlicher Osteolyseherd, der ungleichmäßig, aber scharf abgegrenzt ist und eine Randsklerose hat. Die Kortikalis kann von innen her arrodiert sein. Außen ist sie erhalten und glatt; keine Periostreaktion.

Pathologie: Histologisch zeigt sich ein zellreiches Tumorgewebe mit kollagenen Fasern, die ein storiformes Gewebsmuster bilden. Man findet zahlreiche Histiozyten mit isomorphen, rundlich-ovalen oder gebuchteten Kernen und einem breiten, hellen, lipid- oder glykogenhaltigen Zytoplasma. Keine Mitosen, keine Knochenbildung.

Klinik: Bei Arrosion der Kortikalis entstehen leichte Schmerzen. Die Läsion ist gutartig und heilt nach einer Kürettage gewöhnlich aus.

3.8.2 Malignes fibröses Knochenhistiozytom

Es handelt sich um eine maligne primäre Knochengeschwulst mit fibroplastischer und gleichzeitig histiozytischer Ausdifferenzierung, die sich im Markraum entwickelt und ein langsames, destruktives Wachstum aufweist. Sie tritt in jedem Lebensalter auf, am häufigsten in der Knieregion (proximale Tibia, distaler Femur und proximale Fibula).

Röntgen: Der Tumor zeichnet sich durch eine unscharf begrenzte Osteolyse im Markraum des Knochens aus, die sich auf die Kortikalis ausbreitet. Entsprechend sieht man eine umfangreiche Zerstörung der Knochenstrukturen mit einem Nebeneinander von osteolytischen und osteosklerotischen Arealen. Die Destruktionszone ist unscharf begrenzt. Das Tumorgewebe dehnt sich oft weit im Markraum aus. Eine knochenbildende Periostreaktion ist wenig ausgeprägt. Der Knochen kann leicht aufgetrieben sein. Im Szintigramm findet sich eine starke Aktivitätsanreicherung.

Pathologie: Makroskopisch ist der betroffene Knochenabschnitt von einem grauweißen bis rötlichen Tumorgewebe durchsetzt und weitgehend zerstört. **Histologisch** zeigt sich ein zellreiches Tumorgewebe mit Histiozyten, Fibroblasten und dazwischen Kollagenfasern in wirbeliger oder geflechtartiger Anordnung. Charakteristisch ist ein sog. storiformes (mattenartiges) Gewebsmuster. Die Tumorzellen zeigen alle Kriterien der Malignität: polymorphe, hyperchromatische Kerne, pathologische Mitosen sowie riesen- und mehrkernige Histiozyten. Die tumorösen Histiozyten lassen oft eine Phagozytose von Eisen oder Lipiden erkennen. Tumorosteoid oder Tumorknochen fehlen.

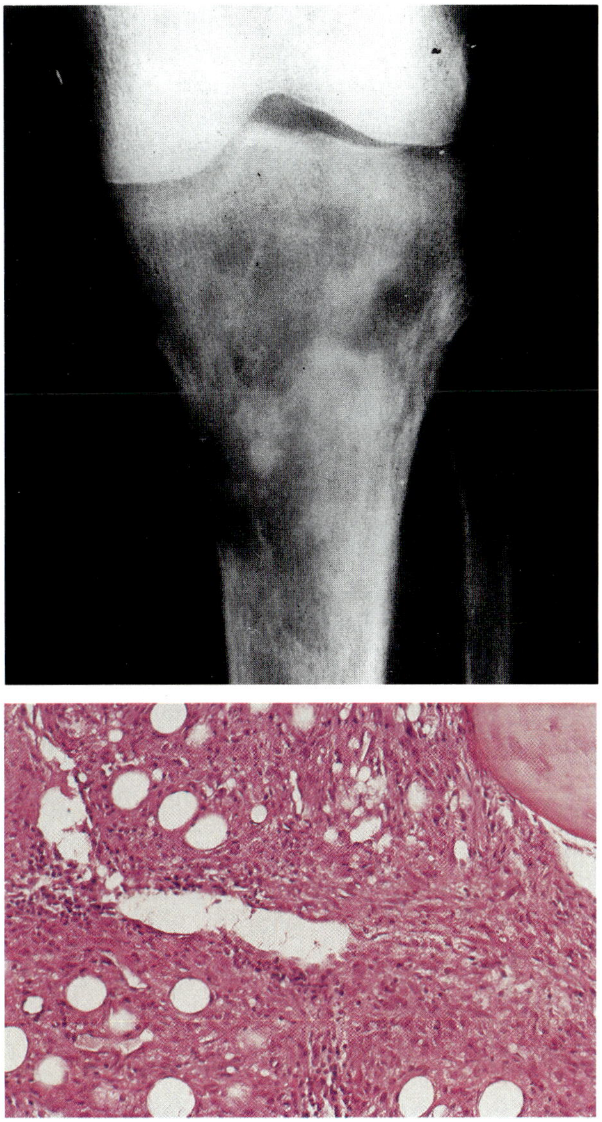

Abb. F-30: Ossäres malignes fibröses Histiozytom. Oben: Multiple osteolytische Destruktionsherde in der proximalen Tibia. Unten: Fibrohistiozytisches Tumorgewebe mit polymorphen Histiozyten und storiformem Gewebsbild. HE-Fbg.

Klinik: Das oft sehr langsame Tumorwachstum erzeugt eine zunehmende, leicht schmerzhafte Schwellung. Nicht selten ist eine pathologische Fraktur das erste Krankheitszeichen.

4 Osteomyelogene Tumoren

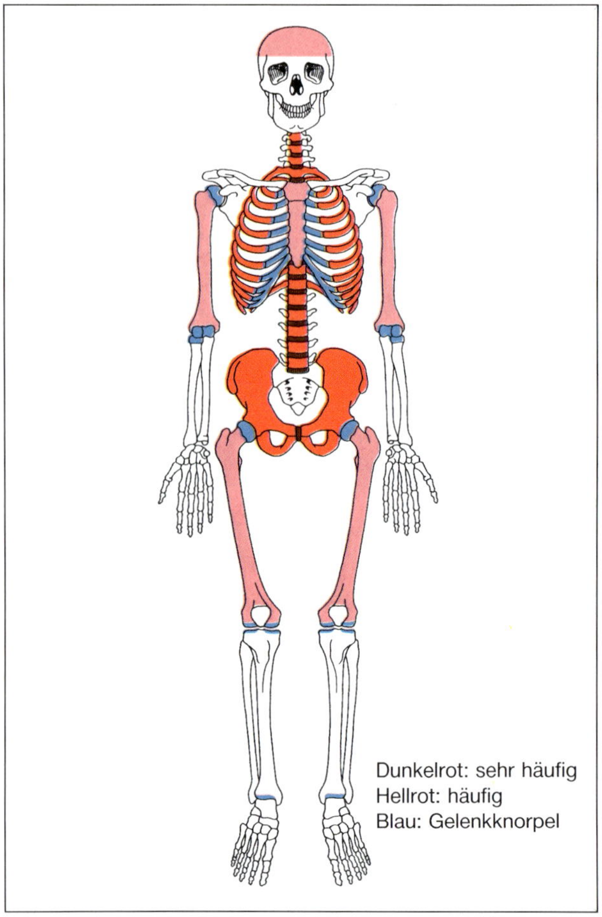

Abb. F-31: Medulläres Plasmozytom. Schematische Darstellung der häufigsten Lokalisationen.

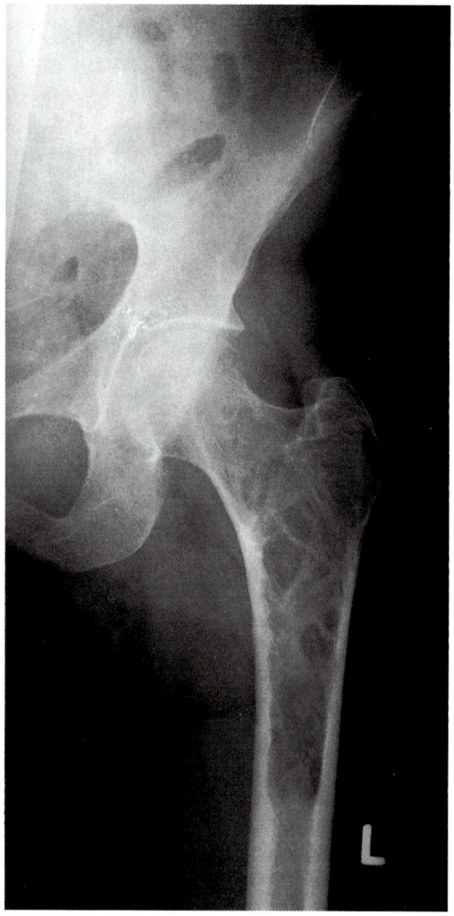

Abb. F-32: Große osteolytische Knochendestruktion durch **Plasmozytominfiltrate** im proximalen Femur

4.1 Medulläres Plasmozytom

Die weitaus häufigste maligne Geschwulst im Skelett (Anteil über 50%), die überwiegend im höheren Lebensalter (6. und 7. Lebensjahrzehnt) auftritt. Vor dem 50. Lebensjahr sind Plasmozytome zwar selten, werden aber in den letzten Jahren zunehmend diagnostiziert. Es handelt sich um eine maligne Proliferation von medullären Plasmazellen, die in den Formenkreis der malignen Lymphome gehört. Sie führt zu einer lokalen Knochenzerstörung und ruft darüber hinaus das komplexe Syndrom der sog. **Kahler-Krankheit** hervor. Der Tumor kann sich in jedem Knochen mit blutbildendem Knochenmark entwickeln, am häufigsten in Wirbelkörpern, Becken, Rippen, Schädeldach, Femur und Humerus. Plasmozytome treten vorwiegend multizentrisch auf, es gibt aber auch solitäre Formen.

Röntgen: Typisch sind multiple, unscharf begrenzte Osteolysen mit Zerstörung der Spongiosa und Kortikalis. Diese unscharf begrenzten Veränderungen sind insbesondere in der Schädelkalotte ausgeprägt (sog. »Schrotschußschädel«). In den Röhrenknochen lassen sich »rattenfraßähnliche« Arrosionen der endostealen Kortikalis erkennen. Vor allem in den Wirbelkörpern besteht zusätzlich eine allgemeine Osteoporose. Bei Tumorinvasion der Kortikalis entwickelt sich eine reaktive, ossifizierende Periostose. Der Tumor breitet sich im Knochenmarkraum aus. Ein solitäres Plasmozytom mit langsamerem Wachstum führt lokal zu einem Osteolyseherd mit Knochenauftreibung.

Pathologie: Makroskopisch ist der Markraum von einem glasigen, teils dunkelroten, teils grauweißen Tumorgewebe ausgefüllt. Die Spongiosa ist zerstört. Die endosteale Kortikalis erscheint wellig begrenzt (sog. »Rattenfraß«). Histologisch wird der Markraum von dichten Ansammlungen atypischer Plasmazellen ausgefüllt.

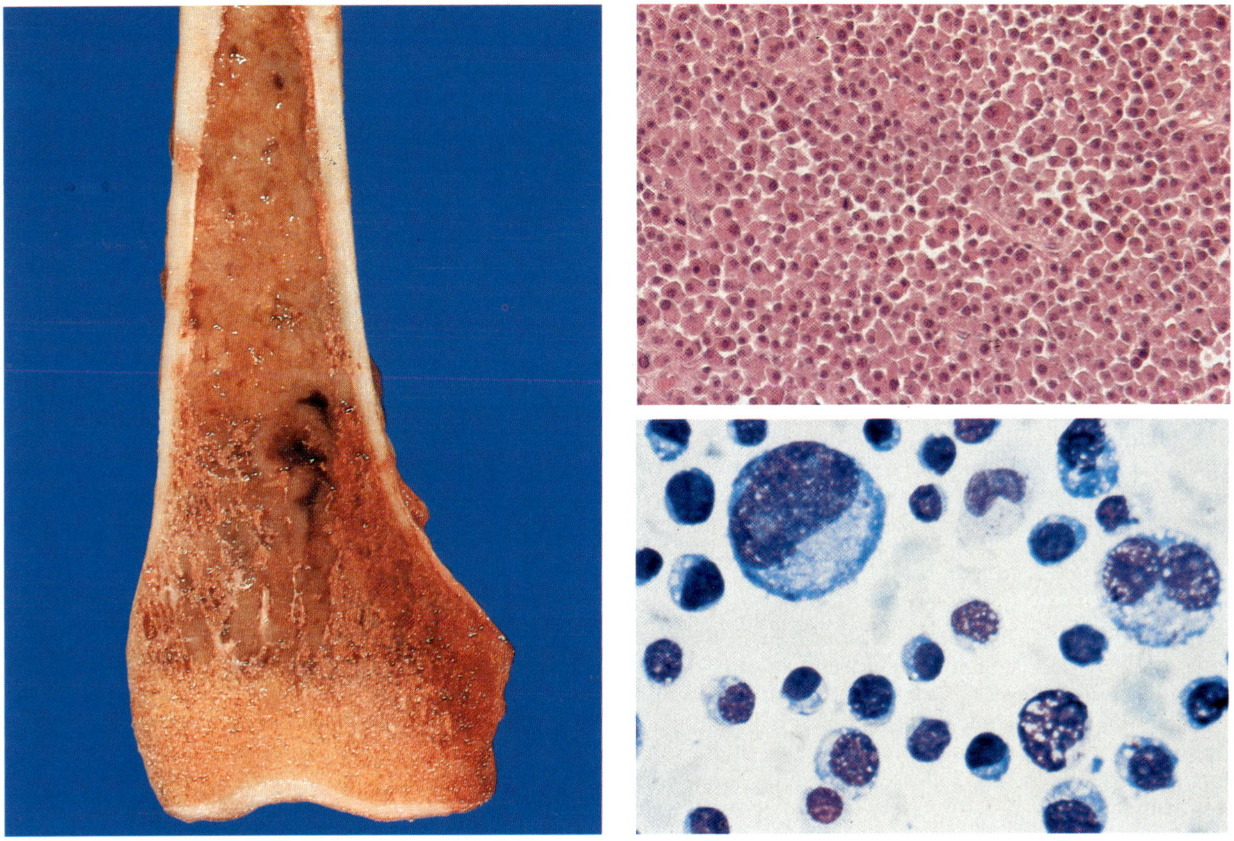

Abb. F-33: Plasmozytom. Links: Ausbreitung des Tumors in der Markhöhle des distalen Femurs mit rattenfraßartigen endostealen Kortikalisarrosionen. Rechts oben: Histologisches Bild mit dichten Ansammlungen von Plasmazellen. HE-Fbg. Rechts unten: Zytologischer Ausstrich mit atypischen Plasmazellen. Giemsa-Fbg.

Bei undifferenzierten Plasmozytomen besteht eine erhebliche Zellpolymorphie mit mehrkernigen Plasmazellen und Riesenzellen. Die spongiösen Knochenbälkchen sind zerstört oder ungleichmäßig arrodiert. Es findet sich praktisch kein Zwischengewebe.

Klinik: Im Vordergrund stehen zunehmende Knochenschmerzen. Es kann sich eine pathologische Knochenfraktur entwickeln. Die Kahler-Krankheit ist gekennzeichnet durch

- **Ossäres Syndrom:** Plasmozytominfiltrate zahlreicher Knochen, Knochenzerstörung, Knochenschmerzen, Osteoporose, pathologische Frakturen
- **Humorales Syndrom:** Vermehrung von Immunglobulinen im Blutplasma [IgG, IgA, seltener IgE, IgD; monoklonale Immunglobuline: teils »heavy« (H)- oder »light (L)-chain« oder L und H von Antikörpern], erhöhte Blutsenkungsgeschwindigkeit, veränderte Elektrophorese (Nachweis von Paraproteinen)
- **Renales Syndrom:** Nachweis von Bence-Jones-Eiweißkörpern im Urin (*light chain*-Proteine), Plasmozytomniere. In 10% der Fälle entwickelt sich eine Amyloidose; bei 10–15% der Fälle entsteht eine Hyperkalzämie.

4.2 Ewing-Sarkom

Hochmaligner Knochentumor, der sich ausschließlich bei Kindern und Jugendlichen (80% in den beiden ersten Lebensjahrzehnten) im Markraum eines Knochens entwickelt und aus unreifen Retikulumzellen hervorgeht. Sein Anteil unter den malignen Knochentumoren beträgt 8%. Hauptlokalisationen sind die langen Röhrenknochen (Femur, Humerus und Tibia) sowie das Becken. Der Tumor hat ein rasches, destruktives Wachstum und setzt früh Metastasen.

Röntgen: Das Ewing-Sarkom ruft keine pathognomonischen Röntgenveränderungen hervor. Der Tumor infiltriert sehr schnell den Markraum eines Knochens und bildet Destruktionsherde, die sich auch anderen Läsionen (z.B. Osteomyelitis, Neuroblastom oder Osteosarkom) zuordnen lassen. Der befallene Knochenabschnitt kann aufgetrieben sein. Häufig besteht eine grobfleckige, mottenfraßähnliche Osteolyse in der Spongiosa und Kortikalis. Dazwischen entwickeln sich fleckige Verdichtungen, so daß ein scheckiges Destruktionsbild resultiert. Die Kortikalis ist auf langer Strecke aufgeblättert und stellenweise durchbrochen. Durch Infiltration ins Periost, das abgehoben wird, kommt es zu lamellärer Knochenneubildung, wodurch röntgenologisch ein sog. »Zwiebelschalenbild« entsteht. Es können sich aber auch sog. Spikula entwickeln. Innerhalb des Knochens ist der Tumor nicht abgegrenzt und meist auch nicht in seiner vollen Ausdehnung sichtbar.

Pathologie: Makroskopisch zeigt die Tumorfläche einen unscharfen zentralen Destruktionsherd, der grau-glasig und schmierig aussieht. Der Tumor besteht histologisch aus zellreichem, undifferenziertem Gewebe mit großen fleckigen und landkartenförmigen Nekrosen. Um die Blutgefäße ist das Tumorgewebe am besten erhalten. Hier sieht man dichte und lockere Ansammlungen von kleinen undifferenzierten Rundzellen, teils mit dichtem Chromatin, teils mit hellen blasigen Kernen. Das Zytoplasma ist spärlich entwikkelt; die Zellgrenzen sind verwaschen. Mit der PAS-Färbung lassen sich Glykogengranula nachweisen (s. Abb. D-9). Die Tumorzellen sind zwei- bis dreimal größer als Lymphozyten. Mitosen sind selten. Innerhalb des Tumorgewebes gibt es keine Zwischensubstanz, keine differenzierten Gewebsstrukturen.

Klinik: Der Tumor täuscht klinisch eine Osteomyelitis vor (lokale Schwellung, Überwärmung, Schmerzen, Fieber, Leukozytose, erhöhte Blutsenkungsgeschwindigkeit). In 10% der Fälle entsteht eine pathologische Knochenfraktur.

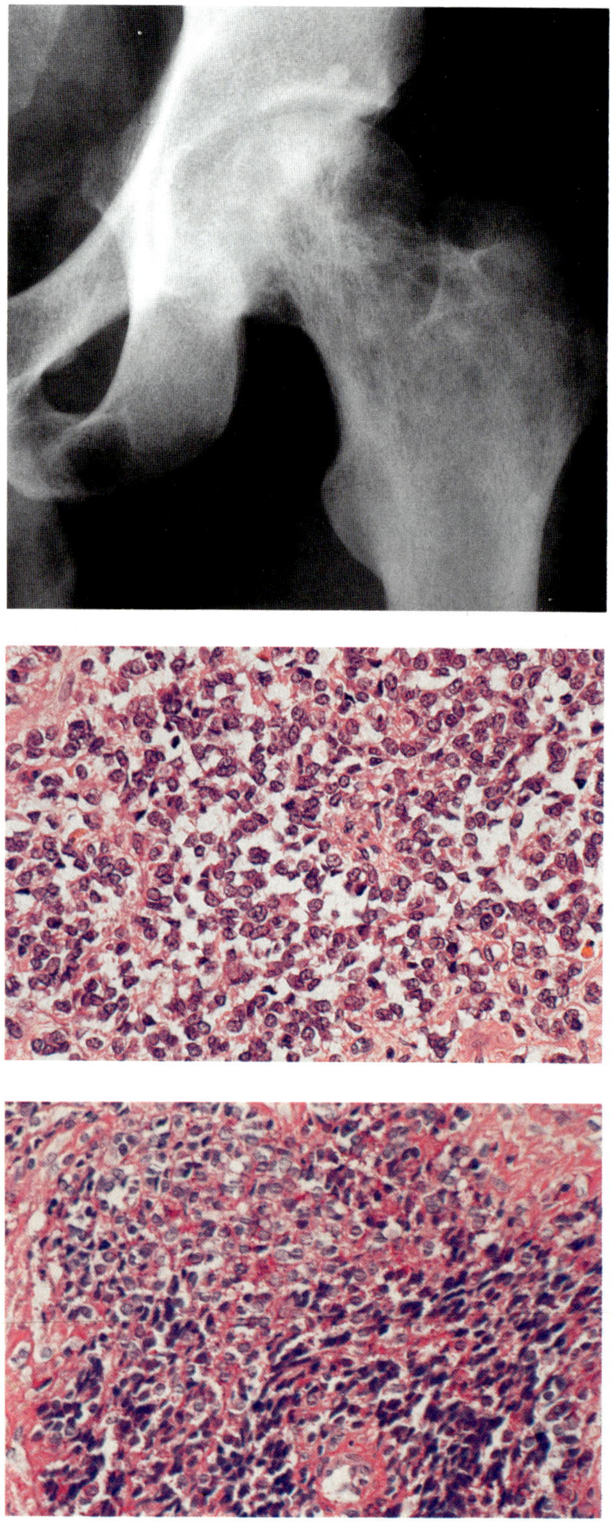

Abb. F-34: Ewing-Sarkom. Oben: Mottenfraßartige Osteolysen im proximalen Femur (Röntgenbild). Mitte: Knochenmarkinfiltration durch ein undifferenziertes Rundzellensarkom. Unten: Glykogenspeicherung im Zytoplasma der Tumorzellen. PAS-Fbg.

4.3 Lipomatöse Knochentumoren

4.3.1 Ossäres Lipom

Gutartige Geschwulst, die aus dem Fettgewebe des Knochenmarkraums hervorgeht. Der Tumor ist selten und symptomlos und stellt daher meistens einen Zufallsbefund dar.

Röntgen: Es zeigt sich ein rundlicher, scharf begrenzter Osteolyseherd mit einer fakultativen Randsklerose. Infolge dystrophischer Verkalkung kann er eine zentrale schattendichte Verkalkungszone enthalten. Der befallene Knochen kann leicht aufgetrieben sein.

Pathologie: Histologisch sieht man an bindegewebig umschriebener Stelle ein homogenes Fettgewebe, das sich nicht vom autochthonen Fettmark unterscheidet. Kalkherde können vorkommen.

Klinik: Keine Symptome.

4.3.2 Ossäres Liposarkom

Seltene lipomatöse Geschwulst, die im Zentrum eines Knochens stark zerstörend wächst und schließlich die Kortikalis durchbricht. Die Neubildung kann sich an jeder Stelle im Skelett entwickeln.

Röntgen: Zentral im Knochen sieht man eine destruktive Osteolyse mit Arrosion der Kortikalis, die als Zeichen eines malignen Tumorwachstums zu werten ist. Sonst liegen keine pathognomonischen Veränderungen vor.

Pathologie: Das Tumorgewebe besteht aus Fettgewebe mit unterschiedlich großen polymorphen und hyperchromatischen Kernen. Mitosen kommen vor. Die Zellen können auch spindelig und histiozytär ausdifferenziert sein und einem malignen fibrösen Histiozytom entsprechen, besonders, wenn reichlich Kollagenfasern vorliegen. Das Tumorgewebe wird von schlanken und verzweigten Kapillaren durchzogen. Die autochthone Spongiosa ist weitgehend zerstört.

Klinik: Der Tumor ruft heftige Schmerzen hervor. Die Prognose ist schlecht.

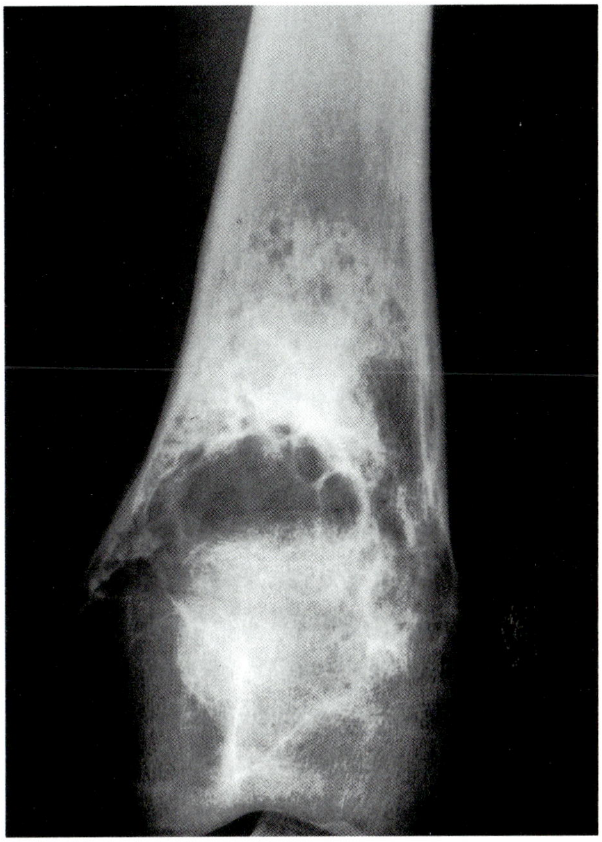

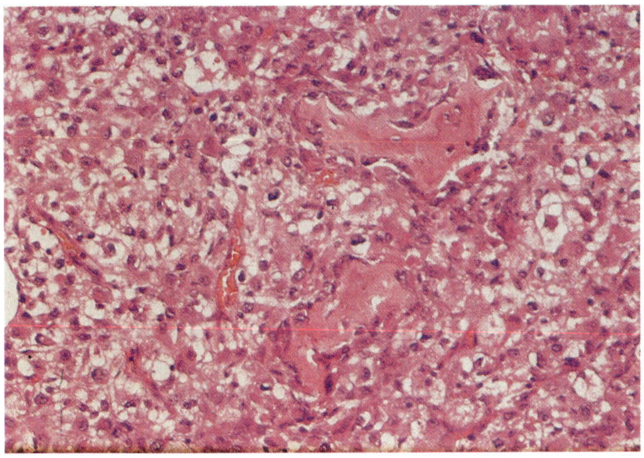

Abb. F-35: Knochenliposarkom: Oben: Ausgedehnte tumoröse Knochendestruktion des distalen Femurs. Unten: Tumorinfiltration des Knochens durch ein polymorphes Liposarkom. HE-Fbg.

4.4 Maligne Lymphome und Leukämien

Maligne Lymphome kommen im Knochenmark vor. Eine tumorartige Manifestation beobachtet man in der Knieregion der langen Röhrenknochen sowie in der unteren Wirbelsäule.

Röntgen: Das Knochengewebe zeigt grobe fleckige, unscharf begrenzte Osteolysen und strähnige Aufhellungen sowie verwaschene Sklerosen dazwischen (»Wabenstruktur«). Diese Veränderungen finden sich hauptsächlich in der Spongiosa; sie greifen jedoch auf die Kortikalis über. Keine Knochenauftreibung, keine wesentliche Periostreaktion. Der Tumor hat keine Begrenzung und kann sich unbeschränkt im gesamten Markraum ausbreiten.

Pathologie: Der Markraum des befallenen Knochens wird von einem grauweißen Tumorgewebe eingenommen, das histologisch in Anlehnung an die Systematik der Hodgkin- und Non-Hodgkin-Lymphome unterteilt wird.

Klinik: Die klinische Manifestation hängt von der Ausdehnung und vom histologischen Bild des Tumors ab.

Bei den **Leukämien** liegt eine Vermehrung des blutbildenden Knochenmarks (»graues Knochenmark«) vor. Dabei sind auch Knochenmarkanteile betroffen, die beim Erwachsenen nur noch Fettzellen einschließen.

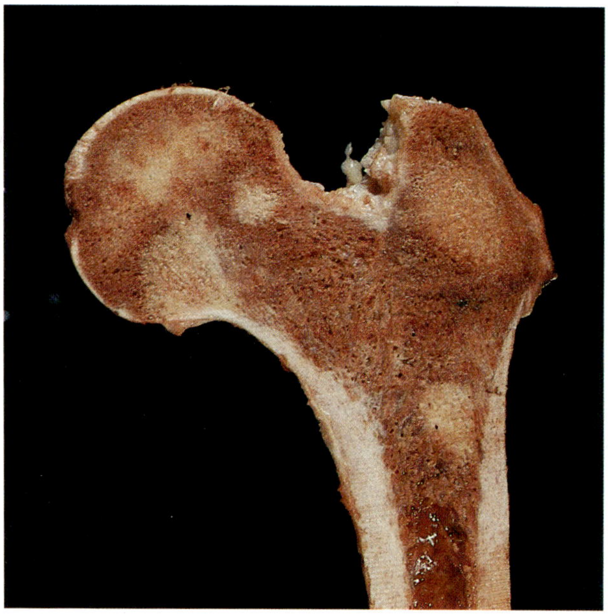

Abb. F-36: Multiple knotige **Hodgkin-Infiltrate** im proximalen Ende des Femurs

5 Vaskuläre Knochentumoren

5.1 Knochenhämangiom

Gutartige Neubildung, die 1,2% der Knochentumoren ausmacht und eine Fehlbildung der lokalen ossären Gefäßarchitektur darstellt. Sie weist eine geringe Proliferationstendenz auf und entspricht einem Hamartom bzw. einer dysontogenetischen Geschwulst. Knochenhämangiome kommen vorwiegend bei Frauen jeder Altersklasse (besonders aber im 5. Lebensjahrzehnt) vor. Hauptlokalisationen sind Wirbelsäule (60%) und Schädelknochen (16%).

Röntgen: Wirbelhämangiome erkennt man durch die wabige und gitterartige Spongiosastruktur mit vergröberten axialen Trabekeln. Die Außenkontur des Wirbelkörpers bleibt erhalten. Die Geschwulst ist innerhalb des Knochens lokalisiert; ein Durchbruch der Kortikalis oder eine Periostreaktion liegt nicht vor. Der Wirbelkörper kann aufgetrieben sein. In der Schädelkalotte ist die osteolytische Läsion durch eine schmale Randsklerose scharf abgegrenzt und weist im Innern fleckige oder strähnige Verdichtungen (*sunburst*-Phänomen) auf.

Pathologie: Beim **kavernösen Hämangiom** zeigt der Markraum in einem umschriebenen Bereich zahlreiche dicht beieinanderliegende ektatische, blutgefüllte Gefäße. Diese werden von einem flachen einreihigen Endothel ausgekleidet. Nur selten lassen sich Thromben nachweisen. Zwischen den Gefäßen findet sich ein lockeres bindegewebiges Stroma. Die Spongiosatrabekeln sind vermindert. Beim wesentlich selteneren **kapillären Knochenhämangiom** besteht der Tumor aus dichten Ansammlungen englumiger Blutkapillaren, die ebenfalls von flachen Endothelien ausgekleidet sind. Diese Form tritt vorwiegend in den Rippen auf.

Klinik: Die Geschwulst ist harmlos und kann manchmal leichte Schmerzen hervorrufen. Vereinzelt sind auch pathologische Frakturen beschrieben worden. Sonderformen sind:

- **Skelettale Hämangiomatose:** Skelettale Fehlbildung mit multiplen Knochenhämangiomen
- **Gorham-Stout-Syndrom:** Massive Osteolyse, die durch eine kapilläre Hämangiomatose ausgelöst wird und bei der der Knochen langsam vollständig aufgelöst wird *(vanishing bone)*
- **Mafucci-Syndrom:** Multiple Weichteil- und Knochenhämangiome mit einer asymmetrischen Chondromatose des Knochens und Lymphangiomen

- **Ossäres Lymphangiom:** Osteolyse durch tumoröse Proliferation von Lymphgefäßen (meist mit gleichzeitiger Proliferation von Blutgefäßen) innerhalb eines Knochens
- **Ossärer Glomustumor:** Seltene Knochenläsion in den Endphalangen der kurzen Röhrenknochen (Finger, Zehen), die aus Kapillaren mit umgebenden Glomuszellen besteht. Röntgenologisch liegt eine durch Randsklerose scharf begrenzte Osteolyse vor. Der Tumor ruft heftige Schmerzen hervor.
- **Ossäres Hämangioperizytom:** Osteolytischer ossärer Gefäßtumor mit aggressiv-destruktivem Wachstum. Gefäße werden vielschichtig von proliferierenden Perizyten umgeben, die den Hauptanteil des Tumorgewebes ausmachen. Das Tumorgewebe schließt ein dichtes Netz von Retikulinfasern ein, die die einzelnen Perizyten umspannen. Die Dignität des Tumors ist histologisch nicht bestimmbar.

5.2 Ossäres Hämangiosarkom

Seltene, hochmaligne Knochengeschwulst, die aus den ossären Gefäßen (Blut- oder Lymphgefäßen) hervorgeht und eine schlechte Prognose hat. Bei den entdifferenzierten Tumoren läßt sich die Histogenese nicht mehr sicher ableiten (Hämangiosarkom, Hämangioendotheliom, malignes Hämangioperizytom, Lymphangiosarkom). In 30% der Fälle tritt der Tumor multifokal auf und kann in jeder Alterklasse vorkommen. Alle Knochen können betroffen sein, besonders die langen Röhrenknochen.

Röntgen: Es zeigt sich eine massive osteolytische Knochendestruktion mit Ausbreitung über die Knochengrenzen hinweg. Innerhalb des Tumors sind die Knochenstrukturen nicht mehr sichtbar. In der Peripherie erscheint die Neubildung aufgefiedert und unscharf begrenzt. Im Innern können noch einige fleckige Sklerosen als Reste des autochthonen Knochengewebes sichtbar sein.

Pathologie: Im makroskopisch blutschwammartigen Tumorgewebe finden sich histologisch zahlreiche ungleichmäßige Gefäßspalten, die von Endothelien mit dunklen polymorphen Kernen und atypischen Mitosen ausgekleidet werden. Solide Endothelwucherungen können einen epithelialen Tumor vortäuschen. Die Diagnose wird immunhistochemisch durch den Nachweis von Faktor-VIII-Antigen, Ulex-Lektin und elektronenmikroskopisch durch die Darstellung der Weibel-Pallade-Körperchen gesichert.

Klinik: Dieser hochmaligne und rasch wachsende Knochentumor ruft Schmerzen und eine massive lokale Schwellung hervor. Er kann sich auch durch eine pathologische Fraktur manifestieren. Die Prognose ist schlecht (frühzeitige Metastasierung, kurze Überlebenszeit).

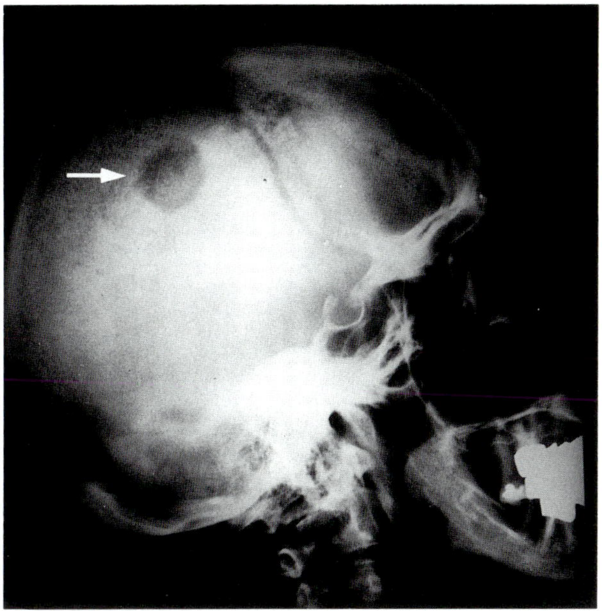

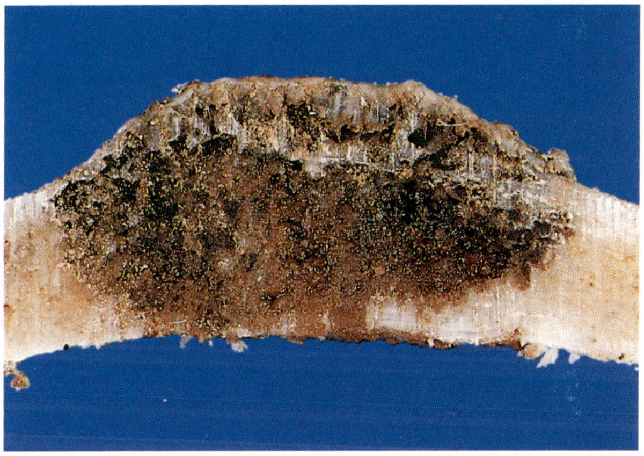

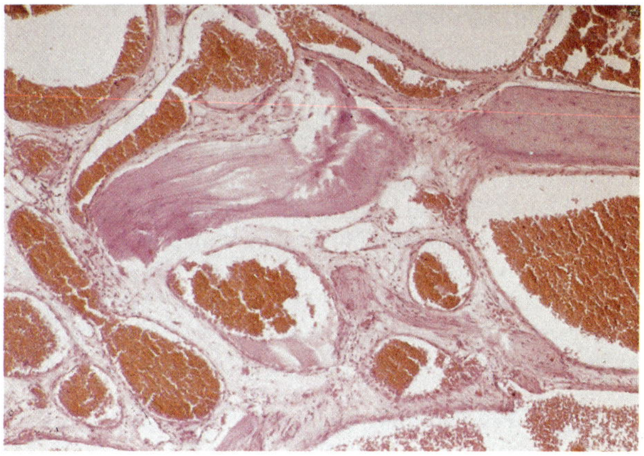

Abb. F-37: Knochenhämangiom. Oben: Röntgenbild eines ossären Hämangioms der Schädelkalotte (sog. Sunburst-Phänomen). Mitte: Hämangiom der Schädelkalotte. Unten: Kavernöse, blutgefüllte Gefäße mit Resten von Knochenbälkchen. HE-Fbg.

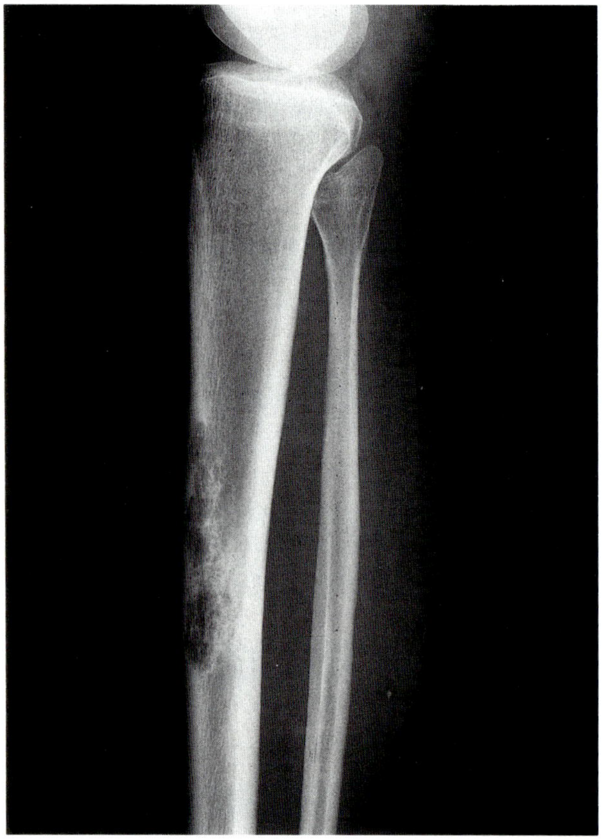

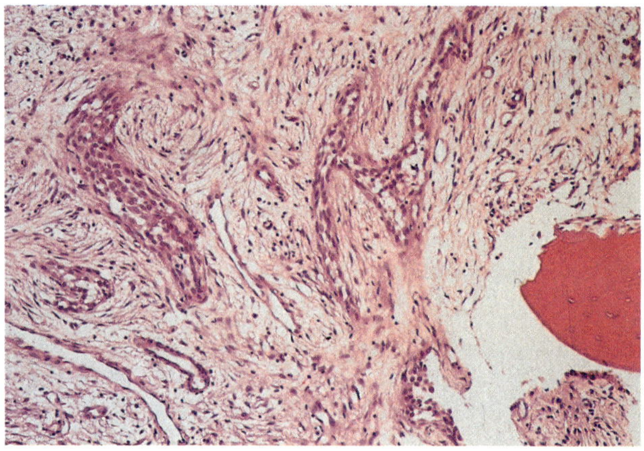

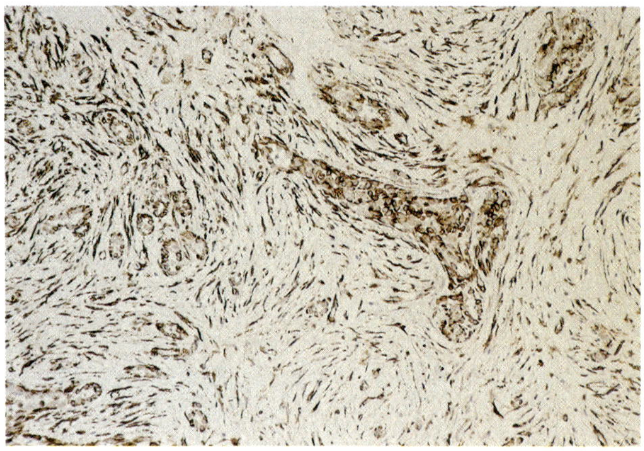

Abb. F-38: Adamantinom der Tibia. Links: Großer, unscharf begrenzter Destruktionsherd in der Mitte des Tibiaschafts. Röntgenbild. Rechts oben: Umschriebene Herde von ameloblastenähnlichen Tumorzellen in einem bindegewebigen Stroma. HE-Fbg. Rechts unten: Immunhistochemischer Nachweis von Vimentin in den Tumorzellen.

5.3 Adamantinom der langen Röhrenknochen

Seltener maligner Knochentumor, der vorwiegend im Tibiaschaft (seltener in Fibula, Femur, Humerus, Ulna oder Radius) auftritt und histologisch an ein Ameloblastom des Kiefers erinnert. Die Histogenese ist unbekannt (malignes Angioblastom, synoviales Sarkom?). Der Tumor tritt meist im mittleren Lebensalter auf und ist bei Männern etwas häufiger als bei Frauen. Bemerkenswert ist die Syntropie mit der osteofibrösen Knochendysplasie.

Röntgen: Im Schaftbereich der Tibia (oder anderer Röhrenknochen) zeigt sich eine große Destruktionszone mit polyzystischen Osteolysen und unregelmäßigen Osteosklerosen dazwischen. Die angrenzende Kortikalis wird in den Destruktionsprozeß einbezogen. Eine Periostreaktion ist nicht erkennbar.

Pathologie: Das Tumorgewebe hat histologisch im bindegewebigen Stroma vier Grundstrukturen:

- Ein **basaloides Gewebsmuster** mit Gruppen und Strängen dicht zusammenliegender epitheloider Zellen, die von palisadenständigen Zellen umgeben sind
- Ein **spindelzelliges Gewebsmuster** mit in kleinen Wirbeln angeordneten Spindelzellen und reichlich Retikulinfasern
- Ein **epitheliales Gewebsmuster** aus polygonalen Zellen mit eosinophilem Zytoplasma und keratohyalinen Granula
- Ein **tubuläres Gewebsmuster** mit Gewebsspalten, die von kleinen flachen oder kubischen Zellen umgeben sind. Dieses Bild entspricht histologisch einem Ameloblastom des Kiefers.

Klinik: Der Tumor zeichnet sich durch ein langsames, lokal destruierendes Wachstum aus und führt erst spät zu Metastasen. Klinisch manifestiert er sich durch eine schmerzhafte Schwellung.

6 Neurogene Knochentumoren und Neubildungen aus embryonalen Strukturen

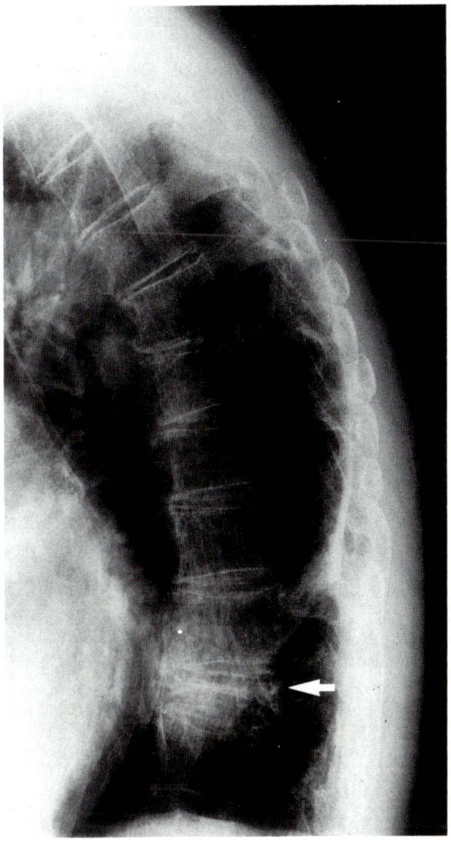

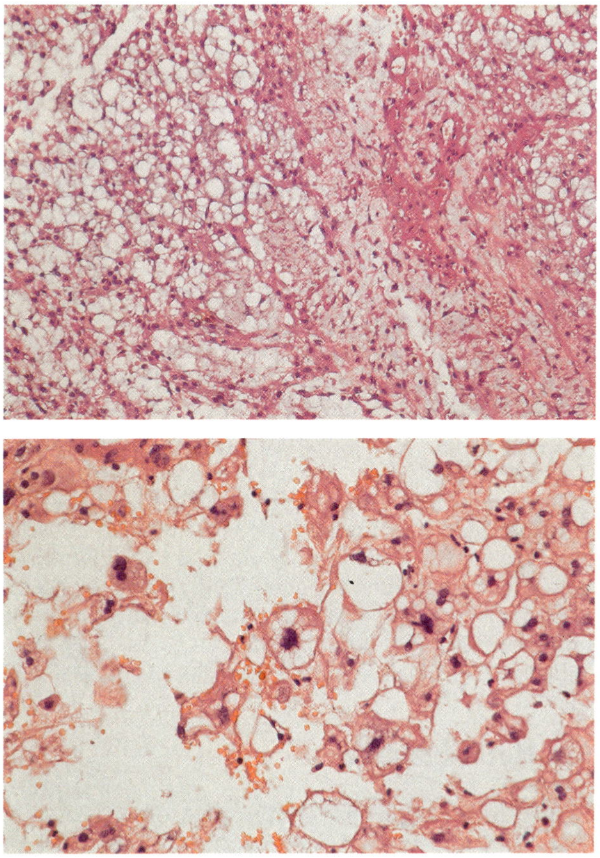

Abb. F-39: Chordom. Links: Tumoröse Destruktion im Bereich der Lendenwirbelsäule. Rechts oben: Noduläres Tumorgewebe mit überwiegend hellzelligem Aufbau und eosinroten synzytialen Zellen. HE-Fbg. Rechts unten: Typische physaliforme Zelle. HE-Fbg.

6.1 Chordom

Dieser maligne Tumor geht aus Resten der Notochorda hervor und wird nur wegen seiner engen topographischen Beziehung zum Skelett den Knochentumoren zugeordnet. Die Geschwulst entsteht im Bereich des Achsenskeletts (oberes oder unteres Ende der Wirbelsäule) und hat ein langsames destruktives Wachstum mit hoher Rezidivrate. Metastasen kommen selten und erst spät vor. Chordome treten erst nach dem 30. Lebensjahr vorwiegend bei Männern auf.

Röntgen: Es zeigt sich ein osteolytischer Destruktionsherd im Klivus- bzw. Sakralbereich mit fleckigen Verkalkungen. Häufig ist der Tumor in den Markkanal und die Umgebung eingebrochen.

Pathologie: Histologisch findet man ein noduläres Tumorgewebe, das stark myxoid aufgelockert ist. Es enthält Gruppen und Stränge von kleinen mononukleären Zellen mit eosinophilem Zytoplasma und scharfen Zellgrenzen. Neben diesen synzytialen Zellverbänden finden sich Gruppen von Zellen mit breitem, hellem, vakuolärem Zytoplasma und exzentrischem kleinem runden Kern. Diese sog. physaliformen Zellen enthalten reichlich Glykogen. Es besteht eine geringe Kernpolymorphie, Mitosen sind selten. Diese Zellen sind immunhistochemisch S-100-, Vimentin- und Zytokeratin-positiv.

Klinik: Das langsame progressive Wachstum führt zu Schmerzen und neurologischen Ausfallerscheinungen. Meist läßt sich ein Chordom nur unvollständig chirurgisch entfernen, so daß trotz geringer Strahlenempfindlichkeit eine palliative Bestrahlung angezeigt ist. Langfristig ist die Prognose schlecht.

6.2 Ossäres Neurinom

Ein primäres Neurinom (Neurilemmom, Schwannom), ausgehend von den ossären Nervenscheiden, ist äußerst selten. Dieser gutartige Tumor ist bisher vorwiegend im Unterkiefer beschrieben worden. Hier ruft er eine umschriebene Osteolyse mit Randsklerose hervor. **Histologisch** sieht man ein wirbeliges Stroma mit vielen palisadenständigen isomorphen Kernen und immer wieder mit zellfreien Zonen (sog. Verocay-Körper) dazwischen. Die Diagnose wird immunhistochemisch (S-100-Reaktion) gesichert. Der Tumor geht mit einer schmerzhaften Schwellung einher.

6.3 Ossäres Neurofibrom

Diese gutartigen Geschwülste der peripheren Nervenzellen (Schwann-Zellen) kommen im Skelett in etwa 40% der Fälle von Neurofibromatose v. Recklinghausen vor. Sie entwickeln sich bei Kindern vorwiegend im Periost und führen zu Arrosionen der Kortikalis und der angrenzenden Spongiosa. Besonders im Bereich des Tibiaschafts kommt es zu einer Knochenverkrümmung und manchmal zu einer Pseudarthrose. **Histologisch** sieht man ein stark myxoid aufgelockertes bindegewebiges Stroma mit lockeren Formationen von Schwann-Zellen, die kleine isomorphe Kerne besitzen.

6.4 Neuroblastom

Dieser hochmaligne Tumor, der aus primitiven undifferenzierten Neuroblasten hervorgeht, kommt bevorzugt als Metastase vor. Er tritt fast nur bei Kindern auf (90% der Fälle bis zum Alter von 5 Jahren). **Röntgenologisch** zeigt sich ein unscharf begrenzter Osteolyseherd, der **histologisch** aus einem undifferenzierten Tumorgewebe besteht. Die dunkelkernigen Rundzellen weisen ein spärliches Zytoplasma auf und sind oft rosettenartig angeordnet. Vereinzelt werden atypische Mitosen beobachtet. Innerhalb des Tumorgewebes finden sich Nekrosefelder. **Differentialdiagnostisch** muß der Tumor immunhistochemisch (Nachweis neuronspezifischer Enolase) vor allem vom Ewing-Sarkom abgegrenzt werden. Klinisch lassen sich im Urin Vanillinmandelsäure (VMA), Homovanillinsäure (HVA) und 3-Methoxy-4-hydroxyphenylglykol (MHPG) nachweisen.

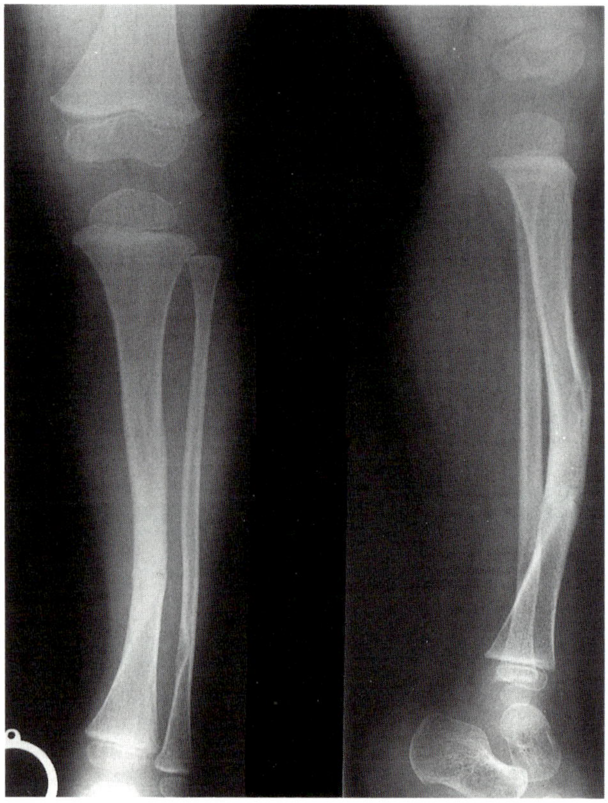

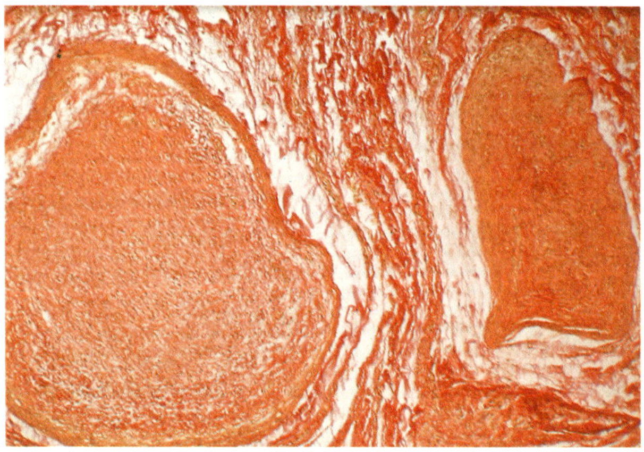

Abb. F-40: Neurofibromatose v. Recklinghausen. Oben: Verformung des Tibiaschafts durch ein periostales Neurofibrom mit konsekutiver Pseudarthrose. Röntgenaufnahme. Unten: Neurofibromherd. van-Gieson-Fbg.

7 Knochenmetastasen

Begriffsbestimmung: Etwa 30% der Karzinome setzen Knochenmetastasen. Mamma-, Bronchial-, Prostata-, Nieren-, Schilddrüsen- und Magenkarzinome weisen eine besonders hohe Rate an Skelettabsiedlungen auf. Die Geschwulstzellen gelangen gewöhnlich auf hämatogenem Weg in den Knochenmarkraum. Besonders befallen werden Wirbelsäule (80%), Femur (40%), Rippen und Sternum (je 25%), Schädel und Becken (je 20%). Periphere Metastasen sind seltener. Auch Sarkome können in den Knochen metastasieren.

Röntgen: Röntgenologisch werden osteoplastische und osteolytische Knochenmetastasen unterschieden. Die nachweisbaren Veränderungen sind vielgestaltig. Die meisten Karzinome rufen osteolytische Knochenmetastasen hervor (unterschiedlich große Osteolyse ohne Abgrenzung, die auf die Kortikalis übergreift). Es gibt kleine rundliche sowie große Destruktionsherde, in denen die Knochenstrukturen aufgehoben sind. Kortikalismetastasen weisen auf ein hypernephroides Nierenkarzinom als Primärtumor hin. Die viel selteneren osteoplastischen Knochenmetastasen findet man vor allem beim Prostatakarzinom, seltener beim Mammakarzinom: Es handelt sich um einen ungleichmäßigen Skleroseherd, der meist schollig und fleckig aufgelokkert ist.

Pathologie: Makroskopisch hat das intraossäre Tumorgewebe eine markige Schnittfläche mit grauroten Nekroseherden. Bei der histologischen Untersuchung kommt es darauf an, das epitheliale Tumorgewebe im Markraum zu erkennen und möglichst einem bestimmten Primärtumor zuzuordnen.

Klinik: Knochenmetastasen rufen Schmerzen hervor. Bei den osteolytischen Formen kann eine pathologische Fraktur die Erstmanifestation eines metastasierenden Tumors sein. Oft entwickelt sich eine begleitende allgemeine Osteoporose und Hyperkalzämie.

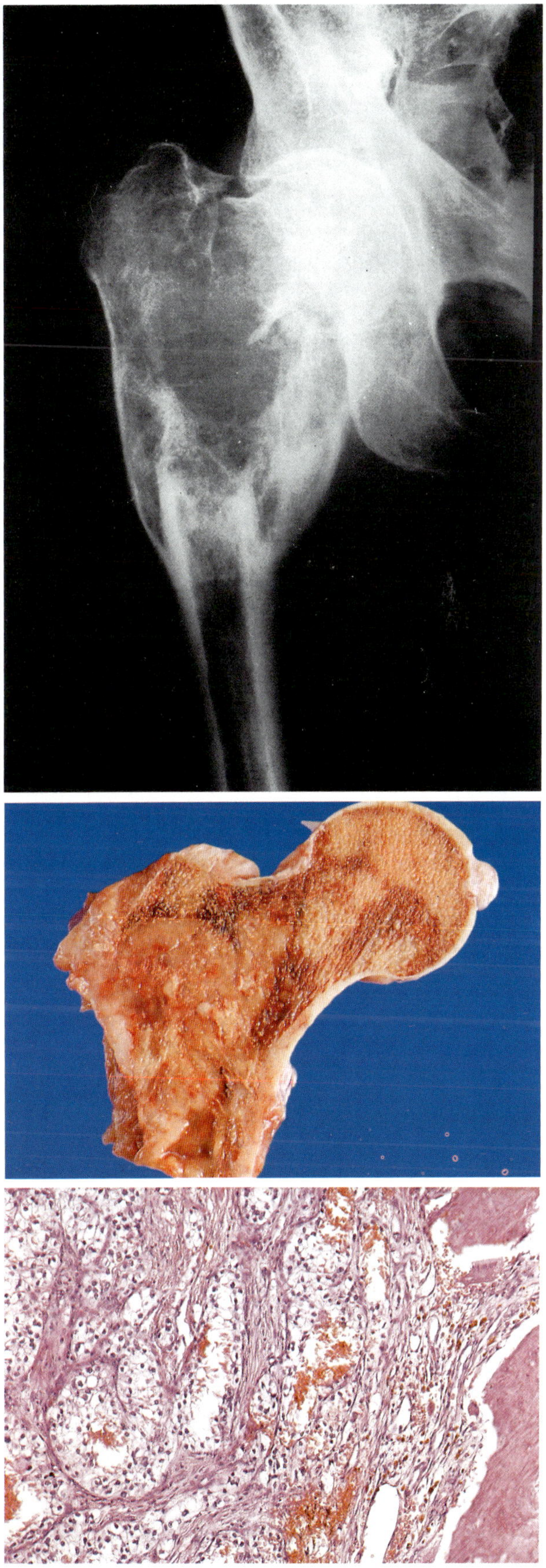

Abb. F-41: Knochenmetastasen. Oben: Knochendestruktion mit pathologischer Knochenfraktur durch osteolytische Metastase eines Nierenkarzinoms. Mitte: Makroskopisches Präparat. Unten: Intraossäre Verbände eines hellzelligen Nierenkarzinoms. HE-Fbg.

8 Tumorähnliche Knochenläsionen

Während echte Knochengeschwülste ein ständiges autonomes Wachstum ohne Spontanregression zeigen, können im Knochen auch Läsionen vorkommen, die klinisch, röntgenologisch und histologisch wie Tumoren imponieren, sich aber spontan wieder rückbilden können. Zu dieser Gruppe der tumorähnlichen Knochenläsionen gehören einige Osteoskleroseherde (z.B. *bone islands,* Melorheostose, tumorartige Osteomyelitis, Ostitis deformans Paget) und Osteolyseherde (z.B. eosinophiles Knochengranulom, resorptive und reparative Riesenzellgranulome, Riesenzellreaktion der kurzen Röhrenknochen, die fibröse Knochendysplasie Jaffé-Lichtenstein). Vor allem sind hier die pathogenetisch unterschiedlichen Knochenzysten zu nennen.

8.1 Juvenile Knochenzyste

Es handelt sich um eine expansiv wachsende, einkammrige Knochenzyste, die sich bei Kindern und Jugendlichen zentral in einer Metaphyse entwickelt und mit seröser Flüssigkeit ausgefüllt ist. Während des Skelettwachstums »wandert« die Zyste zur Diaphyse. Hauptlokalisationen sind proximale Humerus- und Femurmetaphysen.

Röntgen: Der Metaphysenabschnitt ist aufgetrieben; zentral im Knochen sieht man eine große, scharf begrenzte zystische Osteolyse, die von unvollständigen Trabekeln durchsetzt ist. Die Kortikalis ist von innen her verschmälert, jedoch nicht durchbrochen. Keine Periostreaktion.

Pathologie: Im Kürettagematerial finden sich Fragmente einer glatten Zystenwand ohne Epithelbelag, bestehend aus lockerem Bindegewebe mit einigen Rundzellinfiltraten und vereinzelten osteoklastären Riesenzellen. Manchmal ist ein homogenes Material in der Zystenwand abgelagert, das große Ähnlichkeit mit Zahnzement hat. In der Peripherie können Faserknochenbälkchen ausdifferenziert sein.

Klinik: 70% der juvenilen Knochenzysten machen durch eine pathologische Knochenfraktur auf sich aufmerksam; danach kann eine Spontanheilung erfolgen. Nur bei großen Zysten mit drohender Knochenfraktur sollte eine Kürettage vorgenommen werden. Die operative Eröffnung der Zyste allein führt gelegentlich zu deren Rückbildung.

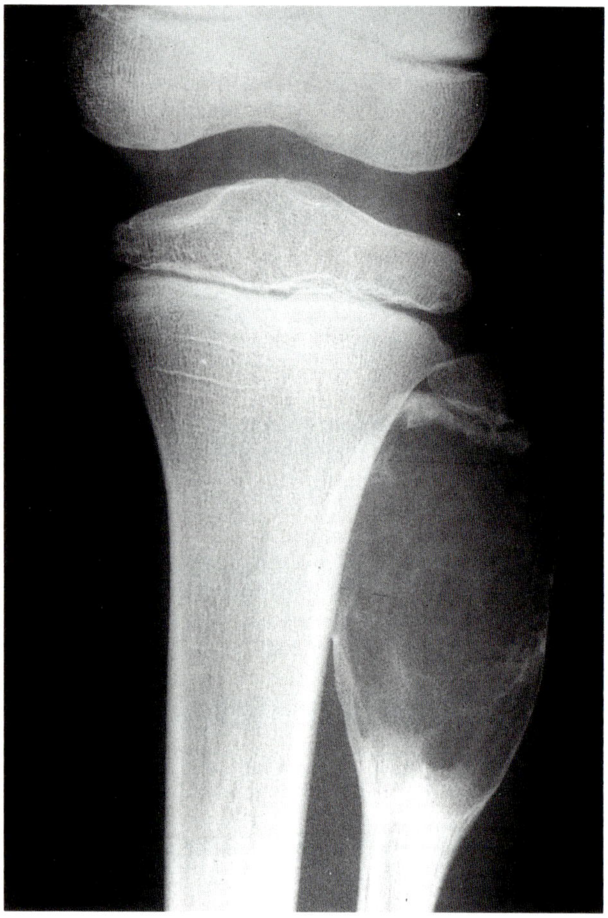

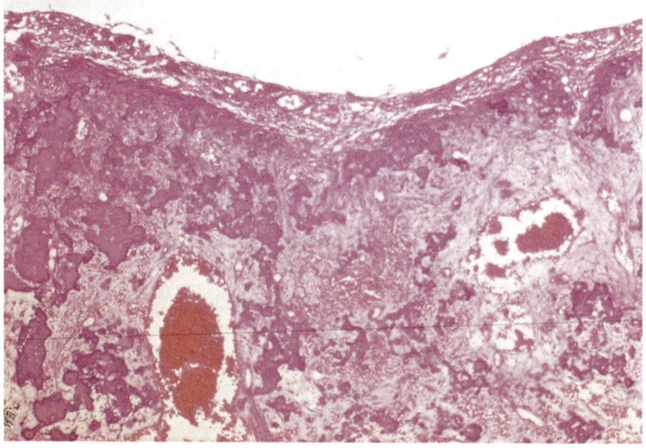

Abb. F-42: Juvenile Knochenzyste. Oben: Röntgenbild mit Auftreibung der proximalen Fibulametaphyse durch eine zentrale Zyste. Unten: Zystenwand mit Ablagerung von zementartigem Material ohne epitheliale Auskleidung. HE-Fbg.

8.2 Aneurysmale Knochenzyste

Zystischer Destruktionsherd in der Metaphyse eines Knochens, der exzentrisch gelegen ist, die angrenzende Kortikalis durchbrochen und sich aneurysmaartig in die benachbarten Weichteile ausgeweitet hat. Der Kortikalisdurchbruch erweckt oft den Eindruck eines malignen Tumorwachstums. Dennoch handelt es sich um eine gutartige Läsion, die eine besondere lokale Reaktion des Knochens auf eine unterschiedliche Vorschädigung darstellt. Bei der Vorschädigung kann es sich um ein lokales Trauma oder auch um einen Knochentumor (u.a. Chondroblastom, Chondromyxoidfibrom, Osteoklastom, fibröse Dysplasie, teleangiektatisches Osteosarkom) handeln. Vielfach ist die Ursache dieser eigenartigen Knochenreaktion nicht erkennbar. Hauptlokalisation: Wirbelsäule, lange Röhrenknochen, Becken. Vorwiegend sind die Metaphysen befallen. Hauptmanifestationsalter ist das zweite Lebensjahrzehnt (70% der Patienten sind jünger als 20 Jahre).

Röntgen: Radiologisch findet sich im Knochen eine exzentrische Osteolyse mit ausgesprochen expansivem Wachstum (*blow out*-Charakter). An einer Seite ist die Kortikalis weitgehend aufgelöst, und die Läsion hat sich hernienartig unterhalb des Periosts nach außen vorgebuchtet. Durch Knochenbildung im Periost markiert sich die extraossäre Begrenzung der »Aussakkung« in den Weichteilen. Bei Befall eines Wirbelkörpers überragt die Läsion bienenkorbähnlich den Wirbelzwischenraum und projiziert sich in den benachbarten Wirbel. Im Innern des Knochens ist die Osteolyse unscharf begrenzt und hat keine Randsklerose. Die Zyste hat keine Innenstruktur.

Pathologie: Makroskopisch stellt sich die exstirpierte Läsion als ein »Blutschwamm« dar, der die Knochengrenzen überragt und kaum Knochenanteile enthält. **Histologisch** bestimmen große, glatt begrenzte zystische Hohlräume ohne Epithelauskleidung das Bild. Sie sind teils leer, teils blutgefüllt. Die Zystenwand besteht aus einem lockeren Binde- und Granulationsgewebe mit zahlreichen Kapillaren und Kapillarsprossen und lymphoplasmazellulären Infiltraten. In der Innenschicht finden sich im Granulationsgewebe zahlreiche osteoklastäre Riesenzellen. Im Biopsiematerial können größere Areale mit mehrkernigen Riesenzellen vorliegen und den Eindruck eines Osteoklastoms erwecken. Die Außenschicht besteht aus faserreichem Bindegewebe, in dem sich Faserknochenbälkchen ausbilden können.

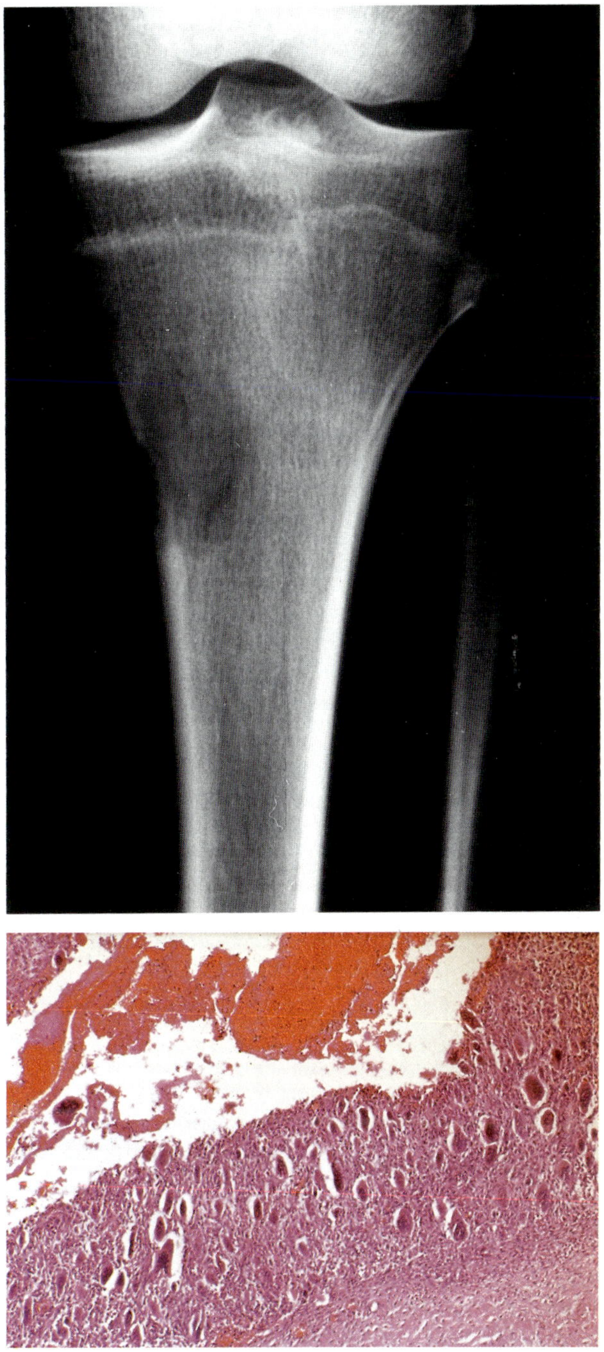

Abb. F-43: Aneurysmale Knochenzyste. Oben: Röntgenbild der proximalen Tibiametaphyse. Exzentrische Zyste mit Kortikalisarrosion. Unten: Zystenwand mit riesenzelligem Granulationsgewebe, ohne epitheliale Auskleidung. HE-Fbg.

Klinik: Die Läsion macht meist durch eine schmerzhafte Schwellung auf sich aufmerksam. In 5% der Fälle erfolgt eine pathologische Knochenfraktur. Obwohl es sich um keinen echten Knochentumor handelt, sollte der Herd durch Kürettage oder En-bloc-Exzision entfernt werden. Nach unvollständiger Entfernung können in 21% der Fälle Rezidive auftreten. Eine spontane maligne Entartung ist nicht zu erwarten. Eine Strahlentherapie ist nur bei Inoperabilität (z.B. in der Wirbelsäule) indiziert.

8.3 Sonderformen von Knochenzysten

8.3.1 Intraossäres Ganglion

Benigne Knochenzyste, die sich in einem degenerativ veränderten Gelenkbereich entwickelt. Im **Röntgenbild** ist die Zyste durch eine Randsklerose scharf gezeichnet. **Histologisch** sieht man einen glatt begrenzten Hohlraum ohne Epithelauskleidung, der mit einer serösen Flüssigkeit angefüllt ist. Die Zystenwand besteht aus einem stark myxomatös aufgelockerten Bindegewebe. Diese relativ häufige Läsion verursacht Gelenkschmerzen und sollte ausgekratzt werden.

8.3.2 Synoviale Knochenzyste

Bei dieser gelenknahen Knochenzyste findet sich histologisch eine Auskleidung durch Synoviamesothel.

8.3.3 Subchondrale Knochenzyste

Die solitäre, subchondral in der Epiphyse gelegene Knochenzyste ist glatt, bindegewebig begrenzt und zeigt keine spezifischen histologischen Strukturen. Sie läßt sich nur in Verbindung mit dem Röntgenbild diagnostizieren.

8.3.4 Intraossäre Epidermiszyste

Es handelt sich um eine gutartige solitäre Knochenzyste, die von einem mehrschichtigen verhornten Plattenepithel ausgekleidet wird und Hornschuppen in ihre Lichtung einschließt. Sie kommt in der Schädelkalotte und den Phalangen vor und ruft leichte lokale Schmerzen hervor. Nach Kürettage erfolgt die Ausheilung.

8.3.5 Kalkaneuszyste

Im Röntgenbild erkennt man – als Zufallsbefund – eine große, scharf gezeichnete Zyste, die knöchern begrenzt ist und keine histologisch differenzierten Strukturen zeigt. Sie kann durch eine pathologische Fraktur kompliziert werden. Ein mit Spongiosa aufgefüllter Hohlraum verknöchert.

8.3.6 Gorlin-Goltz-Syndrom (Basalzellnävus-Syndrom)

Autosomal dominante Erkrankung, bei der es bereits in der Kindheit zur Entwicklung multipler Basalzellkarzinome kommt. Charakteristisch sind die gleichzeitig im Kiefer vorkommenden Zysten, die von einem abgeflachten Plattenepithel ausgekleidet werden.

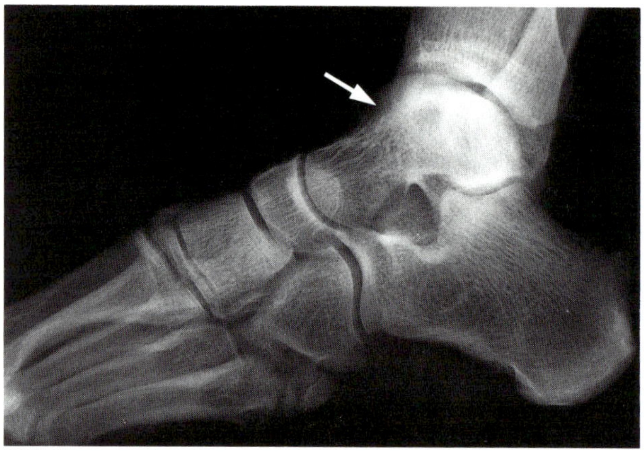
a)

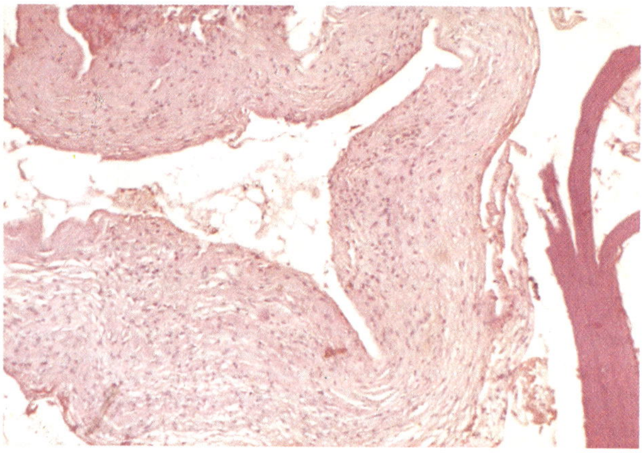
b)

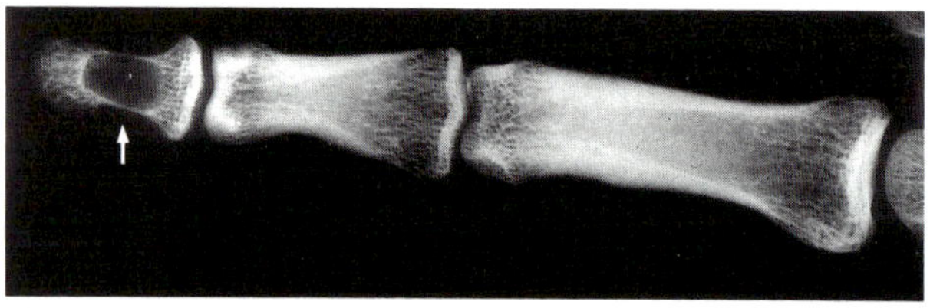
c)

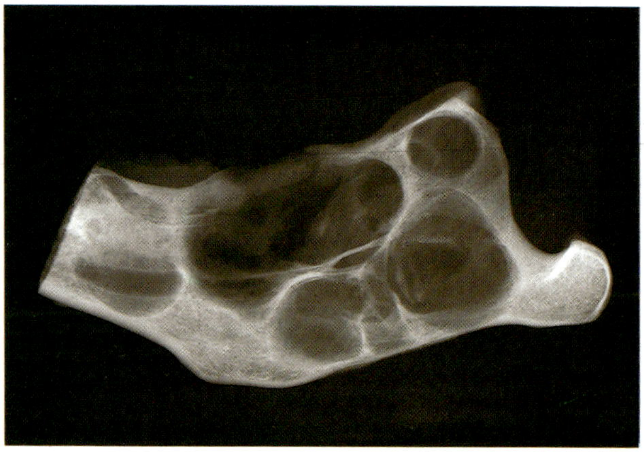
d)

Abb. F-44: Besondere Knochenzysten. a) Intraossäres Ganglion mit subchondraler Knochenzyste im Talus (Pfeil). **b)** Glattwandige Zyste bei intraossärem Ganglion. HE-Fbg. **c)** Zentrale Epithelzyste der Fingerendphalanx. **d)** Multiple Unterkieferzysten bei Gorlin-Goltz-Syndrom.

G. Gelenkerkrankungen

1 Degenerative Gelenkerkrankungen

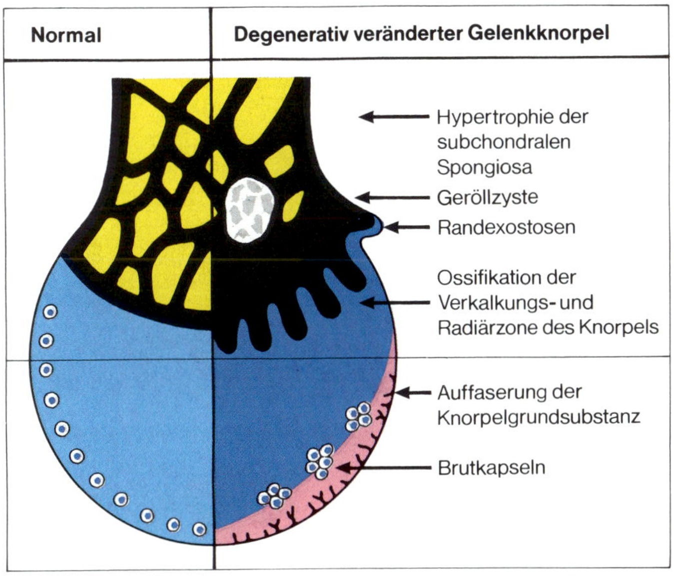

Abb. G-1: Schematische Darstellung der Arthrose

Bei degenerativen Gelenkerkrankungen handelt es sich besonders häufig um »Abnutzungserscheinungen« des Gelenkknorpels, die vor allem im höheren Alter in Erscheinung treten. Als Folge entwickeln sich Arthrosen, die zu einer erheblichen Einschränkung der Gelenkfunktion und zu heftigen Schmerzen führen. Man unterscheidet:

Primäre Arthrosen. Zu primären Arthrosen kommt es, wenn – in höherem Alter – der Stoffwechsel im Gelenkknorpel seine Gewebeerhaltungsfunktion nicht mehr ausreichend erfüllt und der Gelenkknorpel unter funktioneller Belastung zermürbt. Diese Form der Gelenkdegeneration wird am häufigsten angetroffen.

Bei den **sekundären Arthrosen** kommt es zu einer primären Schädigung des Gelenkknorpels, die sekundär zu einer Degeneration führt. Unter Berücksichtigung der Ursache, lassen sie sich unterteilen in:

- **Metabolische Arthrosen,** die sich bei Stoffwechselstörungen durch Ablagerung chondropathischer Metaboliten im Gelenkknorpel entwickeln: Gicht (Ablagerung von Uraten) und Ochronose (Ablagerung von Homogentisinsäure)
- **Fehlbelastungsarthrosen,** die sich bei andauernder unphysiologischer Belastung eines Gelenks entwikkeln (z. B. bei Mißbildungen des Skeletts)
- **Posttraumatische Arthrosen,** die nach einer traumatischen Verletzung des Gelenkknorpels auftreten
- **Neuropathische Arthrosen** *(Charcot-Gelenke)*, die bei gestörter Schmerzempfindlichkeit (Syringomyelie, Polyneuritis bei Diabetes mellitus, Tabes dorsalis und andere zentralnervöse Erkrankungen) vorkommen.

Zu den degenerativen Gelenkerkrankungen gehören auch die Osteochondrosis dissecans mit subchondraler Knochennekrose sowie die degenerative Meniskopathie. Derartige Veränderungen in der Wirbelsäule führen zum Bild der Spondylarthrosis deformans.

1.1 Arthrosis deformans

Begriffsbestimmung – Pathogenese: Diese sehr häufige Gelenkerkrankung entsteht durch eine primäre Schädigung des Gelenkknorpels, wobei eine unphysiologische Kräfteeinwirkung auf den subchondralen Knochen einen langsamen Umbau zur Folge hat, der zu einer starken Deformierung der gesamten Gelenkkonturen führt. Es kommt zunächst zu einer **albuminoidkörnigen Degeneration** des Gelenkknorpels mit Demaskierung der Fibrillen. Nach Zugrundegehen der Knorpelzellen entsteht die sog. **Asbestfaserung des Knorpels** mit Zystenbildung und Abnahme der Scherfestigkeit. Da die Druckbelastung des Gelenks nicht mehr voll in Schub transformiert werden kann, kommt es subchondral zu einer **reaktiven Osteosklerose** mit Ausbildung von Randosteophyten und partieller Ossifikation des Gelenkknorpels. Häufig ist die Arthrosis deformans nur auf ein Gelenk beschränkt und verteilt sich dann folgendermaßen:

- **Gonarthrose:** Kniegelenk
- **Coxarthrosis deformans:** Hüftgelenk
- **Spondylarthrose:** Wirbelgelenke
- **Sprunggelenkarthrose**
- **Arthrose im Großzehengrundgelenk**
- **Fingerarthrose**
- **Omarthrose:** Schultergelenk
- **Bouchard-Knoten:** Randexostosen der proximalen Interphalangealgelenke
- **Heberden-Arthrosen (-Knötchen):** distale Interphalangealgelenke
- **Rhizarthrose:** Daumengrundgelenk
- Bei **generalisierten Arthrosen** (Polyarthrosen) sind am häufigsten die kleinen Fingergelenke betroffen.

Röntgen: Kennzeichnend sind die Entrundung des stark verformten Gelenkkopfes mit wulstigen *Randosteophyten* und die Verschmälerung des Gelenkspalts. Dieser Befund wird am häufigsten bei der Coxarthrosis deformans beobachtet. Innerhalb des Hüftkopfs finden sich unregelmäßige Verdichtungen der subchondralen Knochenstrukturen mit zystischen Aufhellungen. Häufig kann man subchondral regelrechte sog. *Geröllzysten* nachweisen, die von einer *Randsklerose* umgeben sind. Im Hüftpfannendach findet sich eine *bandförmige Sklerose.* Auch hier können sich Randosteophyten entwickeln.

Pathologie: Makroskopisch zeigt sich ein meist stark deformierter Hüftkopf mit groben Randwülsten. Der Gelenkknorpel ist aufgerauht, von groben Defekten durchsetzt und weitgehend rarefiziert. Er ist oft großflächig vollkommen abgerieben, so daß hier der bloße Knochen offenliegt. Auf der Sägefläche beobachtet man eine *sklerotische Verdichtung der Knochenstrukturen* und dazwischen einzelne *Geröllzysten.* **Histologisch** weist der verbliebene Gelenkknorpel ausgeprägte degenerative Veränderungen auf: Eosinophilie des Grundgewebes, Verlust von Knorpelzellen, oberflächliche Fibrillenbildung mit zunächst fissurartigen, später flächenförmigen *Usuren* sowie eine *myxoide Degeneration* mit Pseudozysten. Als Ausdruck der Belastung bilden sich *Brutkapseln* (herdförmige Ansammlungen von Knorpelzellen). Das subchondrale Knochengewebe ist osteosklerotisch verdichtet und zeigt einen fortschreitenden Knochenumbau (breite Knochenbälkchen mit ausgezogenen Kittlinien, angelagerten Osteoblasten und Osteoklasten in Resorptionslakunen). Zwischen den Knochenbälkchen besteht eine Markfibrose mit Tiefenvaskularisation. Der Gelenkknorpel ist partiell spongiosiert. Häufig werden subchondral große *Geröllzysten* angetroffen, die von Granulationsgewebe begrenzt sind und amorphes eosinophiles Material mit nekrotischen Knochenbälkchen enthalten oder leer sind. Die Gelenkkapsel ist meist bindegewebig verdickt.

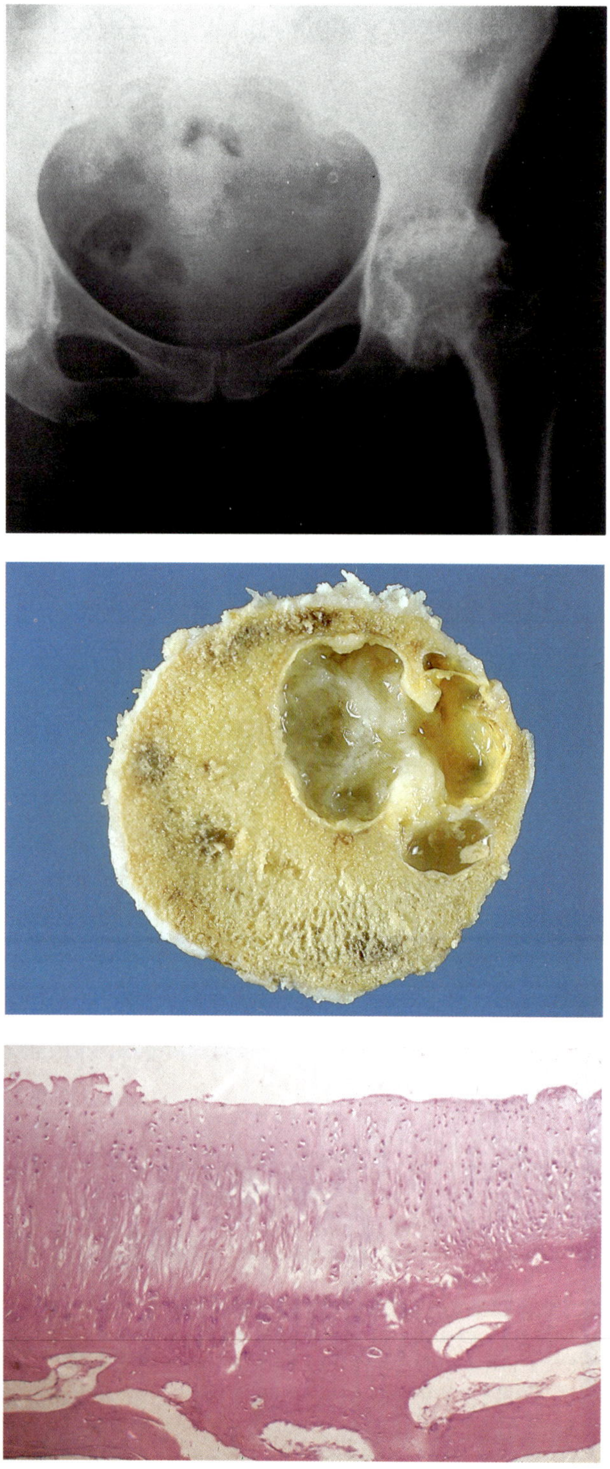

Abb. G-2: Arthrose. Oben: Ausgeprägte Koxarthrose. Mitte: Femurkopf mit großen subchondralen »Geröllzysten«. Unten: Auffaserung (asbestartige Degeneration) des hyalinen Gelenkknorpels. HE-Fbg.

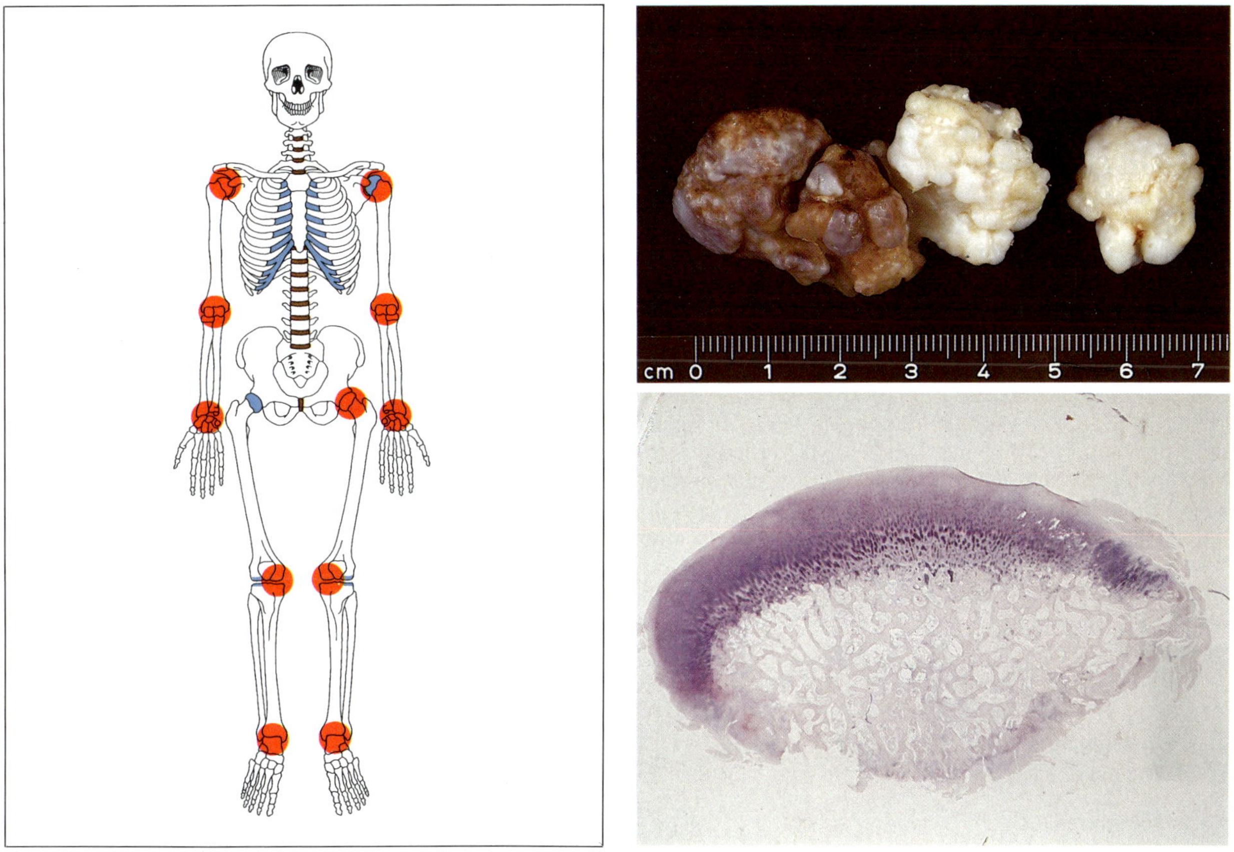

Abb. G-3: Osteochondrosis dissecans. Links: Wichtigste Lokalisationen einer Osteochondrosis dissecans. Rechts oben: »Gelenkmäuse« (abgesprengte Knorpel- und Knochenstücke im Gelenkraum). Rechts unten: »Gelenkmaus« aus nekrotischen spongiösen Knochenstücken, die von einer Knorpelschicht bedeckt werden. HE-Fbg.

1.2 Osteochondrosis dissecans

Begriffsbestimmung: Es handelt sich um eine umschriebene subchondrale Knochennekrose, die sich zusammen mit dem bedeckenden Gelenkknorpel aus dem Verband herauslöst und als »Gelenkmaus« frei in den Gelenkraum verlagert. Hier führt sie einerseits zur Bewegungseinschränkung und andererseits zur Schädigung des Gelenkknorpels mit konsekutiver Arthrose. Häufig sind die großen Gelenke Jugendlicher und junger Erwachsener befallen (in 90% der Fälle das Kniegelenk), wobei die Pathogenese unbekannt ist (lokale Minderdurchblutung im Pubertätsalter?). Derartige Veränderungen können sich auch nach einem lokalen Trauma entwickeln.

Röntgen: Im Gelenkspalt ist der »freie Gelenkkörper« als ungleichmäßig konturierte Verschattung deutlich erkennbar. Zusätzlich läßt sich der osteochondrale Defekt (sog. Mausbett) in der Gelenkoberfläche identifizieren.

Pathologie: Die »Gelenkmaus« besteht histologisch aus Knochengewebe mit einer überdeckenden Gelenkknorpelschicht, umgeben von Bindegewebe. Das Knorpelgewebe zeigt oft einige degenerative Veränderungen, ist jedoch vital (erhaltene Chondrozyten). Demgegenüber ist das subchondrale Knochengewebe nekrotisch: Es weist breite Knochenbälkchen mit verwaschener lamellärer Schichtung und ohne Osteozyten auf. Die Osteozytenlakunen sind leer. Dazwischen findet sich amorphes eosinophiles Material oder lockeres fibröses Gewebe.

Klinik: »Freie Gelenkkörper« rufen Bewegungseinschränkungen, Schmerzen und sekundäre degenerative Gelenkdestruktionen hervor. Der verbliebene Gelenkdefekt (»Mausbett«) und der »Freikörper« können zu einer konsekutiven Arthrose führen.

1.3 Arthrosen bei Bluterkrankungen

Arthrosen bei Hämophilie (Blutergelenk)

Bei ca. 80% der Patienten mit *Hämophilie A* oder *B* entwickelt sich nach dem 10. Lebensjahr eine Arthropathie infolge rezidivierender Blutungen. Diese kann traumatisch bedingt sein oder spontan auftreten. Zunächst kommt es in der **Initialphase** zu Blutungen in die Synovialmembran, die sich in den Gelenkraum **(akute Hämarthrose)** ausdehnen können. In der **chronischen Phase** sind die älteren Blutungen an den Hämosiderinablagerungen und an der progredienten Gelenkzerstörung erkennbar. Betroffen sind Knie-, Ellenbogen-, Sprung- und Hüftgelenke. Makroskopisch sieht man eine bräunlich verfärbte Synovialmembran, Knorpeldefekte und Pannusbildung. Das klinische Bild ist durch eine schmerzhafte Einschränkung der Motilität, Achsenabweichung im betroffenen Gelenk und Belastungsunfähigkeit gekennzeichnet. Im **Endstadium** liegt eine Kontraktur infolge einer Kapselfibrose vor.

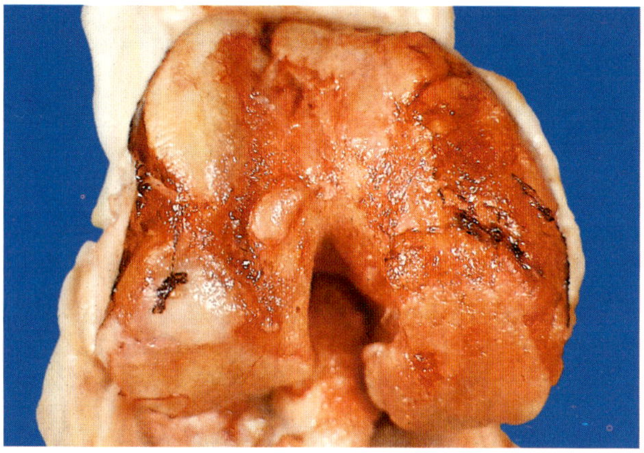

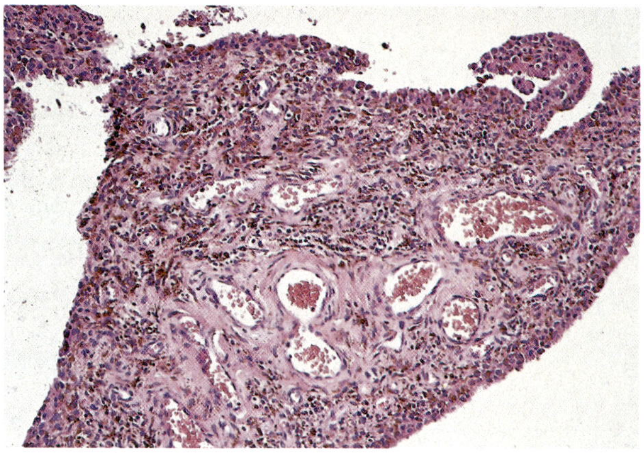

Abb. G-4: »Blutergelenk«. Oben: Weitgehende Zerstörung des Knorpels der Femurkondylen. Unten: Ausgedehnte Hämosiderineinlagerungen in einer Synovialzotte als Ausdruck einer rezidivierenden Blutung. HE-Fbg.

1.4 Metabolische Arthrosen

1.4.1 Ochronose (ochronotische Arthropathie, alkaptonurische Ochronose)

Es handelt sich um eine hereditär verankerte Erkrankung des Phenylalanin- und Tyrosinstoffwechsels (Homogentisinsäure-Oxidase-Defekt), die sich in 30% der Fälle im Alter von 45 (Männer) bis 55 Jahren (Frauen) als Arthropathie manifestiert. Das Stoffwechselprodukt *Homogentisinsäure* wird mit dem Harn ausgeschieden (Alkaptonurie). Durch Ablagerung eines Polymerisationsprodukts entstehen Veränderungen im Gewebe (Pigmentierung, Quervernetzung der kollagenen Fasern). Im Bereich der Gelenke kommt es zu einem Elastizitätsverlust des schwarz verfärbten hyalinen Gelenkknorpels oder des Faserknorpels (z. B. der Menisci). Besonders betroffen sind Knie-, Schulter- und Hüftgelenke.

Exogene Pseudoochronosen werden nach Phenazetinabusus oder nach langfristiger Malariatherapie beobachtet.

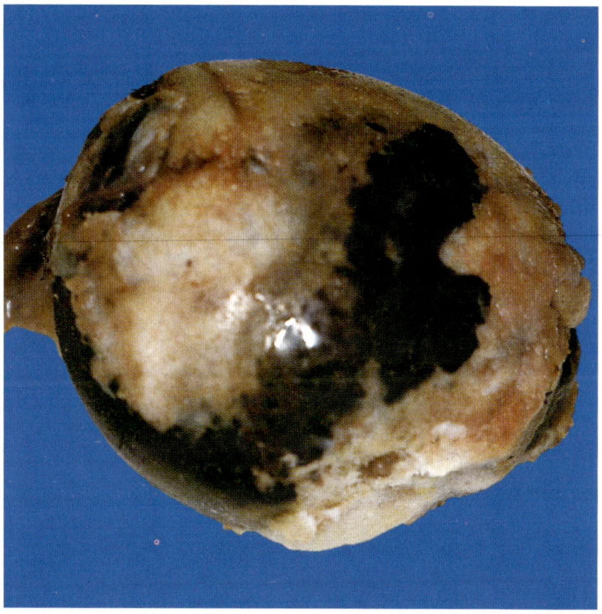

Abb. G-5: Ochronose. Schwarzverfärbung der Oberfläche eines Femurkopfs.

1.4.2 Diabetische Osteoarthropathie

Bei Diabetes mellitus kann es infolge einer traumatischen Fehlbelastung der Gelenke zu Knochen- und Gelenkveränderungen kommen: Gelenkdestruktion mit ausgeprägter Osteophytenbildung an den Gelenkrändern und Osteolyse. Als Ursache wird eine sensorische Neuropathie (neuropathische Arthropathie durch Ausfall der Tiefensensibilität) angenommen. Besonders betroffen sind die Interphalangeal-, Metatarsophalangeal- und Fußwurzelgelenke.

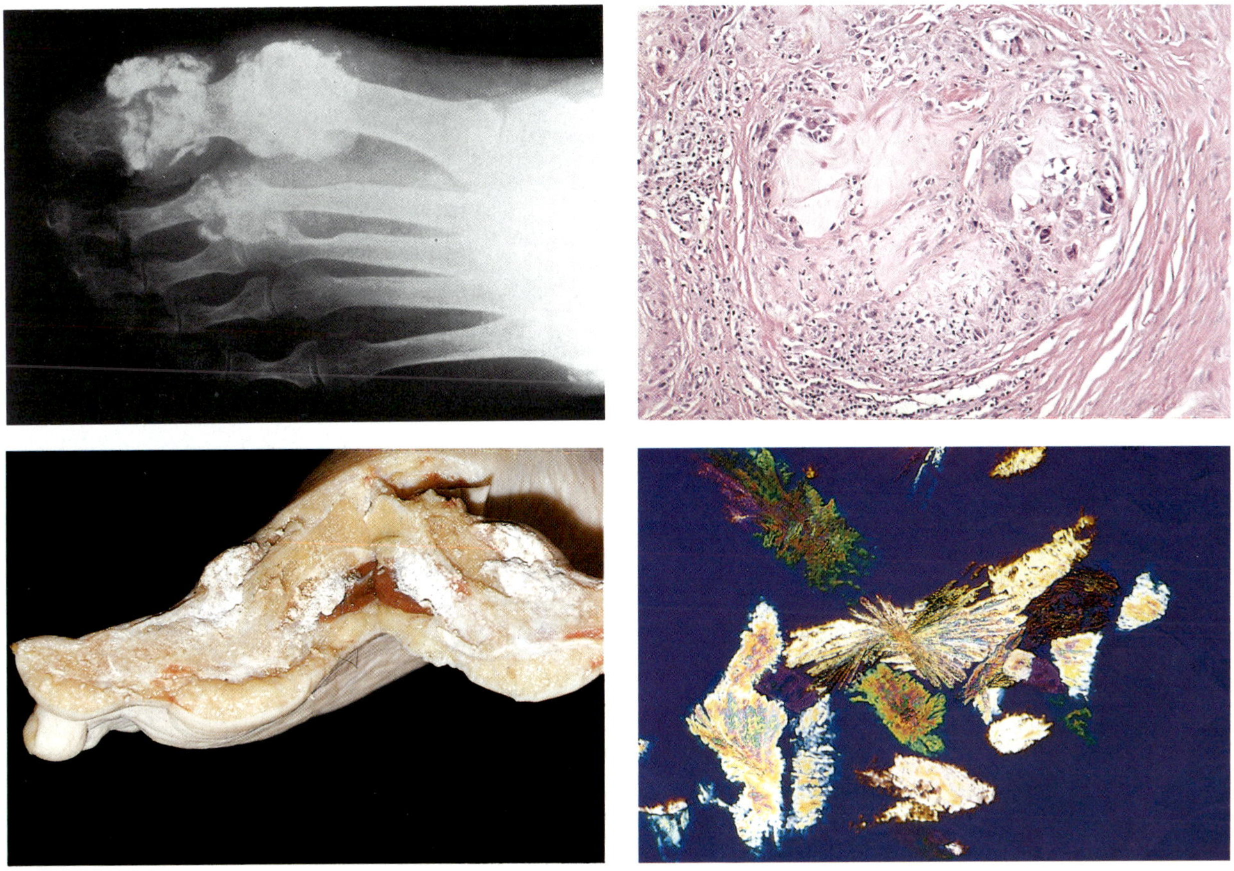

Abb. G-6: Gicht. Links oben: Ausgedehnte Tophi mit besonderer Beteiligung des Grundgelenks der großen Zehe. Links unten: Sagittal aufgeschnittener Fuß mit kalkweißen Ablagerungen. Rechts oben: Gichtgranulom mit mehrkernigen Riesenzellen, die sich um (durch Präparation herausgelöste) Harnsäurekristalle lagern. Rechts unten: Büschel- und tafelförmige Harnsäurekristalle. HE-Fbg. Polarisationsmikroskopie.

1.4.3 Gicht (Arthritis urica)

Als Gicht bezeichnet man Weichteil-, Gelenk- und Organveränderungen, die sich im Rahmen einer primären oder sekundären Hyperurikämie (Normalwerte unter 6,5 mg%) entwickeln. Betroffen sind in 95% der Fälle Männer im mittleren Lebensalter. Die Gelenkveränderungen werden zusammen mit der Oxalose und der Hydroxylapatit-Synovitis zu den **Kristall-Arthropathien** gezählt. Etwa 15% der Patienten mit Hyperurikämie entwickeln Tophi sowie eine polyartikuläre Gicht. In über 80% der Fälle ist das Großzehengrundgelenk *(Podagra)* betroffen, seltener (10–20%) Sprung-, Fußwurzel- und Kniegelenke. Bei 20% der älteren Gichtkranken werden atypische Lokalisationen (Ellenbogen- und Handwurzelgelenk) beobachtet.

Pathologie: Makroskopisch zeigt der Gelenkknorpel kreideweiße Auflagerungen aus Mononatriumurat. In der Synovialmembran finden sich kleine **Tophi,** die im Zentrum aus büschelförmigen Ansammlungen von Harnsäurenadeln (nach wasserfreier Fixierung!) bestehen. Sie werden von Fremdkörperriesenzellen und Entzündungszellen umgeben. Ältere Tophi zeigen Kalkablagerungen. Gichttophi kommen in der Subkutis, in der Ohrmuschel, in Sehnen und Bursen sowie – in fortgeschrittenen Fällen – auch im Knochen (Rx: Lochdefekte) vor. Unter den extraartikulären Lokalisationen sind die Nierenveränderungen (Gichtniere) klinisch von besonderer Bedeutung.

Klinik: Der **akute Gichtanfall** geht mit den Zeichen einer sehr schmerzhaften Arthritis des Großzehengrundgelenks, seltener anderer Gelenke, einher: Schwellung, Rötung und Belastungs- oder Spontanschmerz. Im **chronischen Verlauf** steht die Tophusbildung im Vordergrund.

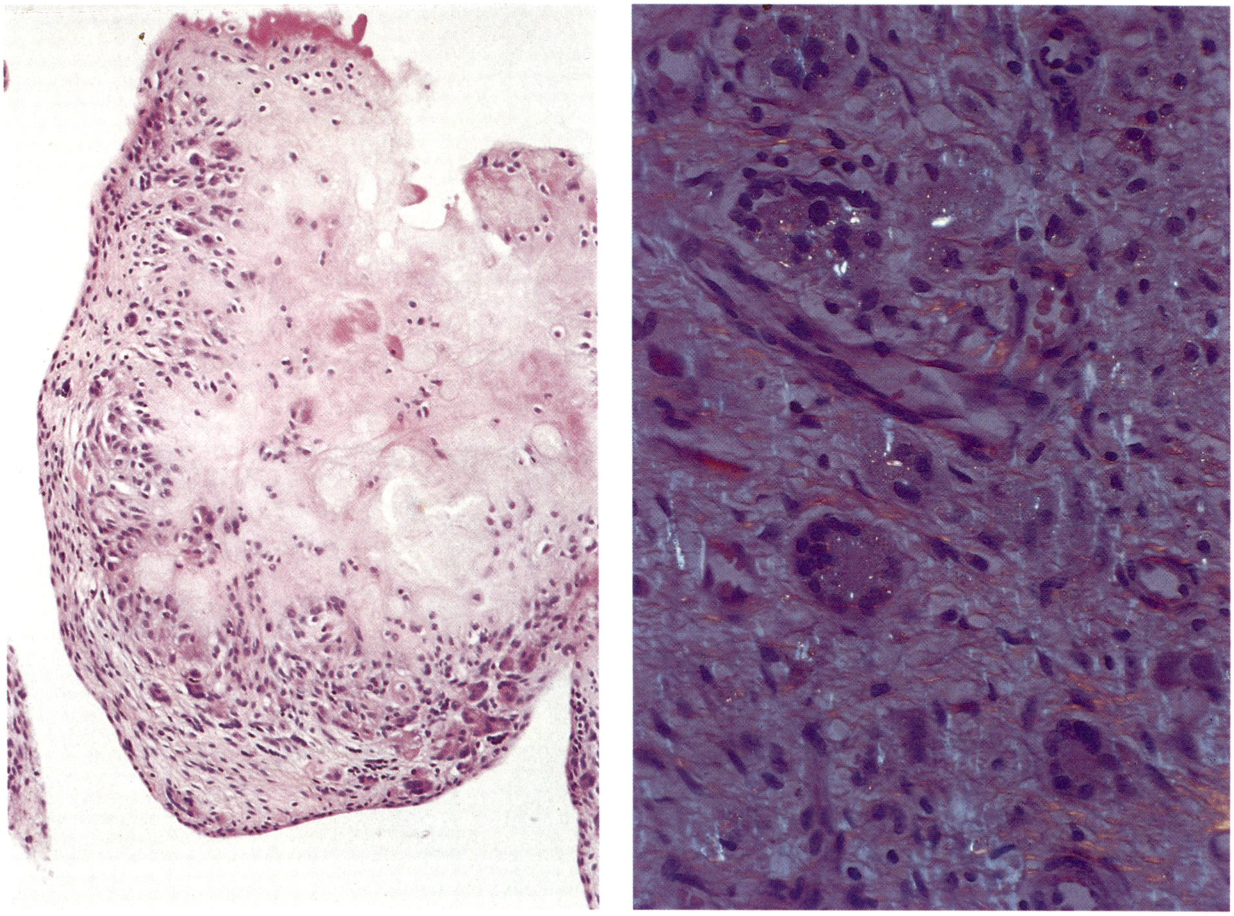

Abb. G-7: Kalziumpyrophosphat-Arthropathie. Links: Zellige Infiltration einer Synovialzotte mit eingeschlossenen Riesenzellen. Rechts: **Endoprothesensynovitis.** Zum Teil freiliegende, zum Teil in Riesenzellen eingeschlossene und im polarisierten Licht doppelbrechende Ablagerungen. HE-Fbg. POL.

1.4.4 Kalziumpyrophosphat-Arthropathie (Pseudogicht, Chondrokalzinose)

Bei dieser Erkrankung kommt es zu einer Ablagerung von Kalziumpyrophosphat-Dihydrat-Kristallen im Bereich des Gelenkknorpels und der Gelenkkapsel. Formalpathogenetisch unterscheidet man hereditäre, idiopathisch-sporadische und senile (nach dem 80. Lebensjahr) Formen. Ferner kommen diese Veränderungen auch bei bestimmten Stoffwechselerkrankungen (Hyperparathyreoidismus, Gicht, Hämochromatose u. a.) vor. Alle Gelenke können betroffen sein, besonders häufig – im Gegensatz zur Gicht – die großen Gelenke: Knie- (100%), Hüft- (70%), Schulter- (50%) und Ellenbogengelenke (30%).

Pathologie: Histologisch sieht man basophile, leicht doppelbrechende Ablagerungen, die besonders deutlich im hyalinen Knorpel der Gelenke sowie im Faserknorpel der Menisci nachzuweisen sind.

Klinik: Diese Arthropathie verläuft vorwiegend unter dem klinischen Bild einer aktivierten Arthrosis deformans, seltener als neuropathische Arthropathie oder als chronische Polyarthritis. Nicht selten bleibt sie aber lange Zeit stumm. Die Diagnose wird durch röntgenologisch erkennbare Kapsel- und Knorpelverkalkungen sowie durch den Nachweis von Kalziumpyrophosphat-Kristallen in der Synovialflüssigkeit gesichert.

Endoprothesensynovitis: Im Rahmen einer Arthroplastik wird ein Gelenk vollständig oder teilweise durch Metall oder Kunststoff ersetzt. Die Prothese wird mit Knochenzement (neuerdings auch zementlos) verankert. Eine Schädigung des Knochens oder der Synovialis kann durch mechanische Traumatisierung, toxische Wirkung oder als Fremdkörperreaktion (Abrieb von Prothesenmaterial) stattfinden. In diesen Fällen treten Fremdkörperriesenzellen auf, die doppelbrechendes Fremdmaterial speichern.

2 Entzündliche Gelenkerkrankungen

Eine Gelenkschädigung durch eine Entzündung wird als **Arthritis** bezeichnet. Hierbei findet die Störung primär in der Gelenkkapsel statt und greift sekundär auf den Gelenkknorpel über. Das Gefäßbindegewebe des Stratum synoviale bildet die Voraussetzung für die Entzündung als Reaktion auf verschiedene Noxen. Wenn die Entzündung auf die Gelenkkapsel beschränkt bleibt, spricht man von einer **Synovitis.** Dabei kann es zu einer Proliferation der synovialen Zellen und Synoviazotten mit Gelenkerguß kommen *(hyperplastische Synovitis).* Es entwickelt sich ein entzündliches Granulationsgewebe *(Pannus),* das zerstörend auf den Gelenkknorpel übergreift. Im weiteren Verlauf kann der Pannus auch das subchondrale Knochengewebe erfassen und sich intraossär – unter dem Bild einer **Osteoarthritis** – ausbreiten. Bei diesem Entzündungsprozeß werden die Gelenkstrukturen zerstört, es kommt zu einer schmerzhaften Bewegungseinschränkung mit Gelenkverformung.

Pathogenese: Als Ursache sind verschiedene Noxen zu nennen. So können sich nach einem Trauma eine seröse Synovitis und Arthritis entwickeln. Rezidivierende Blutungen führen zu einer Entzündungsreaktion (z. B. »Blutergelenk«). Schließlich können die verschiedenen belebten Erreger eine histologisch unspezifische oder spezifische Arthritis hervorrufen. Bei starker Eiterung kommt es zu einer Arthritis purulenta mit Eiteransammlung im Gelenkraum **(Gelenkempyem).** Häufigste Erreger sind *Staphylokokken, E. coli* (bei Jugendlichen und Erwachsenen) und *Pneumokokken* (bei Kindern). Bevorzugte Hauptlokalisationen sind Knie-, Sprung-, Hand-, Ellenbogen-, Schulter- und Hüftgelenk. Ursache einer spezifischen Arthritis sind neben verschiedenen anderen die Erreger von Tuberkulose, Lues und Gonorrhö. Schließlich führen auch immunologische Reaktionen in der Synovia zu einer unspezifischen Entzündung, die als **rheumatoide Arthritis** bezeichnet wird.

Ankylose: Nach Zerstörung der Gelenkstrukturen durch den Pannus und dessen Organisation entsteht eine zunächst narbige Verbindung zwischen den artikulierenden Flächen *(fibröse Ankylose),* die später verknöchern kann (*knöcherne Ankylose* bei Arthritis tuberculosa).

2.1 Unspezifische Arthritiden

2.1.1 Akute eitrige Arthritis

Eine Arthritis purulenta entwickelt sich nach einer bakteriellen Infektion (Staphylokokken, Streptokokken u. a.). Es kommt zu einer schmerzhaften Verdickung der Gelenkkapsel mit einem serofibrinösen Gelenkerguß, der schnell in Eiter umgewandelt wird (Gelenkempyem).

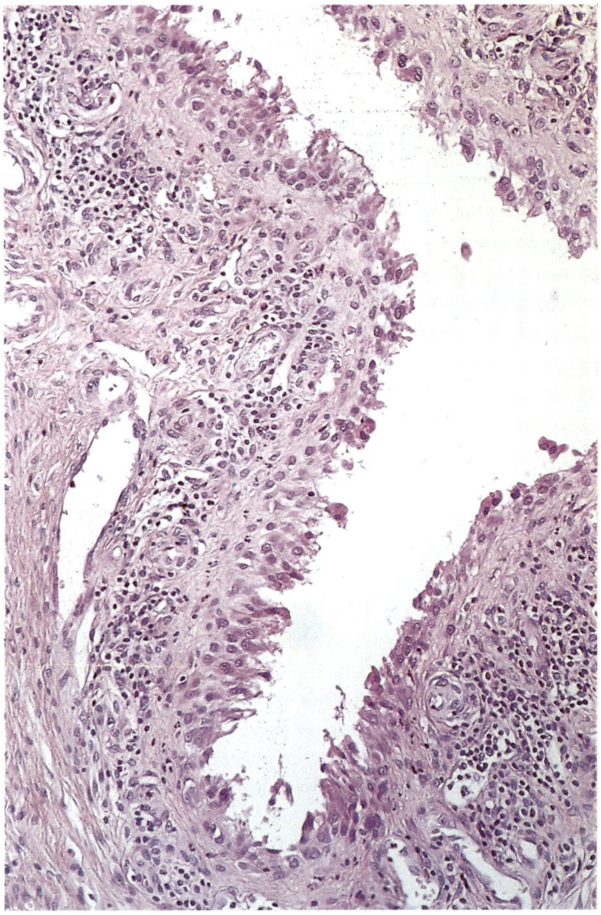

Abb. G-8: Unspezifische Osteoarthritis. Chronische Synovitis mit reaktiver Hyperplasie der bedeckten Synovialmesothelien. HE-Fbg.

Diese Veränderungen lassen sich schattenhaft im Röntgenbild erkennen. Im weiteren Verlauf kann die Erkrankung nach Therapie ausheilen oder in einen fortschreitenden chronischen Entzündungsprozeß übergehen.

2.1.2 Chronische unspezifische Arthritis

Bei der **chronischen Arthritis** sind die Synovia und die Gelenkkapsel verdickt und von einem unspezifischen Granulationsgewebe mit Lymphozyten, Plasmazellen und Histiozyten durchsetzt. Eine bakterielle Infektion ist die häufigste Ursache, auch wenn im Gelenkerguß nicht immer pathogene Bakterien nachzuweisen sind. Das proliferierende Granulationsgewebe dringt in den Gelenkraum und infiltriert destruierend den Gelenkknorpel. Bei Osteoarthritis dringt es bis zum Knochen vor. Im **Röntgenbild** ist der Gelenkspalt verbreitert, die Kapsel verdickt. Der Gelenkknorpel zeigt Destruktionsherde, das subchondrale Knochengewebe erscheint als sklerotisch verdichtet. Als Komplikation kann sich eine fibröse oder knöcherne Ankylose entwickeln. **Histologisch** findet man ein unspezifisches Granulationsgewebe und Narbengewebe. Bei Defektheilung entsteht längerfristig eine Arthrosis deformans.

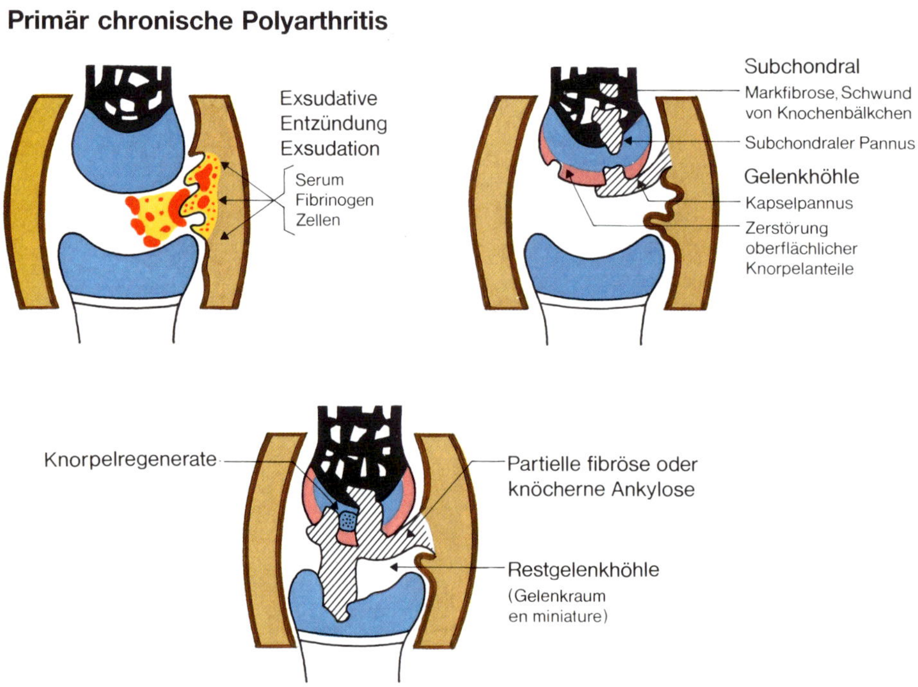

Abb. G-9: Primär chronischer Gelenkrheumatismus. Schematische Darstellung der progredienten Gelenkveränderungen.

2.2 Rheumatoide Arthritiden

Häufig entwickeln sich in einem oder mehreren Gelenken eine histologisch unspezifische Synovitis und eine Arthritis. Sie weisen einen langsamen chronischen Verlauf mit uncharakteristischen Symptomen auf und führen zu progredienter Gelenkzerstörung mit konsekutiver Gelenkversteifung. Offenbar handelt es sich dabei um eine immunologische Entzündung. Diese Krankheitsgruppe wird als **rheumatoide Arthritis** bezeichnet, ohne eine Aussage hinsichtlich der Ätiologie zu machen. Im betroffenen Gelenk werden keine Erreger, sondern nur Immunglobuline (IgA, IgG, IgM) nachgewiesen. In diesen Formenkreis gehören:

2.2.1 Begleitarthritis bei rheumatischem Fieber
(Rheumatismus verus, akuter Gelenkrheumatismus)

Besonders betroffen sind Kinder und Jugendliche im Alter von 6 bis 15 Jahren. Die Gelenkerkrankung kommt als Folge einer Infektion (Angina, Erysipel, Scharlach) mit β-hämolysierenden Streptokokken der Gruppe A vor. Sie manifestiert sich in 83% der Fälle als Polyarthritis, in 17% ist nur ein Gelenk betroffen. Der wechselnde Befall verschiedener Gelenke (Knie-, Schulter-, Ellenbogen- und andere große Gelenke) ist charakteristisch. Diese sind gerötet, schmerzhaft und geschwollen. Das **Röntgenbild** ist unauffällig. **Histologisch** findet man in der floriden Phase Granulome mit eingeschlossenen fibrinoiden Nekrosen. Die Diagnose wird durch Blutuntersuchungen (hohe BKS, hoher, steigender Antistreptolysintiter) gesichert.

2.2.2 Begleitarthritis bei Infektionskrankheiten

Bei zahlreichen bakteriellen und virusbedingten Infektionskrankheiten kann es zu einer »sterilen Arthritis« der großen Gelenke (Knie- und Sprunggelenke) kommen.

2.2.3 Enteropathische Begleitarthritiden

Colitis ulcerosa, Morbus Crohn und Morbus Whipple werden nicht selten von einer Arthritis begleitet. Sie wird im Bereich der Wirbelsäule *(zentrale Form)* oder in den großen Gelenken *(periphere Form)* nachgewiesen.

2.2.4 Arthritiden bei systemischen Krankheiten

Systemischer Lupus erythematodes, Sklerodermie, Panarteriitis nodosa, Dermatomyositis, Polychondritis, Sarkoidose (M. Boeck), Morbus Schoenlein-Henoch, Morbus Behçet, Sjögren-Syndrom und Wegener-Granulomatose.

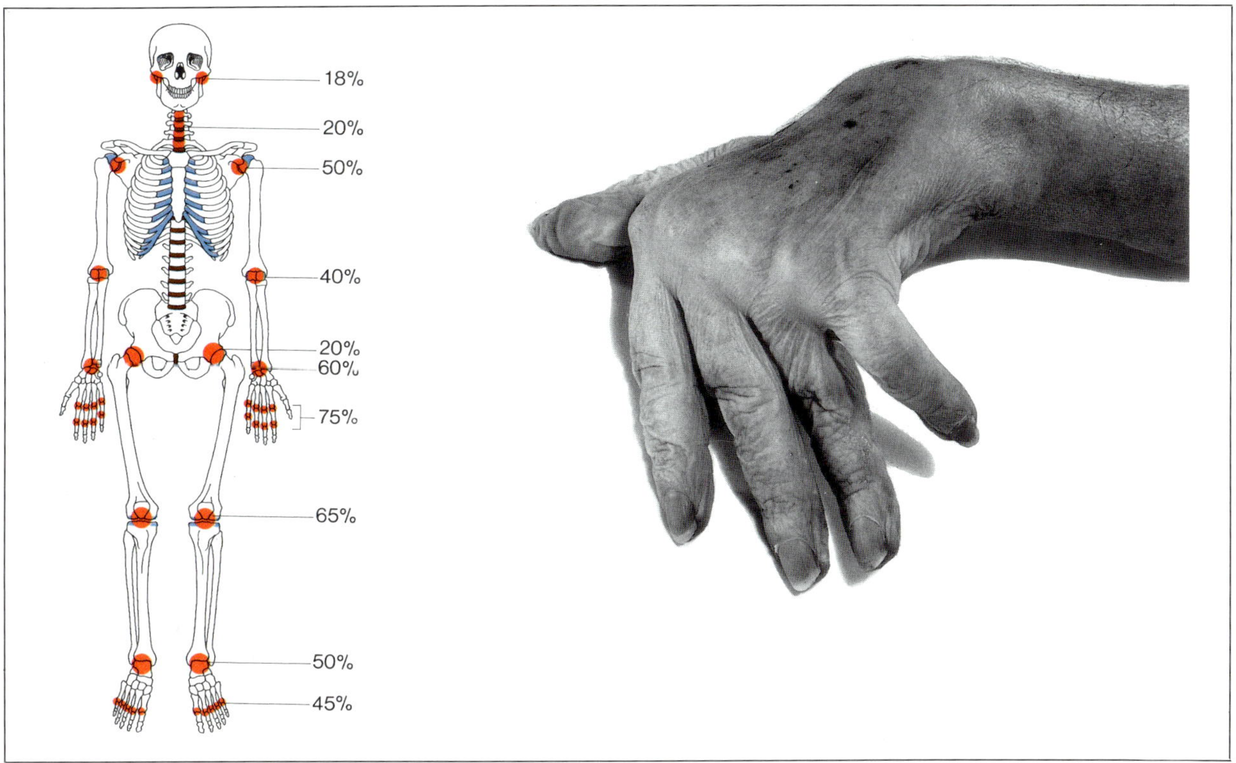

Abb. G-10: Chronischer entzündlicher Gelenkrheumatismus. Links: Schematische Darstellung der häufigsten Lokalisationen. Rechts: Typische Ulnardeviation der rheumatischen Hand.

2.2.5 Chronischer entzündlicher Gelenkrheumatismus

Begriffsbestimmung: Die klassische Form der rheumatoiden Arthritis unbekannter Ätiologie ist die **progressive chronische Polyarthritis** (pcP), die im Rahmen einer allgemeinen immunpathologischen Reaktion in Schüben verläuft und vor allem symmetrisch die kleinen Gelenke (Finger, Hand, Zehen) befällt. Sie entwickelt sich vorwiegend bei Frauen zwischen dem 35. und 45. Lebensjahr. In 70–80% der Fälle lassen sich im Serum Rheumafaktoren nachweisen.

Pathogenese: Infolge der vermuteten immunologischen Reaktion beginnt die Entzündung mit einer *exsudativ-proliferativen Synovitis,* wobei die Gelenkkapsel ödematös durchtränkt und von Granulozyten, Lymphozyten und Plasmazellen infiltriert ist und von einem *serösen Gelenkerguß* begleitet wird. Das Synoviamesothel ist aktiviert *(hyperplastische Synovitis)* und von Fibrin überlagert. Ein zell- und gefäßreiches Granulationsgewebe *(Pannus)* dringt ins Stratum synoviale und in den subartikulären Markraum ein. Somit greift die pannöse Entzündung von zwei Seiten auf den Gelenkknorpel über, so daß dieser gleichzeitig von der Oberfläche und vom Knochen her zerstört wird. Durch einen bindegewebigen Ersatz des Pannus entwickelt sich zunächst eine *fibröse Ankylose:* Der Gelenkspalt wird vollständig durch Bindegewebe ausgefüllt. Anschließend kommt es zu einer massiven Knochenbildung und so zum Bild der *knöchernen Ankylose* mit entsprechender Verformung und Funktionsstörung des Gelenks.

Röntgen: Der artikulierende Gelenkkopf ist abgeflacht deformiert und hat verwaschene Außenkonturen. Häufig finden sich Randosteophyten. Im Innern zeigen sich diffuse, teils dichte, teil strähnige osteosklerotische Verdichtungen. Dazwischen sieht man zystische Aufhellungen. Der Gelenkspalt ist hochgradig verschmälert und größtenteils aufgehoben. Infolge der Immobilisation entwickelt sich auch im gelenkfernen Knochen eine erhebliche Osteoporose. In fortgeschrittenen Fällen sind die Gelenkstrukturen weitgehend zerstört. Terminal findet man eine Deviation der artikulierenden Knochen.

Pathologie: Die erhebliche Deformierung der Gelenkstrukturen ist makroskopisch deutlich erkennbar: wulstiger Gelenkkopf, Randosteophyten, Zerstörung des Gelenkknorpels, ungleichmäßige Osteosklerose der Spongiosa mit osteoporotischen Lücken. **Histologisch** wird der Gelenkknorpel von einem unspezifischen Granulationsgewebe überdeckt, das destruierend in den Knorpel eindringt. Die Entzündung mit Infiltraten von Lymphozyten und Plasmazellen findet sich besonders in der Synovia und dringt von hier aus als Pannus in den Gelenkraum ein. Ein gleichartiges Granulationsgewebe findet sich auch im subchondralen Markraum und führt zum reaktiven osteosklerotischen Knochenumbau (breite, wellig begrenzte Knochenbälkchen mit angelagerten Osteoblasten und Osteoklasten) sowie zur basalen Zerstörung des Gelenkknorpels. In fortgeschrittenen Fällen wird das Granulationsgewebe (= Pannus) durch Narbengewebe ersetzt.

Klinik: Die Diagnose gilt als gesichert, wenn 7 der 11 von der *American Rheumatism Association* aufgestellten Kriterien vorliegen (5 = sichere, 3 = wahrscheinliche, 2 = mögliche Diagnose).

Diagnostische Kriterien der American Rheumatism Association

1. Morgensteifigkeit der Fingergelenke
2. Bewegungsschmerz mindestens in einem Gelenk
3. Schwellung eines Gelenks (oder Weichteils)
4. Schwellung eines weiteren Gelenks innerhalb von 3 Monaten
5. Symmetrische Schwellung (terminale Interphalangealgelenke ausgenommen)
6. Subkutane Rheumaknoten
7. Röntgenologische Gelenkveränderungen (gelenknahe Osteoporose)
8. Serologische Rheumafaktoren
9. Muzinpräzipitation in der Gelenkflüssigkeit
10. Typische histologische Veränderungen in der Membrana synovialis
11. Histologisch typische Rheumaknoten

Zu den **klinischen Sonderformen einer chronischen Polyarthritis** zählen:
- **Felty-Syndrom:** pcP mit Splenomegalie und Neutropenie
- **Caplan-Syndrom:** Silikose, pcP mit pulmonalen Granulomen
- **Morbus Still:** Juvenile chronische Arthritis, die vor dem 16. Lebensjahr auftritt. Es kommen oligo- und polyartikuläre Formen vor
- **Sjögren-Syndrom:** Keratoconjunctivitis sicca, Xerostomie und in 50% der Fälle eine pcP
- **Morbus Reiter** mit Bindehaut-, Gelenk- und Harnröhrenentzündungen. Betroffen sind die großen Gelenke der Beine.

Extraartikuläre Manifestationen im Zusammenhang mit einer pcP: Splenomegalie, Lymphadenopathie, hypochrome Anämie, Pleura- und Lungenfibrosen, Amyloidose, pathologische Leberfunktionswerte, Endo- und Perikarditis sowie generalisierte nekrotisierende Arteriitiden. Von diagnostischer Bedeutung ist der Nachweis subkutaner Knötchen (fibrinoide Nekrosen mit palisadenartig gestellten Histiozyten in der Peripherie) im Bereich der druckbelasteten Körperregionen (Finger-, Fuß-, Ellenbogengelenk) sowie in inneren Organen (Myokard, Lunge).

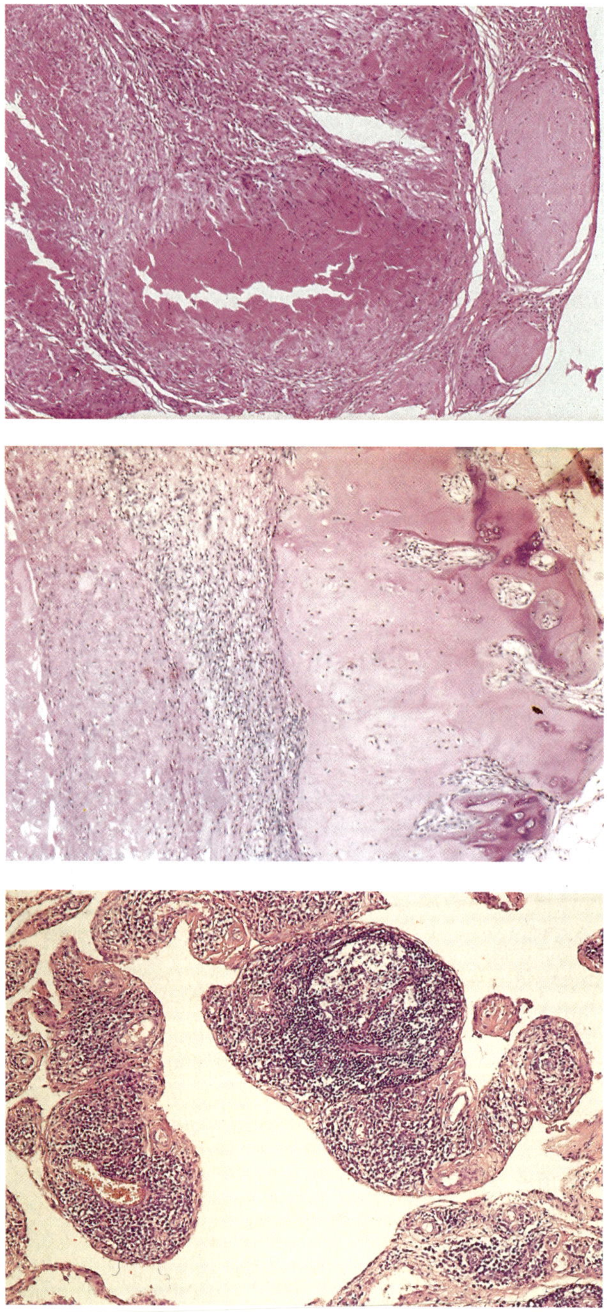

Abb. G-11: Chronischer Gelenkrheumatismus. Oben: Floride, zentralnekrotische Rheumaknötchen in der Synovia. HE-Fbg. Mitte: Zerstörung des Gelenkknorpels durch unspezifisches Granulationsgewebe (»Pannus«). HE-Fbg. Unten: Entzündlich infiltrierte Synoviazotten mit Lymphfollikeln. HE-Fbg.

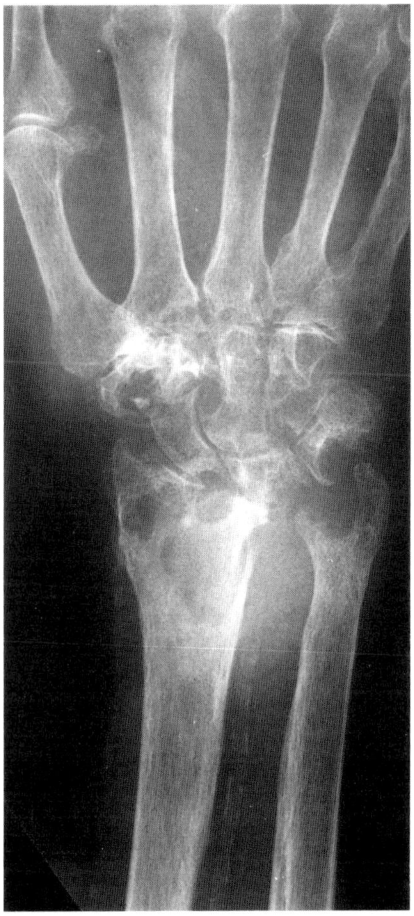

Abb. G-12: Arthritis tuberculosa. Zerstörung des Handgelenks und begleitende Osteoporose sämtlicher Knochen.

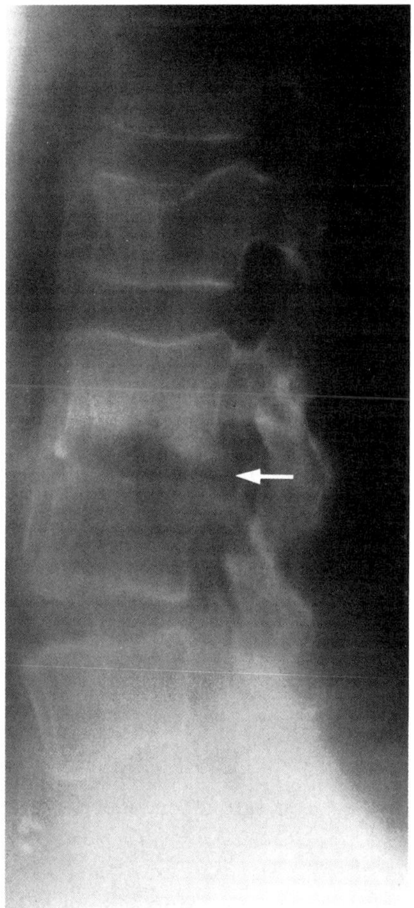

Abb. G-13: Spondylodiszitis bei Typhus. Entzündlicher Destruktionsherd, der zwei benachbarte Wirbelkörper befällt.

2.3 Spezifische Arthritiden

2.3.1 Arthritis tuberculosa

Im Rahmen einer Organtuberkulose ist das Skelett mit 1% nur selten beteiligt. Unter den extrapulmonalen Tuberkuloseformen ist die **Osteoarthritis tuberculosa** jedoch eine häufige Erkrankung. Sie entwickelt sich in der Generalisationsphase als tuberkulöse Osteomyelitis oder als primäre tuberkulöse Synovitis. Besonders häufig sind Knie- und Hüftgelenke betroffen. **Röntgenologisch** finden sich außer einer Osteoporose der artikulierenden Knochen keine spezifischen Veränderungen. Die Diagnose wird durch bakteriologische und histologische Untersuchungen der Synovia gesichert. **Histologisch** findet man im Stroma der verbreiterten Synoviazotten typische Tuberkel mit Epitheloidzellen, Lymphozyten und einzelnen Langhans-Riesenzellen. Die Tuberkel können zentral verkäst sein. Bei rein produktiven Granulomatosen *(tuberkuloide Synovitis)* sind auch andere Ursachen zu diskutieren.

2.3.2 Lupus-erythematodes-Arthritis

Beim Lupus erythematodes sind Gelenkbeschwerden häufig. Histologisch sieht man in der zottig verdickten Synovia ein unspezifisches entzündliches Granulationsgewebe aus Plasmazellen und Lymphozyten. Es können kleine Lymphfollikel vorkommen. Nur wenn Hämatoxylinkörperchen nachgewiesen werden, kann die Synovitis dem Lupus erythematodes zugeordnet werden.

2.3.3 Spondylodiszitis bei Typhus

Eine Beteiligung der Knochen im Rahmen einer Typhuserkrankung kommt nur selten vor. Sie kommt bevorzugt bei Kindern vor und stellt eine ernste Komplikation (hohe Mortalität) dar. Es kommt zu einer Knochennekrose mit Randsklerose. Auch das benachbarte Gelenk kann betroffen sein.

Als **weitere spezifische Formen der Gelenkentzündung** sind Arthritis urica, Psoriasis-Arthritis, Sarkoidose Boeck, Gonorrhö, Lues u. a. zu nennen.

H. Tumoren der Gelenke

Tumoren, die sich in der Gelenkkapsel entwickeln, werden zu den Weichteiltumoren gezählt. Neben einigen Neubildungen, die für Gelenkstrukturen charakteristisch sind (Abkömmlinge der Synovia, z. B. die villonoduläre Synovitis oder das synoviale Sarkom), kommen auch uncharakteristische Weichteiltumoren (Fibrome, Fibromatosen, Fibrosarkom, Hämangiom, Lymphangiom, Lipom, Liposarkom, epitheloides Sarkom, hellzelliges Sarkom) vor. Gelenkgeschwülste können auch aus örtlichen knöchernen oder knorpeligen Metaplasien hervorgehen (synoviales Chondrom, Gelenkchondromatose, synoviales Chondrosarkom, parosteales Osteom und parosteales Osteosarkom). Metastasen kommen in der Gelenkkapsel nur selten vor.

1 Gelenkchondromatose

Gutartige tumoröse Veränderungen mit knotiger Knorpelmetaplasie in der Synovia, die proliferiert und die Gelenkfunktion zunehmend behindert. Einzelne Knorpelherde können sich loslösen und als *freie Gelenkkörper* in den Gelenkraum gelangen. Sie können auch Knochengewebe enthalten *(synoviale Osteochondromatose).* Gewöhnlich ist nur ein Gelenk befallen (in über 50% der Fälle das Kniegelenk, seltener das Ellenbogengelenk).

Röntgen: Die verdickte Gelenkkapsel ist durchsetzt von kleinen und groben Knoten, die ungleichmäßig schattendicht und etwas lappig konfiguriert sind. Dazwischen finden sich zahlreiche feine Kalkflecken. Durch diese Einlagerungen wird der Gelenkspalt weitgehend verdeckt. Hier können sich arthrotische Veränderungen zeigen. Die artikulierenden Knochen sind erhalten.

Pathologie: Makroskopisch finden sich in der hyperämisch verdickten Synovia kleine grauweiße Knoten aus Knorpelgewebe. Im Gelenkraum können multiple, sog. freie Gelenkkörper vorkommen. Die Knoten bestehen histologisch aus einem zentralen Knorpelherd, der lappig strukturiert und außen scharf abgegrenzt ist. Er enthält Gruppen kleiner Knorpelzellen mit isomorphen rundlichen Kernen. Oft finden sich starke degenerative Veränderungen mit dystrophischen Kalkablagerungen. Die Knorpelherde werden außen von einer Schicht aus lockerem Bindegewebe umgeben. In den benachbarten Synoviazotten finden sich lockere lymphoplasmazelluläre Infiltrate.

Klinik: Bei einer Gelenkchondromatose kommt es langsam progredient zu einer Schwellung und schmerzhaften Bewegungseinschränkung sowie zu zunehmender Gelenkdestruktion. Eine maligne Entartung (synoviales Chondrosarkom) ist äußerst selten.

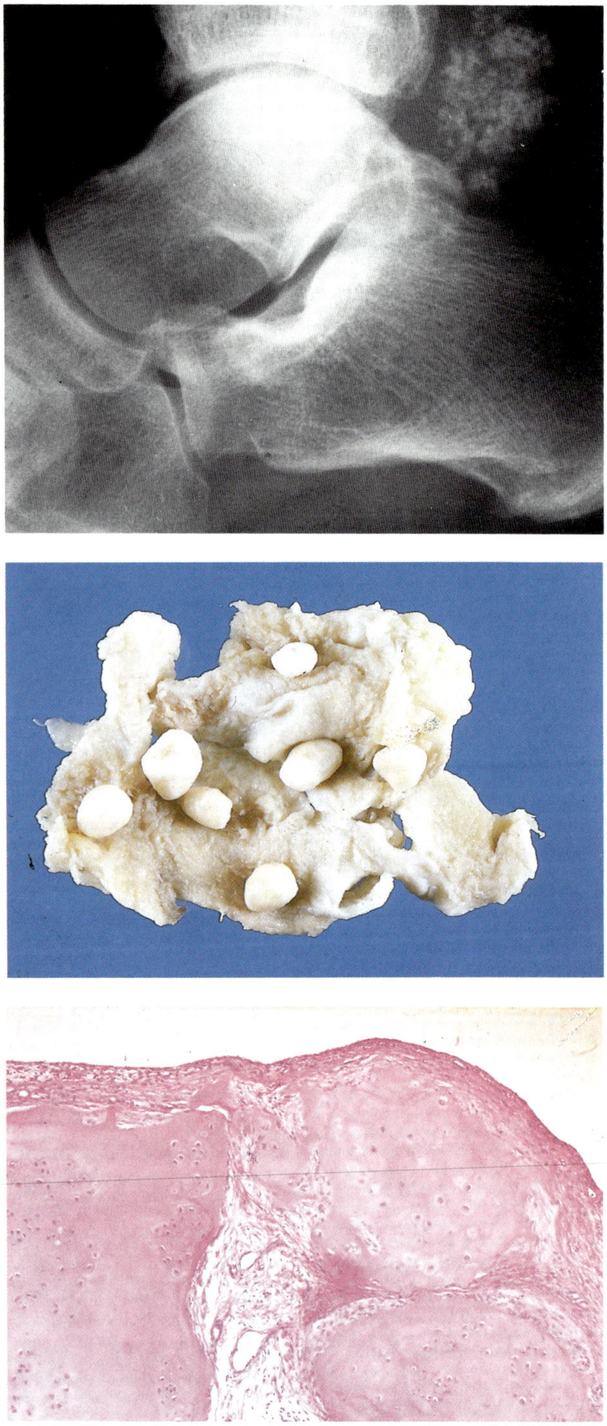

Abb. H-1: Gelenkchondromatose. Oben: Röntgenbild des oberen Sprunggelenks mit hirsekornartigen Kalkschatten in der dorsalen Gelenkkapsel. Mitte: Multiple Körner aus Knorpel in der Gelenkkapsel. Unten: Knotige, tumoröse Knorpelherde in der Synovia. HE-Fbg.

2 Lokalisierte noduläre Synovitis

Tumorartige Wucherung von Histiozyten und Fibroblasten, die innerhalb der Synovia knotige Herde bilden und eine Zerstörung des benachbarten Knochens hervorrufen können. Die Veränderung entspricht einem »gutartigen Riesenzelltumor«, wie er in den Sehnenscheiden vorkommen kann. Hauptlokalisation sind die Finger (distale Enden der Phalangen).

Im **Röntgenbild** sieht man osteolytische Knochendefekte im unmittelbaren Gelenkbereich, wobei es sich um Impressionen durch das synoviale Tumorgewebe handelt. Die Defekte sind durch eine Randsklerose scharf abgegrenzt.

Pathologie: Histologisch handelt es sich um ein zellreiches Tumorgewebe, das durch schmale bindegewebige Septen in knotige Areale unterteilt wird. Diese bestehen aus dicht gelagerten Histiozyten. Mitosen sind selten. Sie können jedoch zusammen mit einer gewissen Kernpolymorphie vorkommen und dürfen nicht zur Diagnose eines malignen Tumors führen. In unterschiedlicher Anzahl und ungleichmäßiger Verteilung sind mehrkernige Riesenzellen ins Tumorgewebe eingestreut. Oft beherrschen die histiozytären Riesenzellen und viele Schaumzellen das Bild. Therapeutisch muß die Läsion vollständig exstirpiert werden; bei unvollständiger Entfernung treten in 12–16% der Fälle Rezidive auf.

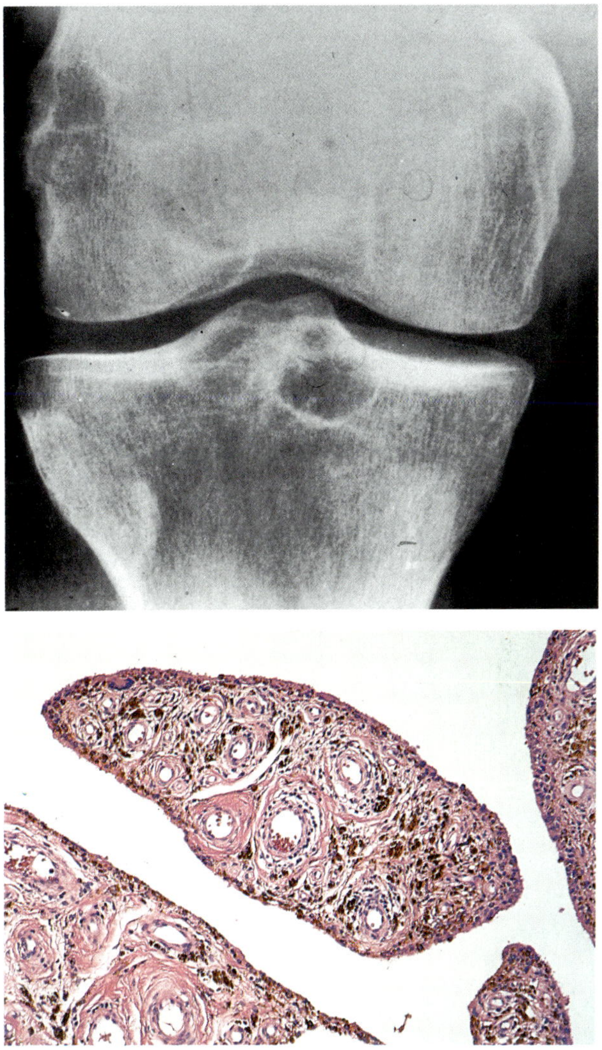

Abb. H-2: Villonoduläre Synovitis. Oben: Destruktion des lateralen Femurkondylus von außen durch Tumorgewebe. Unten: Plumpe Synoviazotten, durchsetzt von Granulationsgewebe, mit Eisenablagerungen im Stroma. HE-Fbg.

3 Pigmentierte villonoduläre Synovitis

Gutartiger Tumor der Synovia, der aus einer diffusen Proliferation der Synoviozyten und des synovialen Bindegewebes besteht. Möglicherweise handelt es sich um ein besonderes fibröses Histiozytom; trotz der Bezeichnung ist eine primäre Entzündungsreaktion unwahrscheinlich. Der Tumor hat ein langsames Wachstum und kann die gelenknahen Knochen arrodieren. Hauptlokalisationen sind Kniegelenk, Hüftgelenk und Fingergelenke.

Röntgen: Die Gelenkkapsel ist geschwollen und verdichtet, der Gelenkspalt meist verschmälert. Die artikulierenden Gelenkflächen sind deformiert. In den benachbarten Knochen sieht man tiefe osteolytische Defekte, die von einer Randsklerose scharf begrenzt sind. Insgesamt zeigt sich eine Gelenkdestruktion mit subchondralen Arrosionen.

Pathologie: Makroskopisch fallen die plumpen, verdickten Synoviazotten auf, die infolge von Hämosiderinablagerungen braun gefärbt sind. In den breiten Synoviazotten, die oft von einem mehrreihigen Synoviaepithel überzogen sind, sieht man ein zellreiches Granulationsgewebe mit Infiltraten von Plasmazellen, Histiozyten und Lymphozyten. Gelegentlich werden auch mehrkernige histiozytäre Riesenzellen angetroffen. Bei älteren Läsionen ist das Zottenstroma ausgedehnt hyalinisiert. Die synovialen Zellen können – als Zeichen einer verstärkten Proliferation – zahlreiche Mitosen aufweisen.

Klinik: Die pigmentierte villonoduläre Synovitis weist ein invasives und destruktives Wachstum mit starker Rezidivneigung – ähnlich den semimalignen Geschwülsten – auf. Sie führt zu einer Gelenkzerstörung mit entsprechender Symptomatik (Schwellung, Schmerzen, Bewegungseinschränkung).

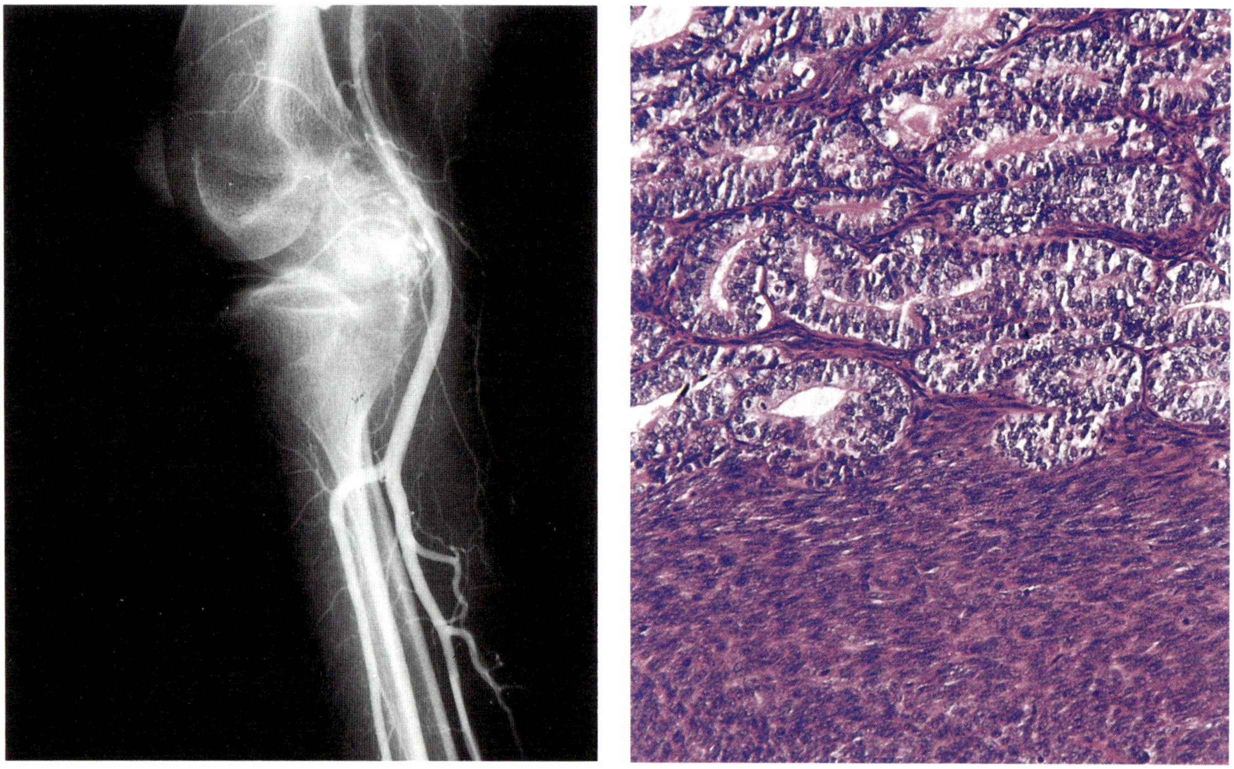

Abb. H-3: Synoviales Sarkom. Links: Knotige Tumormassen in der Kniegelenkkapsel (Angiogramm). Rechts: Biphasisches synoviales Sarkom mit einem drüsigen (oben im Bild) und einem fibrosarkomatösen Anteil (unten im Bild). HE-Fbg.

4 Lipoma arborescens

Tumorartige Hyperplasie von Fettgewebe im Stroma der Synoviazotten, die dadurch polypös oder papillär verbreitert sind. Die Veränderung tritt vorwiegend im Kniegelenk Erwachsener auf und ruft eine schmerzhafte Gelenkschwellung hervor. Im Röntgenbild (deutlicher im Xeroradiogramm, NMR oder CT) ist der Gelenkspalt verbreitert. Ein Gelenkerguß oder Strukturveränderungen am Knochen bzw. Gelenkknorpel lassen sich nicht nachweisen. **Röntgenologisch** können sich zottige Strukturverdichtungen mit kleinen Kalkschatten im Gelenkraum nachweisen lassen. Makroskopisch ist die Gelenkkapsel verdickt und zeigt an der Innenseite grobe gelbliche Zotten mit Einblutungen. **Histologisch** sieht man stark verbreiterte, von intaktem Synoviaepithel überzogene Synoviazotten, deren Stroma von reifem Fettgewebe durchsetzt ist. Somit handelt es sich um eine reaktive Zottenhyperplasie mit exzessiver Vermehrung des stromalen Fettgewebes, wahrscheinlich entzündlicher Genese.

5 Synoviales Sarkom

Hochmaligne mesenchymale Geschwulst, die meist im Bereich eines Gelenks der Extremitäten entsteht und wahrscheinlich von den Synoviazellen ausgeht. In 70% der Fälle sind die unteren Extremitäten betroffen (Kniegelenk: 50%), in 25% die oberen Extremitäten. Die Geschwulst kann in jedem Alter auftreten (50% der Fälle im Alter von 15–30 Jahren).

Röntgen: Im betroffenen Gelenk sieht man lediglich eine gering verschattende Weichteilmasse, die sich in den Gelenkspalt ausbreitet und die gelenknahen Knochen arrodiert. Oft finden sich starke periartikuläre Verkalkungen, die auf den Tumor aufmerksam machen sollten. Der Tumor läßt sich am besten im CT und Kernspintomogramm darstellen.

Pathologie: Das zellreiche mesenchymale Tumorgewebe hat histologisch beim **biphasischen Typ** spaltförmige oder azinäre Strukturen, die von epithelähnlichen Zellen ausgekleidet sind (pseudoglanduläre Strukturen wie bei einem Adenokarzinom), sowie ein spindelzelliges, fibrosarkomatöses Stroma. Beim **monophasischen Typ** ist ausschließlich der spindelzellige Anteil vorhanden, der ein Fibrosarkom imitiert. Im Tumorgewebe finden sich bandförmige Hyalinisierungen und Verkalkungen.

Klinik: Meist manifestiert sich der Tumor durch eine schmerzhafte Schwellung. Diese Symptomatik kann bei langsamem Tumorwachstum bis zu 5 Jahre andauern.

I. Parossale, periartikuläre und extraossäre Veränderungen

1 Parossale Läsionen

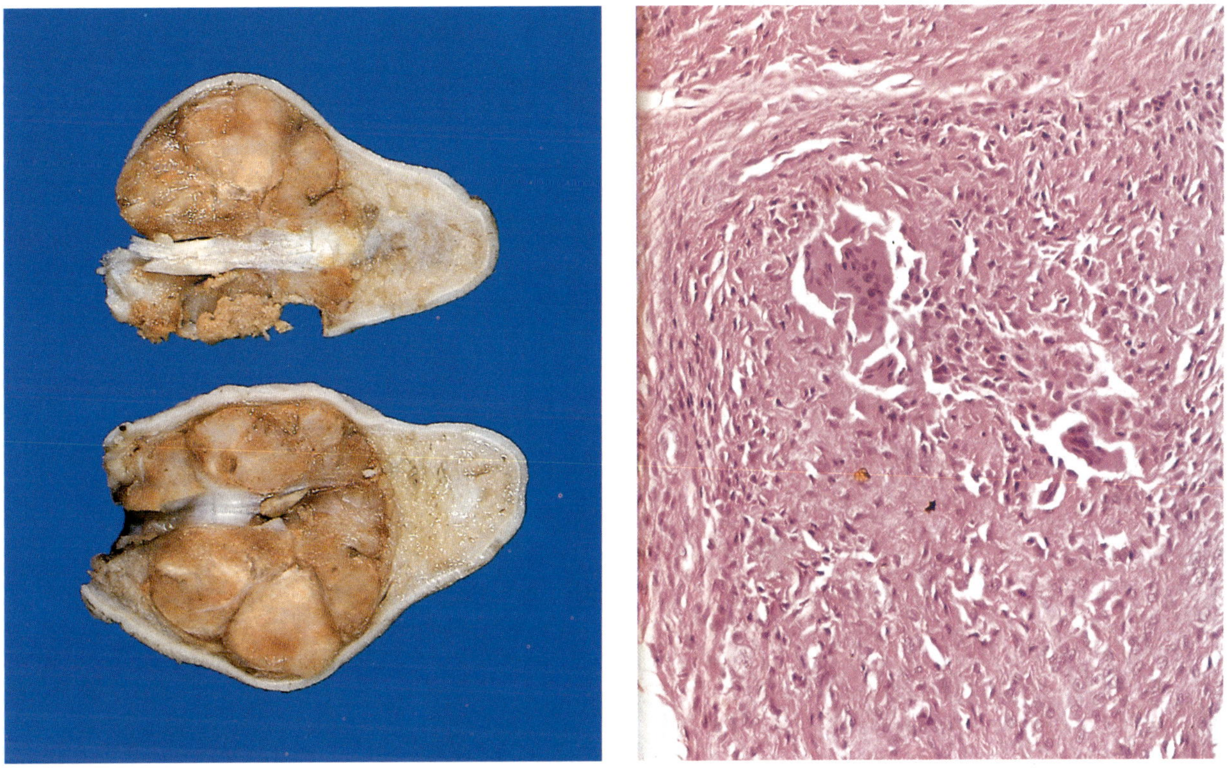

Abb. I-1: Riesenzelltumor der Sehnenscheide. Links: Aufgeschnittener Finger mit multiplen gelblichen Tumorknoten. Rechts: Granulationsgewebe mit zahlreichen Histiozyten und Riesenzellen. HE-Fbg.

Die vielfach sehr engen topograpischen und funktionellen Beziehungen zwischen Weichteilgewebe und Skelett manifestieren sich durch das Übergreifen parossaler und periartikulärer Erkrankungen auf den angrenzenden Knochen und umgekehrt. Charakteristische parossale und periartikuläre Läsionen sind die Myositis ossificans und die tumoröse Kalzinose. Schließlich entstehen auch extraossär in den Weichteilen echte Tumoren, die strukturell den primären Knochentumoren entsprechen. Bei diesen Veränderungen muß zwischen einem Primärtumor und Metastasen unterschieden werden.

1.1 Gutartiger Riesenzelltumor der Sehnenscheide

Sehr langsam wachsender Tumor aus Histiozyten und kollagenem Bindegewebe, der sich in den Sehnenscheiden entwickelt und histologisch der »lokalisierten nodulären Synovitis« der Gelenke entspricht. **Lokalisation:** 80% in Sehnenscheiden, 15% in Gelenken und 5% in Schleimbeuteln. Bevorzugt sind die oberen Extremitäten (85%), und hier die Finger (70%), betroffen. Ferner kommen sie im Kniegelenk vor. Der kleine Tumorknoten verursacht Schmerzen und eine Bewegungseinschränkung. Im **Röntgenbild** sind in der Regel keine Strukturveränderungen zu erkennen. **Histologisch** findet sich ein scharf begrenzter Tumor, bestehend aus einem zellreichen Granulationsgewebe mit kollagenem Stroma, das zahlreiche Histiozyten und mehrkernige Riesenzellen einschließt. Oft finden sich große Ansammlungen von Schaumzellen sowie Hämosiderinablagerungen.

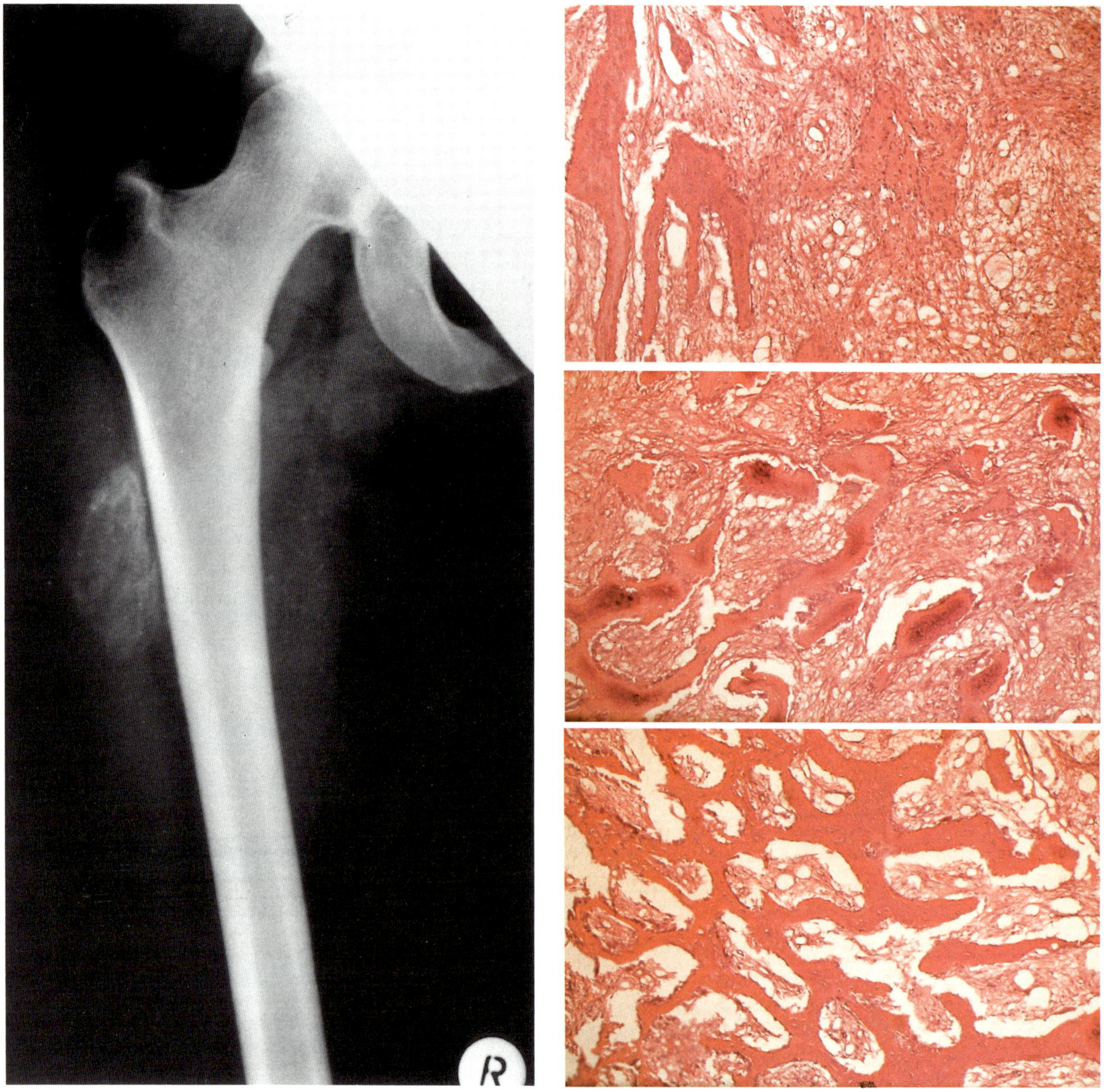

Abb. I-2: Myositis ossificans. Links: Parostealer Verkalkungsherd im proximalen Oberschenkel. Rechts oben: Innenschicht mit riesenzelligem Granulationsgewebe. Rechts Mitte: Mittelschicht mit Osteoidtrabekeln. Rechts unten: Außenschicht mit Faserknochenbälkchen. HE-Fbg.

1.2 Myositis ossificans

Diese Läsion entsteht nach einem lokalen Trauma im parossalen Gewebe und ist an umschriebener Stelle durch eine metaplastische Proliferation von Knochen- und Knorpelgewebe gekennzeichnet. Sie entwickelt sich innerhalb von etwa 14 Wochen nach dem Trauma. Fünf Monate später erfolgt die Verknöcherung, die sich im **Röntgenbild** leicht darstellen läßt. Der innen helle und außen dichte Verschattungsherd ist dem sonst unauffälligen Knochen breitbasig angelagert, jedoch von diesem durch einen Spalt deutlich getrennt. **Histologisch** sieht man eine charakteristische Dreischichtung: Im Zentrum der Läsion findet sich zellreiches Granulationsgewebe mit Spindelzellen, Gefäßen und Lymphozyten. Die mittlere Schicht enthält Osteoidablagerungen. Die Außenzone ist durch neugebildete Faserknochenbälkchen mit angelagerten Osteoblasten gekennzeichnet. In seltenen Fällen kann sich eine Myositis ossificans ohne Trauma entwickeln (»idiopathische Myositis ossificans«, u.a. bei Paraplegie und Tetanus). Die Läsion muß von einem verknöcherten Weichteilhämatom, einer heterotopen Ossifikation oder einer Ossifikation nach Prothesenoperation abgegrenzt werden.

2 Periartikuläre Läsionen

2.1 Erkrankungen der Sehnen, der Sehnenscheiden und Schleimbeutel

2.1.1 Tendopathien

2.1.1.1 **Traumatische Sehnenrupturen** kommen vorwiegend bei Männern im 3.–4. Dezennium im Bereich des Schultergelenks, des Musculus quadriceps und der Achillessehne vor. Die Ruptur kann auf dem Boden einer normalen oder einer vorgeschädigten Sehne stattfinden. Spontane Sehnenrupturen (besonders die Ruptur der langen Bizepssehne des Mannes oder die Rotatorenmanschettenruptur) treten nach dem 50. Lebensjahr auf.

2.1.1.2 Als **Insertionstendopathie** wird der im Sehnenansatz lokalisierte Schmerz bezeichnet. Zu den häufigeren Lokalisationen zählen Tuberculum majus humeri (Musculus teres major, M. supraspinatus, M. infraspinatus), der äußere Humeruskondylus (M. extensor digitus communis, M. extensor carpi radialis), der innere Humeruskondylus (M. flexor digitus sublimis, M. pronator teres) und die beiden Patellapole (M. quadriceps femoris).

2.1.1.3 Die **Tendosynovitis** ist eine unspezifische oder spezifische Entzündung der Sehnenscheide. Zu den wichtigsten Ursachen zählen chronische Polyarthritis, Tuberkulose und Gicht.

2.1.1.4 **Baker-Zyste** (s. S. 148) und **Tendovaginitis stenosans de Quervain** (s. S. 139)

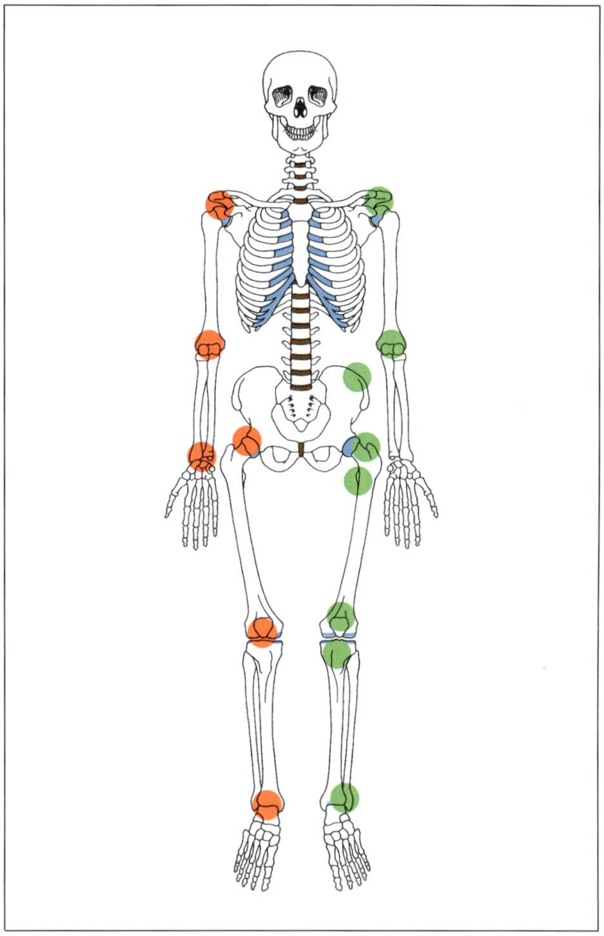

Abb. I-3: **Tendopathien** (rot) **und Bursitis** (grün). Die häufigsten Lokalisationen.

2.1.2 Erkrankungen der Schleimbeutel

Bursen sind von Synovialis ausgekleidete, geschlossene Hohlräume, die mit Gelenken kommunizieren können. Sie sind als Druckpolster *(Wasserkissen)* anzusehen. Zu den wichtigsten Lokalisationen zählen Olekranon, Akromion und Patella. Nach chronischer Reizeinwirkung bzw. mechanischer Belastung entwickelt sich eine chronisch proliferierende aseptische Bursitis *(Bursenhygrom)*. Ferner können auch hier Entzündungen (Tuberkulose, Gicht) vorkommen. Eine **chronische Bursitis** entwickelt sich infolge einer mechanischen Schädigung einer Bursa und verursacht eine schmerzhafte Bewegungseinschränkung im benachbarten Gelenk. Am häufigsten kommt es zu einer *Bursitis subacromialis, praepatellaris* oder *olecrani.* **Makroskopisch** ist die Wand schwielig verdickt und weist an der Innenseite balkenartige Vorsprünge mit schmierigen Belägen auf. **Histologisch** ist die Bursawand von einem kapillar- und zellreichen Granulationsgewebe durchsetzt, infiltriert von Lymphozyten, Plasmazellen und Histiozyten. Bei der **Bursitis calcarea** kommt es zu massiven Kalkeinlagerungen. Die **eitrige Bursitis** enthält Eiter mit Bakterien.

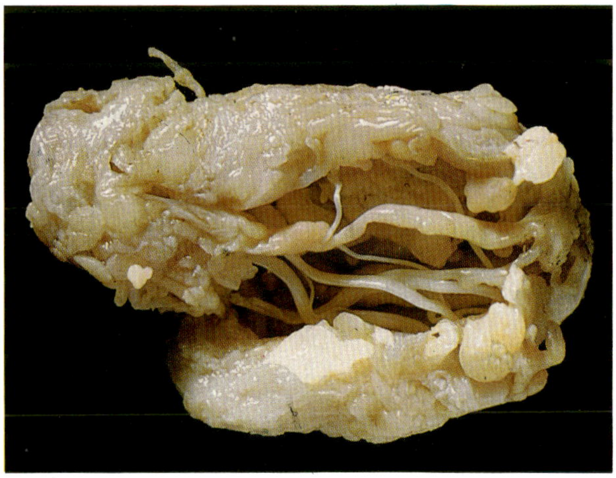

Abb. I-4: Chronische proliferierende Bursitis

2.1.3 Ganglion

Am häufigsten tritt ein Ganglion des Weichteilgewebes im Bereich eines Gelenks oder einer Sehne auf. Es handelt sich um eine tumorähnliche, pseudozystische Veränderung, die durch mukoide Degeneration des kollagenen Bindegewebes zustande kommt. In der Regel entwickelt sich die Läsion an der Dorsalseite des Handgelenks (Sehnenscheide der Extensoren), seltener an der Volarseite des Handgelenks, am Fußrücken oder am Kniegelenk. Die Ursache ist unbekannt. Ein gleichartiger kollagener Degenerationsherd kann sich intraossär im Bereich eines arthrotischen Gelenks entwickeln. Im **Röntgenbild** sieht man subchondral eine »Knochenzyste«, die von einer Randsklerose begrenzt wird. Ein Ganglion der Weichteile tritt röntgenologisch nicht in Erscheinung. **Histologisch** findet man ein stark myxoid degeneriertes Bindegewebe, das pseudozystisch umgewandelt wird und Hohlräume bildet. Diese können teilweise mit Schleimmassen angefüllt sein.

2.2 Tumoröse Kalzinose

Verkalkungen der parossären und paraartikulären Weichteile können den Eindruck eines proliferierenden Tumors erwecken. Bei der tumorösen Kalzinose handelt es sich um knotige Kalkmassen meist im Bereich eines Gelenks. Im 1. und 2. Lebensjahrzehnt kommt es im Bereich des Hüft- und Ellenbogengelenks zu einer raschen Vergrößerung der Läsion, die mit heftigen Schmerzen einhergeht. Es können auch andere Gelenke betroffen sein. Bei dieser meist unilokulären Verkalkung ist ein lokales Trauma als Ursache am wahrscheinlichsten; allerdings ist die genaue Ursache unbekannt. Im **Röntgenbild** kommen die paraartikulären Kalkknochen sehr deutlich zur Darstellung. Sie bestehen histologisch aus einem zell- und histiozytenreichen Granulationsgewebe mit Einlagerungen von Kalkmassen.

Eine besondere Kalzinose ist das **Thibièrge-Weissenbach-Syndrom.** Dabei handelt es sich um multifokale parossäre Kalkablagerungen bei progressiver Sklerodermie. Insbesondere sind die Gelenke von Fingern und Füßen befallen. Hier zeigen sich maulbeerartige Kalkherde in den parossalen Weichteilen. Zusätzlich sieht man röntgenologisch eine Akroosteolyse im Rahmen der Sklerodermie.

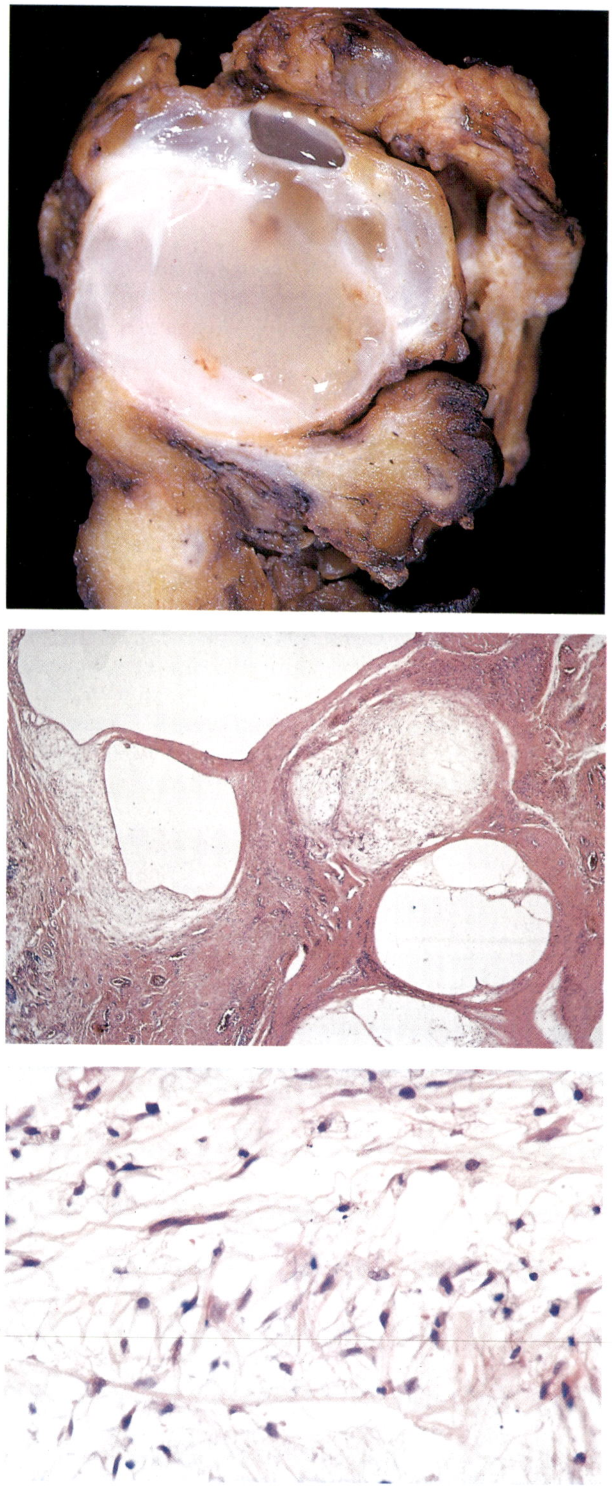

Abb. I-5: Ganglion. Oben: Zystisch-myxoide Degeneration in den Weichteilen. Mitte: Histologisches Übersichtsbild mit Pseudozysten. Unten: Myxoide Bindegewebsdegeneration. HE-Fbg.

3 Extraossäre Skelettneubildungen

In den Weichteilen können sich Primärtumoren entwickeln, die für einen Knochen charakteristisch sind: Chondrome, Chondrosarkome, Osteosarkome und Ewing-Sarkome. Sie haben den gleichen Verlauf wie im Skelett.

3.1 Extraossäres Chondrosarkom

Diese maligne Geschwulst entwickelt sich sehr selten in den Weichteilen von Synovia, Mamma, Lunge, Herz, Pharynx, Larynx, Orbita und in anderen Körperregionen. **Röntgenologisch** findet man kleinere Kalkherde. **Histologisch** liegt das typische maligne Knorpelgewebe mit lappigem Aufbau und polymorphen Knorpelzellen vor, wobei häufiger myxoide Degenerationen und mesenchymale Areale vorkommen.

3.2 Extraossäres Osteosarkom

Sehr seltener Tumor, kann in den Weichteilen und verschiedenen Organen (Schilddrüse, Harnblase, Niere, Prostata, Uterus, Herz, Mamma u.a.) auftreten. Das Durchschnittsalter der Patienten liegt zwischen dem 40. und 50. Lebenjahr und somit höher als beim ossären Osteosarkom. Im **Röntgenbild** zeigt sich ein schattendichter Tumorherd, der ein dichtes Zentrum und eine aufgelockerte, unscharf begrenzte Peripherie erkennen läßt. **Histologisch** besteht ein sarkomatöses Stroma mit Einlagerungen von Tumorosteoid und Tumorknochen.

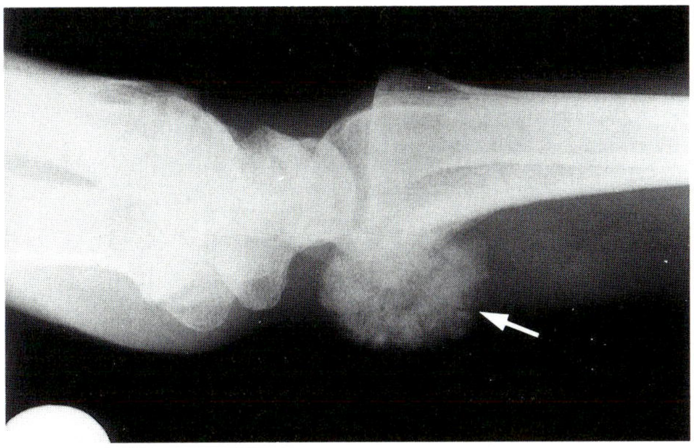
a)

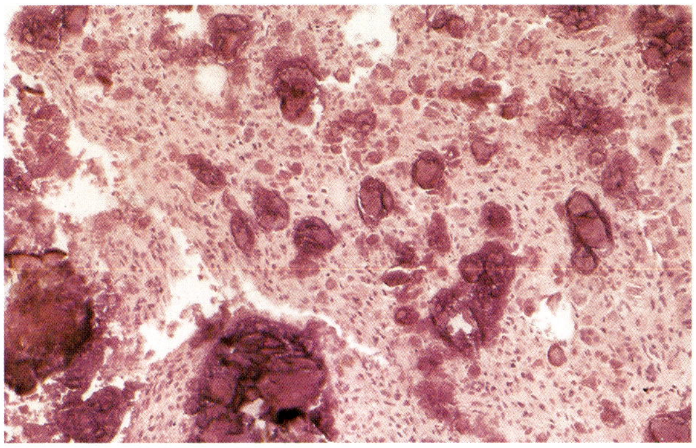
b)

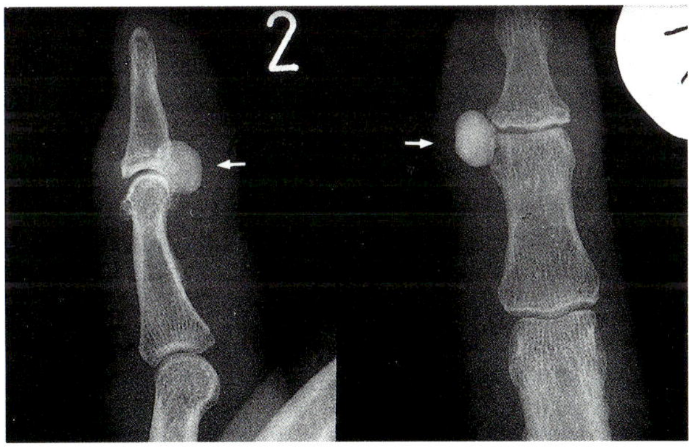

c)

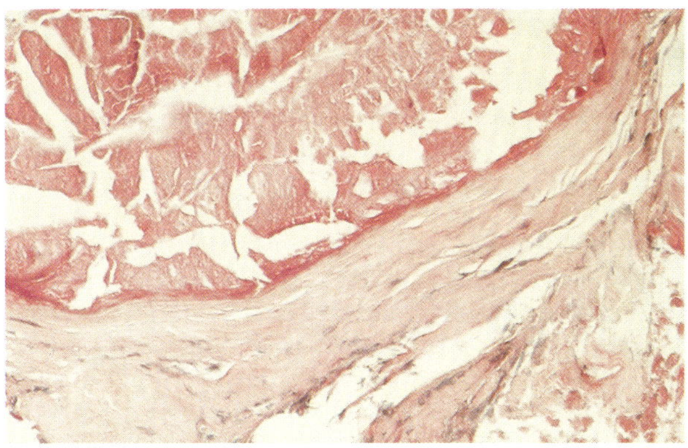
d)

Abb. I-6: Tumorkalzinose. a) Periartikuläre Kalkherde am oberen Sprunggelenk. **b)** Grobe Kalkablagerungen in einem zellreichen Stroma; HE-Fbg.; **c)** Umschriebener praartikulärer Kalkherd bei Thibièrge-Weissenbach-Syndrom; **d)** Histologisches Bild mit einem umschriebenen Kalkherd; HE-Fbg.

J. Spezielle Knochen- und Gelenkerkrankungen

1 Schädel

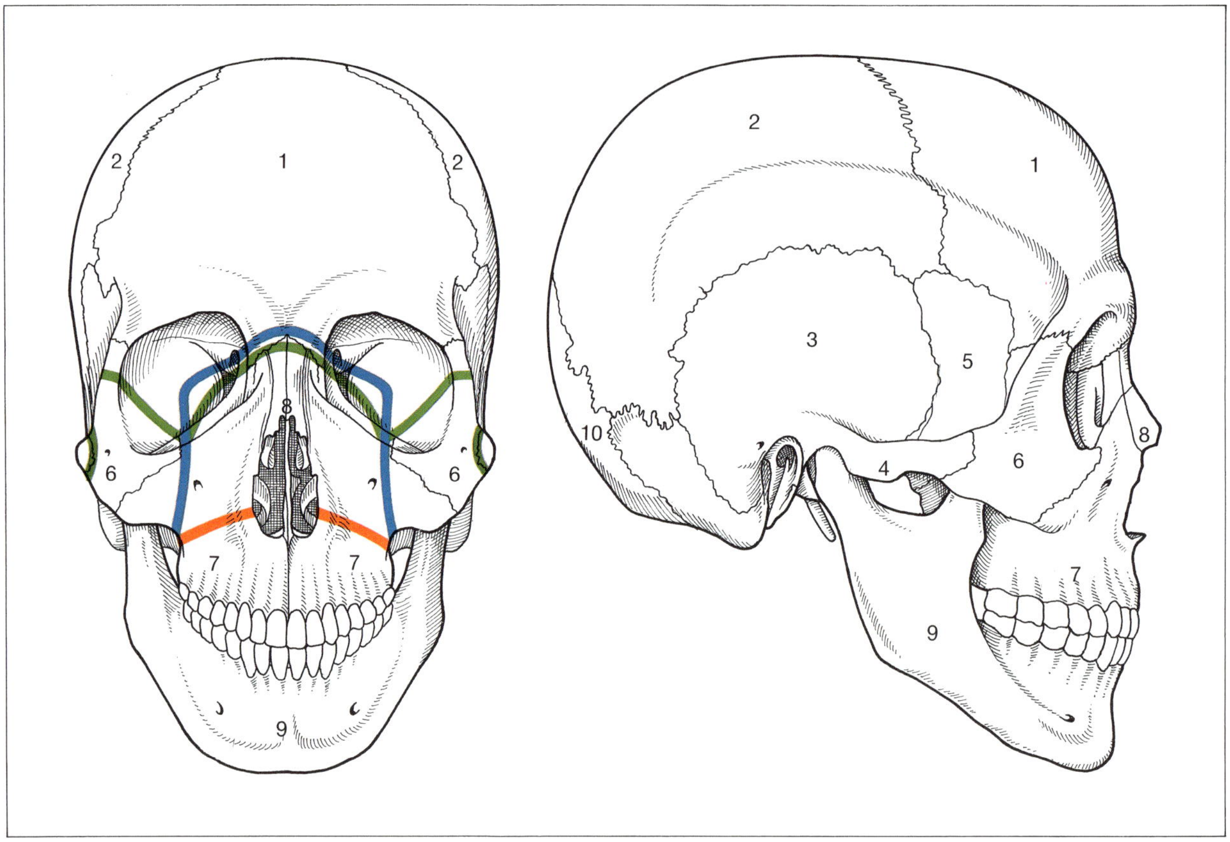

Abb. J-1: Schädel (frontale und laterale Ansicht) mit Frakturlinien nach Le Fort I (rot), II (blau) und III (grün). **1** Os frontale. **2** Os parietale. **3** Os temporale. **4** Processus zygomaticus. **5** Os sphenoidale. **6** Os zygomaticum. **7** Maxilla. **8** Os nasale. **9** Mandibula. **10** Os occipitale.

1.1 Anatomie und Entwicklung

Der Schädel *(Cranium)* stellt den knöchernen Anteil des Kopfs dar und besteht aus dem
- **Neurocranium** (ossäre Gehirnhülle) und dem
- **Viscerocranium,** das das Gesicht darstellt.

Unter Berücksichtigung der Entwicklung unterscheidet man
- **Desmocranium,** das sich direkt aus dem Bindegewebe entwickelt, und das
- **Chondrocranium** (Teile des *Os occipitale, Os sphenoidale, Os temporale, Os ethmoidale, Concha nasalis inferior* und *Os hyoideum*), das sich aus Knorpelgewebe bildet. Bei einigen Knochen (z. B. beim Schläfenbein) können beide Ossifikationsformen gleichzeitig vorkommen.

Die einzelnen Teile des **Schädeldachs** *(Calvaria)* sind bindegewebigen Ursprungs und durch fibröse **Fontanellen,** die sich erst nach der Geburt knöchern verschließen, untereinander verbunden. Die vordere Fontanelle (*Fonticulus anterior* zwischen *Os frontale* und *Ossa parietalia*) ist mit 3 cm Längsdurchmesser die größte und verknöchert bis zum 36. Lebensmonat. Aus Resten des Bindegewebes bilden sich die **Schädelnähte** *(Suturae)*, die erst nach Wachstumsabschluß – über eine **Synostose** – verschmelzen. Das Chondrocranium bildet **Synchondrosen** *(Juncturae chondrales)*, die z. T. erst spät synostosieren.

Die Schädelknochen werden außen und innen durch die kompakten **Lamina externa et interna** begrenzt und von der Knochenhaut (*Peri-* und *Endocranium*) bedeckt. Zwischen Lamina externa und Lamina interna befindet sich spongiöser Knochen **(Diploe)** mit Knochenmark. Einzelne Knochen (*Os frontale, Os ethmoidale, Os sphenoidale* und *Corpus maxillae*) enthalten luftgefüllte Hohlräume, die die Nasennebenhöhlen bilden.

1.2 Fehlbildungen – Formveränderungen

Im Schädelbereich können harmlose Anomalien (z. B. **Schalt-** und **Nahtknochen**), aber auch schwere **Dysostosen** (Entwicklungs- und Wachstumsstörungen) vorkommen, die isoliert oder im Rahmen komplexer Mißbildungssyndrome [z. B. Dysostosis cleidocranialis (Scheuthauer-Marie-Sainton-Syndrom), D. craniofascialis (Crouzon-Syndrom), D. mandibulofascialis (Franceschetti-Syndrom), Akrozephalosyndaktilie (Alpert-Syndrom)] auftreten. Veränderungen der Schädelgröße sind Folge einer verzögerten oder vorzeitigen Synostose der Schädelnähte. Einzelne Schädelknochen können nicht angelegt (Stirnbeinaplasie), unterentwikkelt (Clivus- oder Schädelbasishypoplasie) oder verlegt (tiefliegendes Keilbein) sein. Zu den komplexen Schädelmißbildungen zählen:

- **Dyszephalie** *(Dyskranie):* Veränderungen der Form und Größe des Hirnschädels als Makrozephalie, harmonische oder dysharmonische Mikrozephalie, zylindrischer oder konischer Turmschädel *(Turricephalus, Akrokranium),* Kahnschädel *(Skaphozephalie),* Spitzschädel *(Akrozephalie),* Eischädel *(Oozephalie),* Dreieckschädel *(Trigonozephalie),* Schiefschädel *(Skoliozephalie),* Lückenschädel, Kielschädel, Hypertelorismus (abnormer Abstand der Augen)
- **Akranie:** Fehlen des Schädels
- **Dolichozephalie:** Langschädel
- **Brachyzephalie:** Rund-/Kurzkopf mit abgeflachtem Hinterkopf.

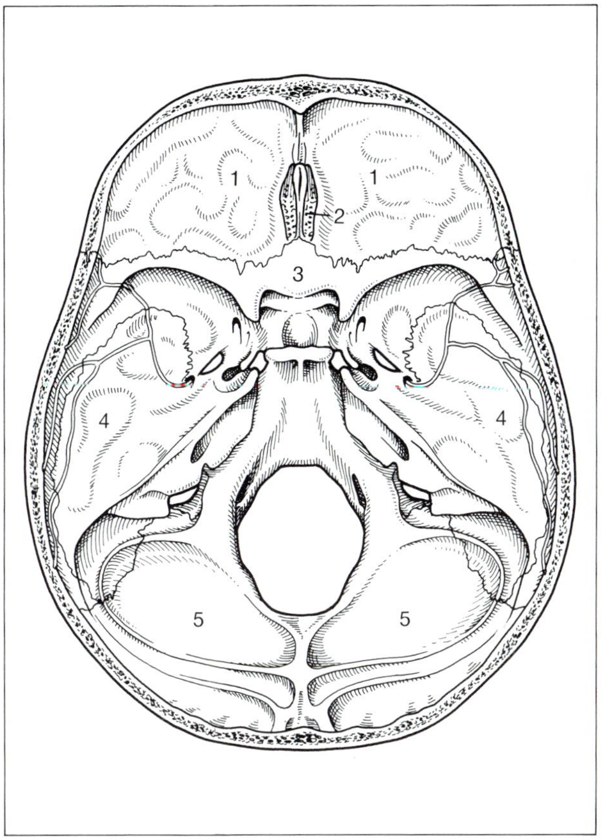

Abb. J-2: Schädelbasis. 1 Vordere Schädelgrube (Os frontale). **2** Os ethmoidale (mit Crista galli). **3** Os sphenoidale (mit Sella turcica und Fossa hypophysialis). **4** Mittlere Schädelgrube (Os temporale, seitlich oben: Os parietale). **5** Hintere Schädelgrube (Os occipitale mit Foramen magnum).

1.3 Verletzungen

Schädelfrakturen

Knochenbrüche treten im Bereich des Gesichts, des Unterkiefers, in der Schädelkalotte oder in der Schädelbasis auf. Sie können durch Berstung, Biegung oder durch einen Schuß bedingt sein. Unter Berücksichtigung der Bruchform unterscheidet man Splitter-, Loch-, Impressions- und Spaltfrakturen. Im Gesichtsschädel sind besonders die **Oberkieferfrakturen außerhalb der Zahnreihe** von Bedeutung, die je nach Verlauf als *Le-Fort-Fraktur I* bis *III* bezeichnet werden. Im **Unterkiefer** kommen Frakturen in der Pars alveolaris oder in der Pars articularis vor und gehen mit einer Einschränkung der Mundbewegung bzw. des Kauakts einher. **Schädelbasisbrüche** sind in der Regel Spaltfrakturen, die im Röntgenbild manchmal nur schwer zu erkennen sind. Eine höhere diagnostische Treffsicherheit ist durch CT und Kernspintomographie

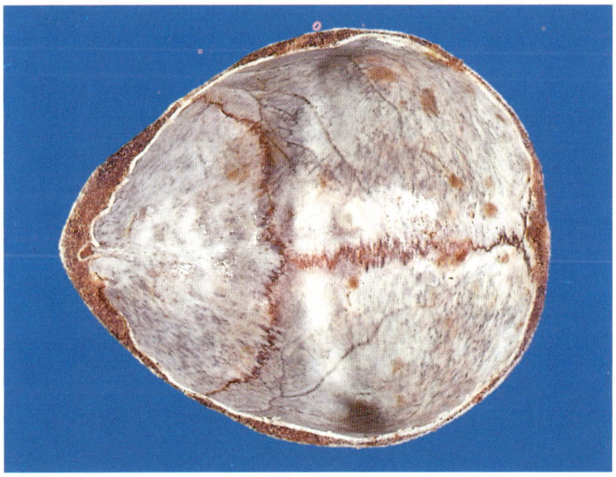

Abb. J-3: Kielschädel. Links im Bild das spitz verlaufende Os frontale.

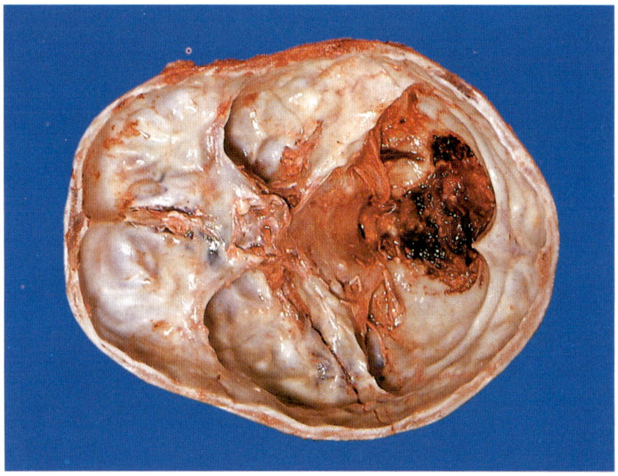

Abb. J-4: Schädelbasisfraktur mit Hämatom in der hinteren Schädelgrube

zu erzielen. Von Bedeutung sind die **Komplikationen:** Ein- oder doppelseitiges Augenhöhlenhämatom *(Monokel- oder Brillenhämatom),* Liquoraustritt aus Nase, Ohr oder Rachenhinterwand weist auf eine Fistel hin (traumatische Meningitis als Komplikation). Ferner können auch funktionelle Schäden auf eine Läsion der Hirnnerven hinweisen. (Siehe auch Grundlagen der klinischen Medizin, Band 4: Nervensystem)

1.4 Entzündungen

Eine Schädelosteomyelitis ist in der Regel eine fortgeleitete Entzündung, die von einer Sinusitis oder Otitis media ausgehen kann. Zu den besonderen Entzündungsformen zählen:

- **Nichteitrige sklerosierende Osteomyelitis Garré** der Kieferknochen (s. S. 49).
- **Lues:** Bei der angeborenen Form kommt es zu einer Zerstörung des Nasenbeins und somit zur Ausbildung der typischen Sattelnase. Im Erwachsenenalter kann die erworbene Lues durch Gummata zur Knochendestruktion führen.
- Eine typische Knochenzerstörung (Nasenseptum und harter Gaumen) wird bei der **mukokutanen Leishmaniase** beobachtet.

1.5 Neubildungen

Die wichtigsten Neubildungen des Schädels, des Ober- und des Unterkiefers gehen aus der Tabelle hervor. Die Tumoren können isoliert oder im Rahmen von Syndromen (z. B. multiple Osteome und Osteofibrome beim Gardner-Syndrom) vorkommen. Ferner werden sie bei Systemerkrankungen (Schrotschußschädel beim Plasmozytom) sowie bei metastasierenden Karzinomen (hellzelliges Adenokarzinom der Niere und follikuläres Schilddrüsenkarzinom) beobachtet.

Schädel	
Fibröse Dysplasie	27%
Osteosarkom	18%
Eosinophiles Granulom	12%
Chordom	11%
Chondrosarkom	7%
Riesenzelltumor	7%
Angiom	4%
Aneurysmale Knochenzyste	4%
Fibrosarkom	2%
Ewing-Sarkom	2%
Malignes Lymphom	2%
Chondrom	2%
Osteoblastom	2%
Oberkiefer	
Fibröse Dysplasie	40%
Osteosarkom	29%
Chondrosarkom	14%
Fibrosarkom	8%
Riesenzelltumor	3%
Osteochondrom	3%
Aneurysmale Zyste	3%
Unterkiefer	
Fibröse Dysplasie	38%
Osteosarkom	20%
Fibrosarkom	16%
Chondrosarkom	12%
Malignes Lymphom	12%
Osteoblastom	2%

2 Wirbelsäule – Brustkorb

2.1 Anatomie

2.1.1 Wirbelsäule

Die Wirbelsäule (*Columna vertebralis,* WS) setzt sich aus 33 bis 34 **Wirbeln** *(Vertebrae)* und den dazwischen liegenden **Zwischenwirbelscheiben** *(Disci intervertebrales)* zusammen. Sie können als echte Wirbel isoliert vorkommen oder als falsche Wirbel zu einem Knochen (z. B. Os sacrum) zusammenschmelzen. Unter Berücksichtigung der Körperregion unterscheidet man:

- **Halswirbelsäule** (HWS): Sieben Halswirbel *(Vertebrae cervicales).* Die beiden oberen Halswirbel (Atlas und Axis) stellen die Verbindung zur Schädelbasis (*Articulatio atlanto-occipitalis* und *Articulatio atlanto-axialis*) her. Unter Berücksichtigung ihrer Funktion weisen sie eine von den anderen Wirbeln abweichende Morphologie auf. So fehlt beim obersten Wirbel (Atlas) der Wirbelkörper, so daß er nur aus zwei Wirbelbögen mit Gelenken und Fortsätzen besteht.
- **Brustwirbelsäule** (BWS): 12 Brustwirbel *(Vertebrae thoracicae)*
- **Lendenwirbelsäule** (LWS): 5 Lendenwirbel *(Vertebrae lumbales)*
- **Kreuzbein** *(Os sacrum):* 5 Kreuzwirbel *(Vertebrae sacrales)*
- **Steißbein** *(Os coccygis):* 4–5 Steißwirbel *(Vertebrae coccygeae).*

Der **Wirbel** besteht aus einem **Wirbelkörper** *(Corpus vertebrae)* und einem **Wirbelbogen** *(Arcus vertebrae)* mit den Gelenkfortsätzen und den Quer- und Dornfortsätzen. Auf einem Querschnitt bilden sie einen Hohlraum *(Foramen vertebrale),* der das Rückenmark mit seinen Hüllen einschließt. Die Verbindung *(Pediculus arcus vertebralis)* zwischen Wirbelkörper und Wirbelbogen zeigt eine kleine obere und eine tiefere untere Einsparung *(Incisura vertebralis),* so daß zwei übereinander liegende Wirbel eine seitliche Öffnung *(Foramen intervertebrale)* bilden und gemeinsam mit den Nervenwurzeln ein **Bewegungssegment** darstellen.

Die **Zwischenwirbelscheiben** (Bandscheiben, *Disci intervertebrales*) setzen sich aus einem äußeren, festen *Anulus fibrosus* als Druckpolster und einem inneren *Nucleus pulposus* mit Resten der *Chorda dorsalis* (Druckverteiler) zusammen. Sie sind mit den Wirbelkörpern synchondrotisch verbunden. Außerdem werden sie besonders durch das vordere Längsband *(Ligamentum longitudinale anterior)* fixiert, ohne mit diesem in fester Verbindung zu stehen. Zusammen mit dem *Ligamentum longitudinale posterior* bilden sie eine funktionelle Einheit *(Symphysis intervertebralis).*

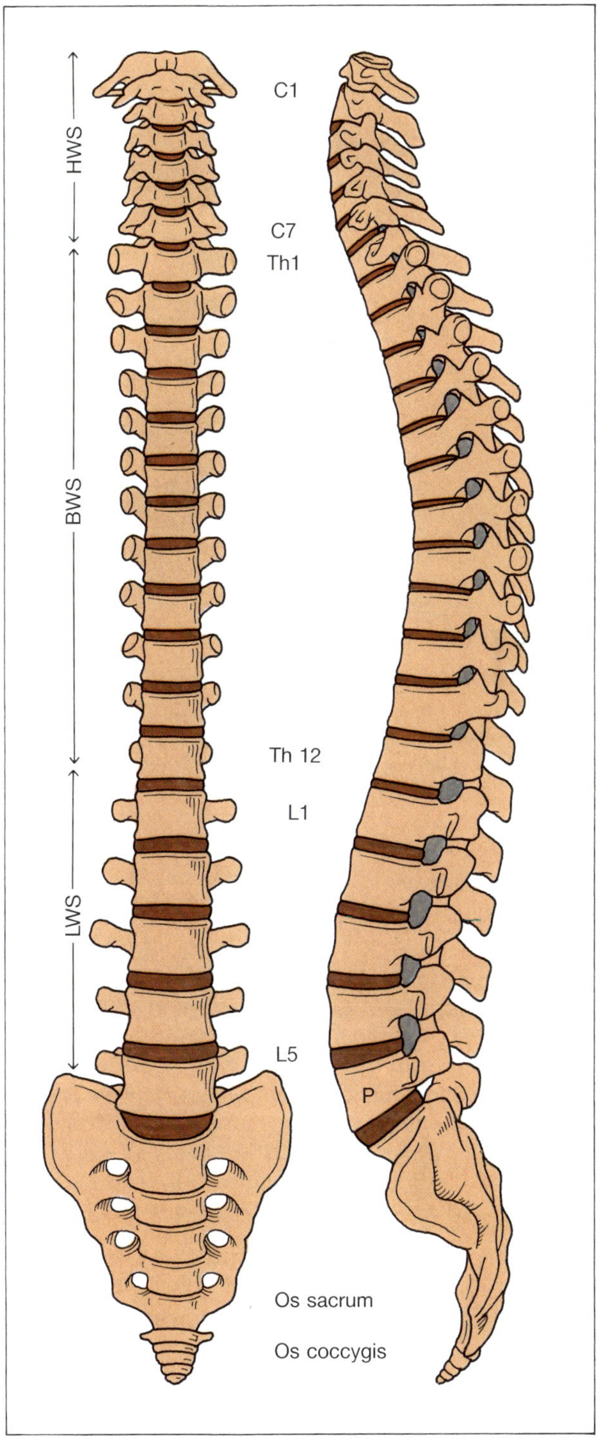

Abb. J-5: Wirbelsäule (frontale und laterale Ansicht). **HWS** Halswirbelsäule. **BWS** Brustwirbelsäule. **LWS** Lendenwirbelsäule. **P** Promontorium.

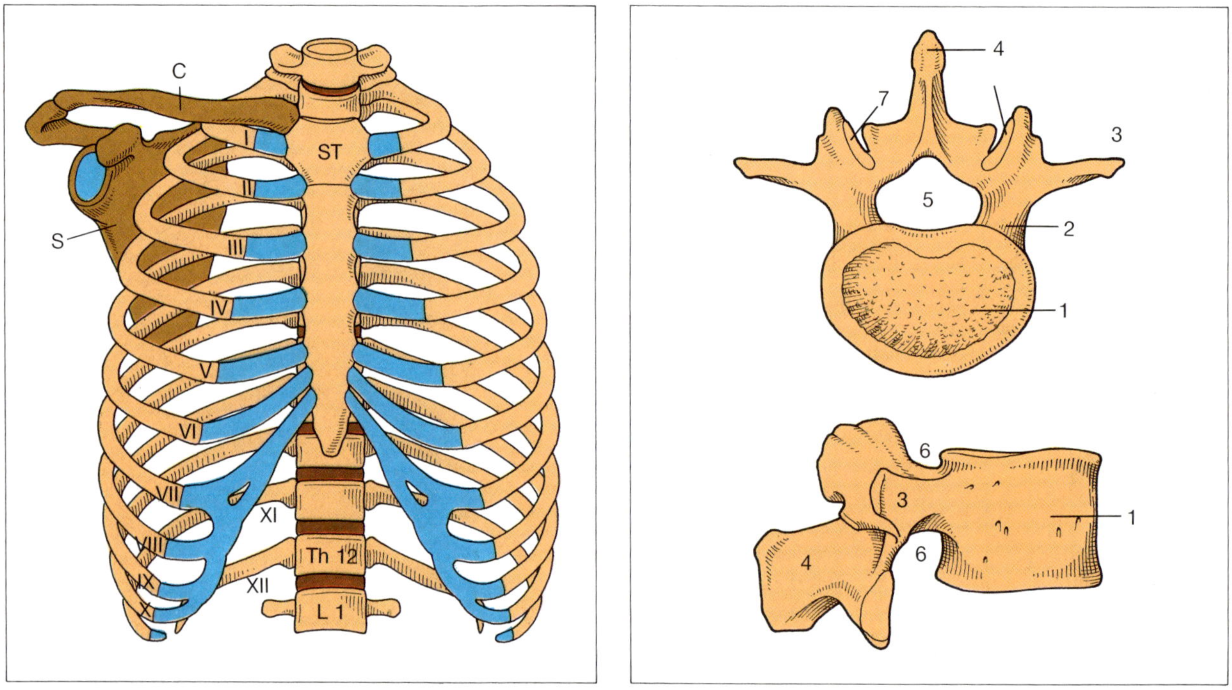

Abb. J-6: Links: **Brustkorb** mit Schulterblatt (**S** Scapula) und Schlüsselbein (**C** Clavicula); **ST** Sternum. Blau: Cartilago costalis. Rechts: **Lumbaler Wirbel** in der Auf- und Seitenansicht. **1** Corpus vertebrae. **2** Pediculus arcus. **3** Processus costalis. **4** Processus spinosus. **5** Foramen vertebrale. **6** Incisura vertebralis. **7** Facies articulares.

2.1.2 Brustkorb

Der Brustkorb *(Thorax)* besteht vorne aus dem **Brustbein** *(Sternum)* und hinten aus der thorakalen Wirbelsäule. Beide werden durch die Rippen verbunden. Die **Rippen** *(Costae)* sind flache Knochen, die aus einem knöchernen *(Os costale)* und einem knorpeligen Anteil *(Cartilago costalis)* bestehen. Letzterer verbindet die ersten zehn Rippen mit dem Brustbein. Nur die Rippen I bis V *(Costae verae)* weisen eine eigene Sternumverbindung auf. Die Rippen VI bis X *(Costae spuriae)* sind gemeinsam verbunden, die beiden letzten Rippen (XI und XII: *Costae fluitantes*) besitzen ein freies vorderes Ende.

2.2 Fehlbildungen – Formveränderungen

2.2.1 Fehlbildungen der Wirbelsäule

Fehlanlagen der Wirbelstrukturen treten als **Aplasie** oder **Hypoplasie** auf. Hier ist die **Halbwirbelbildung** zu nennen. Beim **Klippel-Feil-Syndrom** liegt eine Blockbildung mehrerer Wirbel mit entsprechender Halsverkürzung vor. Diese Veränderung kann von anderen Fehlbildungen begleitet werden.

Bei der **Dysrhaphie** *(Spina bifida aperta)* bleibt die knöcherne Verschmelzung der dorsalen Wirbelanlage aus. Bei der *Spina bifida occulta* wird die fehlende Verknöcherung durch die knorpelige Anlage ersetzt. Diese Veränderungen kommen bevorzugt in L5 und S1 vor. Im Gegensatz zur Spina bifida aperta ist diese geschlossene Form von nur geringer klinischer Bedeutung.

Bei der **Diastematomyelie** liegt eine fibröse Septierung oder ein knöcherner Sporn im Rückenmarkskanal vor. Diese Wachstumsstörung geht mit anderen Deformitäten der Wirbelsäule und der unteren Extremitäten einher und ist klinisch durch progrediente neurologische Ausfallserscheinungen im Bereich der Beine gekennzeichnet.

2.2.2 Formveränderungen der Wirbelsäule

2.2.2.1 **Skoliose:** Wachstumsstörung mit einer verstärkten Seitenkrümmung und Torsion der Wirbelsäule. In 80% der idiopathischen Fälle liegt eine rechtskonvexe thorakale Form vor.

Pathogenese – Pathologie: Skoliosen kommen als *infantile Form* vor dem 4. Lebensjahr, als *juvenile Form* zwischen dem 4. und 10. Lebensjahr und später als *adoleszente Form* vor. Sie können kongenital (bei verschiedenen Mißbildungen) auftreten oder als erworbene Wachstumsstörung auf neuropathische, myopathische, metabolische, traumatische, entzündliche, statische oder neoplastische Ursachen zurückgeführt werden.

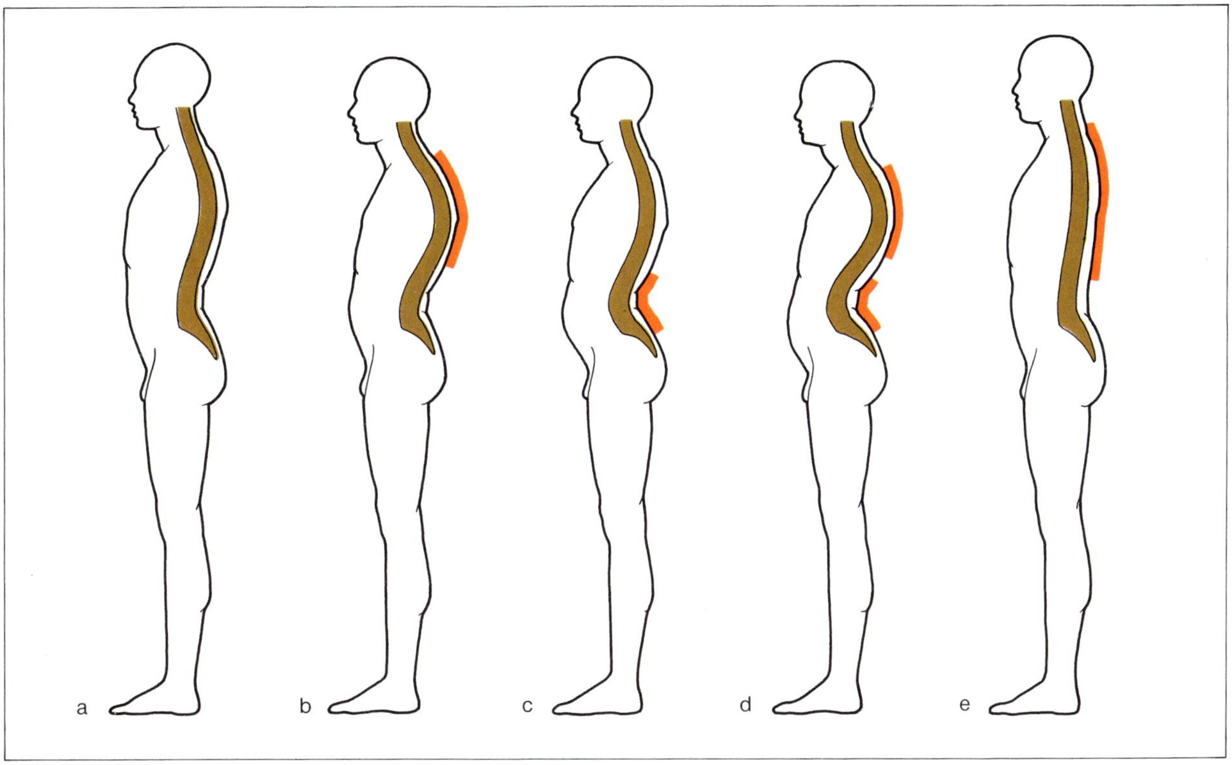

Abb. J-7: Formveränderungen der Wirbelsäule. a Normale Wirbelsäule. **b** Bogige Kyphose (Rundrücken). **c** Verstärkte Lendenwirbelsäulenlordose (Hohlkreuz). **d** Kypholordose (hohlrunder Rücken). **e** Flachrücken (nahezu aufgehobene Ausbiegungen).

Klinik: Die Skoliose wird selten vor dem 10. Lebensjahr diagnostiziert, da sie zunächst schmerzlos verläuft. Später entwickeln sich degenerative WS-Veränderungen. Die Verkürzung des Rumpfs mit Einengung des Thorax kann zu einer chronischen kardiopulmonalen Belastung führen. Je nach Lokalisation der Skoliose treten verschiedene Deformitäten *(Rippenbuckel, ventrale Thoraxdeformität – Lendenwulst)* auf. Röntgenologisch wird die Diagnose gesichert und der Grad der Krümmung bestimmt. Bei Kindern mit neuro- oder myopathisch bedingten Skoliosen ist die Progredienz besonders ausgeprägt.

2.2.2.2 **Kyphose:** Dorsal konvexe Verformung der Wirbelsäule. Betroffen ist vorwiegend die Brustwirbelsäule. Die thorakale Kyphose kann von einer lumbalen Lordose begleitet sein.

Pathogenese – Pathologie: Zu den wichtigsten Ursachen einer Kyphose zählen Morbus Scheuermann, Altersosteoporose, Osteomalazie, Morbus Bechterew, Spondylitis tuberculosa u. a. Die Kyphose kann bogig *(arkuäre Form)* oder spitz (*Gibbus* oder *anguläre Form*) sein.

Klinik: Der M. Bechterew (er gehört zum rheumatischen Formenkreis) kann zu einer ausgeprägten versteiften Kyphose mit erheblicher Verringerung der Blickweite und Gangbehinderung führen.

- **Morbus Scheuermann:** Bei der besonders häufigen **juvenilen** oder **Adoleszenten-Kyphose** ist die konstitutionelle Haltung von pathogenetischer Bedeutung (unregelmäßiger dominanter Erbgang). Durch lokalisierte Wachstumsstörungen treten keilförmige Wirbelkörper auf. Bei ausgeprägten Fällen kommt es zur Bandscheibendegeneration mit Einsteifung der betroffenen Wirbelsegmente. Klinisch kann der M. Scheuermann bis zum 18. Lebensjahr – wenn muskulär kompensiert – symptomlos bleiben. Eine Haltungsinsuffizienz führt zu Muskelschmerzen. Später (im Residualstadium) entwickeln sich infolge der gestörten Statik degenerative WS-Veränderungen: Die Patienten klagen über lumbosakrale Schmerzen. Die röntgenologische Untersuchung erlaubt die Diagnosestellung (Nachweis von Keilwirbeln am Kyphosescheitel, unregelmäßig konturierte Deckplatten, vordere Kantenabbrüche) und eine Quantifizierung der Kyphose.

- **Kyphose bei Wirbelsäulenosteoporose**
  siehe Seite 26

2.2.2.3 **Lordose:** Dorsal konkave Verkrümmung der Wirbelsäule, die in der Regel mit anderen Formfehlern der Wirbelsäule kombiniert vorkommt.

2.2.3 Formveränderungen des Brustkorbs

Zu den häufigsten Brustkorbanomalien zählt die **Trichterbrust.** Dabei handelt es sich um eine genetisch verankerte, besonders bei Knaben vorkommende Einziehung der Brust in Höhe des Sternums. Bei der wesentlich selteneren **Kielbrust** sind Sternum und angrenzende Rippen spitzwinklig verbunden.

Der **muskuläre Schiefhals** *(Torticollis muscularis)* ist auf eine fibröse Verkürzung des M. sternocleidomastoideus zurückzuführen. Der Kopf ist – mit einer Gegenrotation – zur erkrankten Seite geneigt. Diese Veränderung kann die Ursache eines Fehlwachstums des Gesichtsschädels (Gesichtsskoliose) und der Halswirbelsäule (HWS-Skoliose) sein.

2.3 Degenerative Veränderungen

Spondylosis deformans

Begriffsbestimmung: Wirbelkörper, Wirbelgelenke, Bänder und Bandscheiben machen unterschiedlich ausgeprägte Altersveränderungen durch, die nicht immer von Krankheitswert sind. Degenerative Erkrankungen sind sehr häufig und meist auf konstitutionelle Faktoren zurückzuführen. Sie können schon im mittleren Lebensalter (um das 40. Lebenjahr) einsetzen und nehmen im höheren Alter an Häufigkeit zu. Das Leiden beginnt mit einer durch Wasserverlust bedingten Degeneration der Bandscheiben *(Chondrosis intervertebralis).* Infolge der unphysiologischen Krafteinwirkung auf die Wirbelkörper (Instabilität durch Verminderung der Höhe der Zwischenwirbelräume und vermehrte Motilität) kommt es zu einem reaktiven osteosklerotischen Knochenumbau mit Ausbildung von Randosteophyten und Verformungen *(Spondylosis deformans).* Diese Veränderungen sind am frühesten und häufigsten in der Lendenwirbelsäule (LWK 2–4) lokalisiert. Bei Mitbefall der kleinen Wirbelgelenke liegt eine *Spondylarthrosis deformans* vor.

Röntgen: Am auffälligsten sind die Verformungen der Wirbelkörper. Sie sind zusammengesintert und haben papageienschnabelartige Osteophyten *(Randexostosen)* an den oberen und unteren Wirbelkanten, die sich mit gleichartigen Osteophyten benachbarter Wirbel verbinden und so regelrechte Spangen bilden können. Dadurch wird die Beweglichkeit erheblich eingeschränkt. Die Deck- und Grundplatten der Wirbelkörper sind ungleichmäßig sklerotisch verdichtet und verbreitert. Die Wirbelspongiosa ist infolge einer Osteoporose aufgehellt. Mikrofrakturen können zu wolkigen Verdichtungen führen. Die Zwischenwirbelräume sind verschmälert, die Foramina intervertebralia eingeengt. Der Nucleus pulposus kann sich nach Deckplatteneinbruch (seltener Grundplatteneinbruch) hernienartig in die Wirbelspongiosa einsenken und ein sog. *Schmorl-Knötchen* bilden, das von einer reaktiven Randsklerose begrenzt ist.

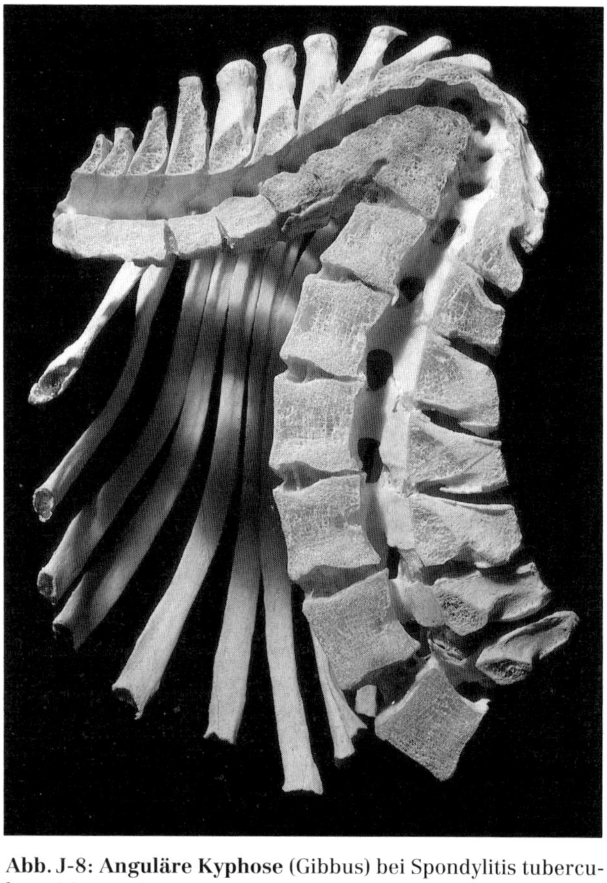

Abb. J-8: Anguläre Kyphose (Gibbus) bei Spondylitis tuberculosa. Mazerationspräparat.

Pathologie: Die verschiedenen Verformungen der Wirbel sind schon makroskopisch deutlich sichtbar und diagnoseweisend: Abflachung der Wirbelkörper, Einsenkung der Deck- und Grundplatten, Randosteophyten, Spangenbildung, Verschmälerung des Zwischenwirbelraums, Auftreibung und Einsenkung des Nucleus pulposus in die Wirbel, Bildung von Schmorl-Knötchen. Die Wirbelsäule ist häufig insgesamt verformt. Bei einer *Kyphoskoliose* handelt es sich um die Verkrümmung eines Wirbelsäulenabschnitts, wobei einerseits die physiologische Krümmung (»Skoliose«) verstärkt ist, andererseits eine Verkrümmung in seitlicher Richtung besteht. **Histologisch** findet man degenerative und reaktive Veränderungen in Bandscheiben und Knochen. Das Bandscheibengewebe ist stark myxoid aufgelockert und enthält fibrinoide Nekrosen; vielfach ist es regelrecht zerfetzt. Das Knochengewebe in der Umgebung eines Schmorl-Knötchens zeigt einen reaktiven Knochenumbau mit osteosklerotisch verbreiterten Knochenbälkchen, denen Osteoblasten und Osteoklasten angelagert sind. Hier liegt eine gefäßreiche Markfibrose vor.

Klinik: Starke Rückenschmerzen, Parästhesien, Lähmungen und Einschränkungen der Beweglichkeit sind die Kardinalsymptome einer degenerativen WS-Veränderung. Die Symptome nehmen mit dem Alter zu, allerdings kann es zu einer »Beschwerdeberuhigung« infolge einer Teilversteifung der Wirbelsäule kommen. Die klinische Symptomatik hängt von der Lokalisation und vom morphologischen Ausmaß der Veränderung ab.

Halswirbelsäulendegeneration: Betroffen sind vorwiegend C5 bis C7. Die Beschwerden können hervorgerufen werden durch:

- **Einengung der Foramina intervertebralia:** Nerven- und Nervenwurzelkompressionen (**Zervikobrachialgie:** Sammelbezeichnung für Schmerzen, die von der HWS ausgehen und in die Arme strahlen), Nacken- und Kopfschmerzen, Verspannung der Nackenmuskulatur
- **Kompression der Arteria vertebralis:** Vegetative Störungen, Schwindelanfälle, Sehstörungen
- **Diskusprolaps und Rückenmarkskompression:** Myelopathien.

Eine **Brustwirbelsäulendegeneration** kommt nur selten vor und kann die Ursache von Interkostalneuralgien sein.

Lendenwirbelsäulendegeneration: Sie ist mit 70% die häufigste Form und durch chronische Schmerzen [Kreuzschmerzen, Gehschmerzen (Claudicatio spinalis)] gekennzeichnet, die unter einer Körperbelastung akut verstärkt werden. Ferner gehen sie mit einer Muskelverspannung einher. Durch Hyperflexion versucht der Patient, die Stenosen zu öffnen und somit die Schmerzen zu lindern (Schlaf in sitzender Stellung). Die Diagnose wird röntgenologisch (45°-Schrägaufnahme) sowie durch CT und Kernspintomographie gesichert.

- **Morbus Baastrup:** Durch Berührung der Dornfortsätze der Lendenwirbel (röntgenologisch: *kissing spine*) treten Spontan- sowie lokale Druck- und Klopfschmerzen auf.
- **Morbus Forestier:** Durch Spangenbildung ankylosierende Spondylose der Lendenwirbelsäule bei älteren Menschen. Häufig vergesellschaftet mit Diabetes mellitus. Die Wirbelkörper sind hyperostotisch vergrößert und abgerundet.

Bandscheibenvorfall: In den Bandscheiben wird der Nucleus pulposus medial oder lateral nach hinten verdrängt. Besonders häufig treten die Veränderungen in L5/S1 und in L4/L5 auf. Diese **Diskushernie** führt zu einer Kompression der Spinalnerven, seltener des Rückenmarks. Es entwickeln sich heftige Schmerzen, die als »Ischias« bezeichnet werden. Bei einem plötzlich einsetzenden lumbalen Schmerzsyndrom spricht man von einem »Hexenschuß«, dessen Ursache aber häufiger *pseudoradikulär* ist.

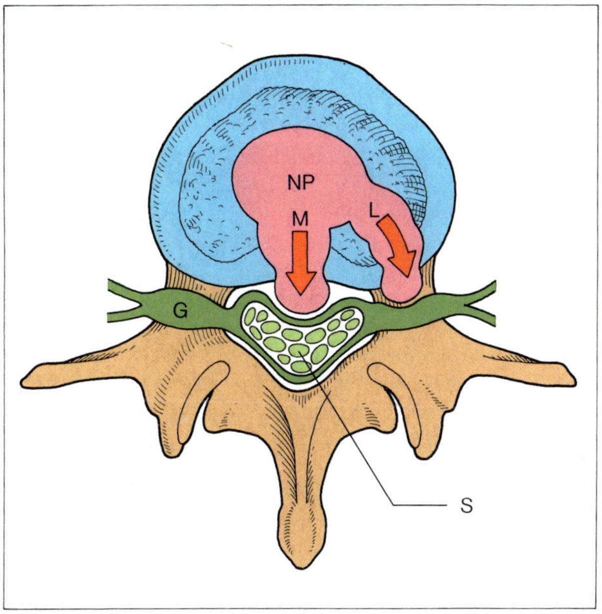

Abb. J-9: Diskushernie. Laterale (L) und mediale (M) Verlagerung des Nucleus pulposus (NP) mit Kompression der Nervenganglien (G) bzw. der Spinalnerven (S).

2.4 Verletzungen

2.4.1 Wirbelsäulenfrakturen

Verletzungen der Wirbelsäule werden vorwiegend nach Verkehrsunfällen und Stürzen aus großer Höhe sowie bei verschiedenen Sportarten beobachtet. Dabei kann es zu **Kompressions-**, **Distraktions-** oder **Translationsschäden** kommen. Im Bereich der Halswirbelsäule verursachen zwei rasch aufeinanderfolgende, gegenläufige Bewegungen die **Schleuderverletzung** (*Peitscheneffekt* bei Auffahrunfällen). Bei ungewohnter Körperbelastung (Schaufeln oder Tragen von schweren Lasten) treten besonders im C7-Bereich Ermüdungsfrakturen **(Schipperkrankheit)** der Dornfortsätze auf.

2.4.2 Spondylolyse und Spondylolisthesis

Begriffsbestimmung: Die Unterbrechung der Zwischengelenkstücke wird als **Spondylolyse** bezeichnet und ist erworben. Sie ist in 80% der Fälle im Bogen des 5. Lendenwirbels lokalisiert und meist doppelseitig. Eine szintigraphisch nachweisbare Kontrastanreicherung spricht für eine Ermüdungsfraktur. Die Veränderung tritt besonders häufig bei einigen Sportarten (Turnen, Speerwerfen, Delphinschwimmen) auf. Durch die Gelenkunterbrechung kommt es zu einer verstärkten Motilität des Wirbelsegments (Wirbelgleiten = *Spondylolisthesis*).

Pathogenese – Pathologie: Die gestörte Belastung führt zu einer abnormen Entwicklung der benachbarten Grundplatten [Unterentwicklung des dorsalen Abschnitts des oberen Wirbelkörpers (L5) und des ventralen Abschnitts des unteres Wirbelkörpers (S1)]. Anschließend kommt es zur Ventralverschiebung des oberen betroffenen Wirbels. Die Extremform (5. LW vor dem Os sacrum) bezeichnet man als *Spondyloptose*. Entstehen diese Veränderungen bei älteren Menschen infolge einer Bandscheibendegeneration, dann spricht man von einer *Pseudospondylolisthesis*.

Klinik: Im Kindesalter sind Spondylolyse und Spondylolisthesis häufiger röntgenologische Zufallsbefunde. Bei schweren Fällen kann die Rumpfverschiebung (*Sprungschanzenphänomen* durch verstärkte Lordose) sichtbar werden. Ferner kann es zu Nervenwurzelirritationen und Kreuzschmerzen kommen. Die Diagnose wird röntgenologisch (45°-Schrägbild) gesichert.

2.4.3 Rippenfrakturen

Rippenbrüche sind Berstungs- oder Biegungsbrüche, die bevorzugt nach einem Kompressionstrauma des Brustkorbs vorkommen. Sie treten isoliert oder als Rippenserienfrakturen (z.B. nach Reanimation) auf. Ferner werden sie bei Vorschädigung (Rippenmetastasen, Osteoporose, Plasmozytom) nach einem Bagatelltrauma nachgewiesen. Die klinische Diagnose stützt sich auf den Nachweis von Schmerzen bei der Atmung und von Druckschmerz im Bereich der Fraktur. Zu den möglichen Komplikationen zählen die Blutung aus den Interkostalgefäßen oder dem Lungenparenchym sowie der Pneumothorax.

2.4.4 Sternumfrakturen

Diese vorwiegend quer verlaufenden Brüche sind Folge einer traumatischen Kompression (Autounfälle).

2.5 Entzündungen

2.5.1 Unspezifische Spondylitis

Eine Entzündung der Wirbelsäule **(Spondylitis)** kann auf mehrere benachbarte Wirbelkörper sowie auf die kleinen Wirbelgelenke **(Spondylarthritis)** und auf die Bandscheiben **(Spondylodiszitis)** übergreifen. Bei Erwachsenen treten etwa 50% aller Osteomyelitiden in Form einer Spondylitis bzw. Spondylodiszitis auf. Zu den wichtigsten Erregern zählen *Staphylo- und Streptokokken* sowie *Salmonella typhi*. Häufigste Lokalisationen sind die Lenden- und die untere Brustwirbelsäule. Das **Röntgenbild** zeigt in zwei oder mehreren benachbarten Wirbelkörpern, die verschmälert und verformt sind, eine ungleichmäßige Spongiosklerose, oft auch Randosteophyten mit Spangenbildung. Der Zwischenwirbelraum ist deutlich verschmälert und teilweise aufgehoben. Die Deckplatten der Wirbelkörper können weitgehend zerstört sein. Im Biopsiematerial (meist Nadelbiopsie) sieht man **histologisch** in einem sklerotisch verdichteten und völlig ungeordneten Spongiosagerüst die Zeichen eines fortschreitenden Knochenumbaus (aktivierte Osteoblasten und Osteoklasten) sowie ein lockeres Granulationsgewebe mit lymphoplasmazellulären Infiltraten. Spondylodiszitis und -arthritis rufen heftige Rückenschmerzen hervor und führen zur Versteifung der Wirbelsäule. Klinisch stehen Schmerzen (Druck-, Klopf- und Achsenstoßschmerz) sowie eine Bewegungseinschränkung im Vordergrund.

2.5.2 Sonderformen der Spondylitis

2.5.2.1 Die **tuberkulöse Spondylitis** ist Folge einer hämatogenen Streuung und die häufigste Manifestationsform einer Skelettuberkulose. Sie kann zur Teilzerstörung eines oder mehrerer Wirbelkörper führen und somit zur *Gibbusbildung* (Kyphose) sowie zur Entstehung *kalter Senkungsabszesse* entlang der Psoasmuskulatur.

2.5.2.2 **Spondylarthritis ankylopoetica** (Morbus Bechterew): Progressive entzündliche Polyarthritis der Intervertebralgelenke, die im sakroiliakalen Bereich beginnt und durch Versteifung der Längsbänder die Lenden- und Halswirbelsäule befällt. Hier kommt es zu einer knöchernen Ankylosierung der Wirbelsäule. In etwa 20% der Fälle weisen auch periphere Gelenke (Schulter, Hüfte und Knie) eine ähnliche Veränderung auf. Die Krankheit befällt vorwiegend Männer im 3. Lebensjahrzehnt und führt schleichend progredient zu einer schmerzhaften Immobilisierung.

Röntgen: Der M. Bechterew wird praktisch nur radiologisch diagnostiziert. Typisch sind die Strukturveränderungen des Sakroiliakalgelenks und eine Verknöcherung des vorderen Längsbandes, wodurch die Wirbelsäule wie ein »Bambusstab« aussieht. Die Bandscheiben können dabei maskiert sein. Die Zwischenwirbelgelenke sind an den Enden spangenförmig verknöchert. In den Wirbelkörpern besteht eine strähnige Osteoporose.

Pathologie: Zwischen den Wirbelkörpern findet man einen verödeten Gelenkspalt mit verknöcherten Bandscheiben als Ausdruck einer verknöcherten Synostose der Wirbelgelenke. Ferner kommen Randwülste vor. Außerdem erkennt man eine Verbreiterung und Verknöcherung des vorderen Längsbandes. Am häufigsten sind die Ligamenta flava betroffen. Als Folge entwickelt sich eine Kyphose. Es kommt zu einer Formveränderung der Wirbelkörper mit Aufhebung der Vorderflächenkonkavität und der gradlinigen Wirbelflächen (rechteckige Wirbelkörper = *squaring*).

Klinik: Die Erkrankung verläuft in Schüben. In einer ersten Phase stehen die nächtlichen Schmerzen im Vordergrund. Später kommt es zur Ausbildung einer ausgeprägten Kyphose (*Totalrundrücken* im Endstadium), die das klinische Bild beherrscht.

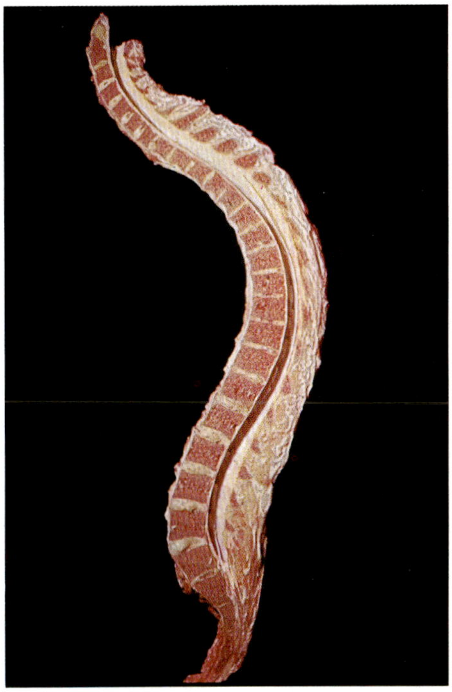

Abb. J-10: Anguläre Kyphose bei Morbus Bechterew

2.6 Neubildungen

Wirbelkörper und Rippen sind häufig Sitz von Metastasen (Lungen-, Nieren-, Schilddrüsen-, Prostata-, Magen- und Mamma-Ca) oder bei bösartigen Systemerkrankungen (Histiozytosen, maligne Lymphome) infiltriert. Primäre Skelettumoren kommen in diesen Bereichen eher selten vor. So machen die primären Rippengeschwülste 3% aller Skelettneubildungen aus, die der Wirbelkörper 3%, des Kreuzbeins 1,7%, des Schulterblatts 1% und des Brustbeins 0,5%. Die wichtigsten Primärtumoren sind in der Tabelle aufgeführt.

Wirbelsäule	
Aneurysmale Zyste	21%
Riesenzelltumor	13%
Osteoblastom	13%
Eosinophiles Granulom	10%
Chordom	8%
Chondrosarkom	7%
Osteoidosteom, Osteosarkom	je 5%
Ewing-Sarkom, Chondrom	je 4%
Fibrosarkom, malignes Lymphom, Chondroblastom, Osteochondrom, Angiom	je 2%
Kreuzbein	
Chordom	39%
Chondrosarkom	20%
Ewing-Sarkom	15%
Riesenzelltumor	14%
Osteoblastom, Osteosarkom	je 5%
Aneurysmale Zyste	2%
Brustbein	
Chondrosarkom	68%
Osteosarkom, malignes Lymphom, Chondroblastom, Chondrom	je 8%
Rippen	
Chondrosarkom	28%
Fibröse Dysplasie	25%
Ewing-Sarkom	15%
Angiom	7%
Chondrom, Osteosarkom	je 6%
Aneurysmale Knochenzyste	4%
Fibrosarkom, malignes Lymphom, Osteochondrom, Chondroblastom, Osteoidosteom	je 2%
solitäre Zyste	je 1%
Schulterblatt	
Chondrosarkom	39%
Ewing-Sarkom	19%
Osteosarkom, Fibrosarkom, aneurysmale Knochenzyste	je 10%
Osteoblastom, solitäre Knochenzyste, eosinophiles Granulom	je 4%

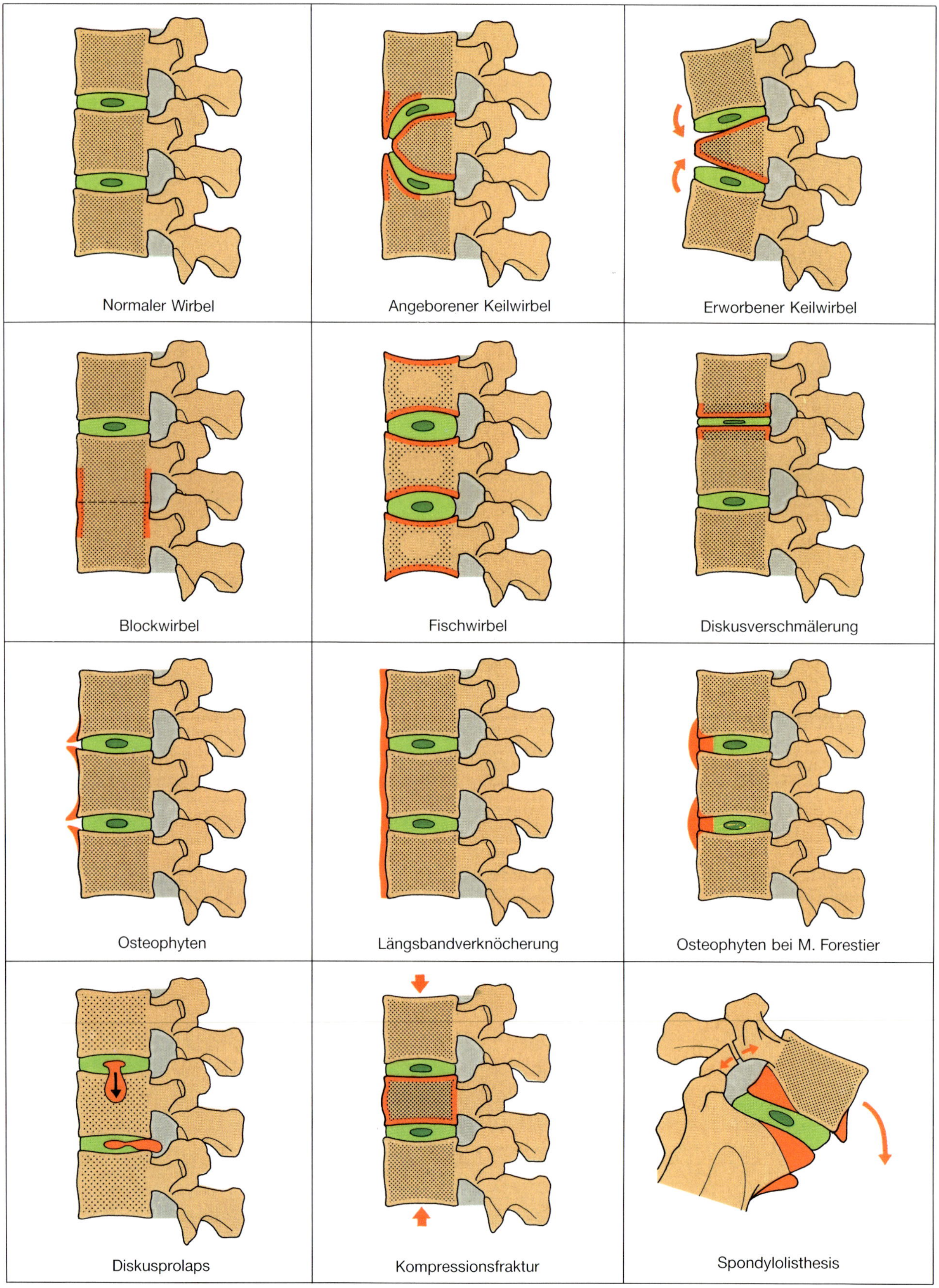

Abb. J-11: Pathologische Wirbelveränderungen

3 Schultergürtel – Schultergelenk

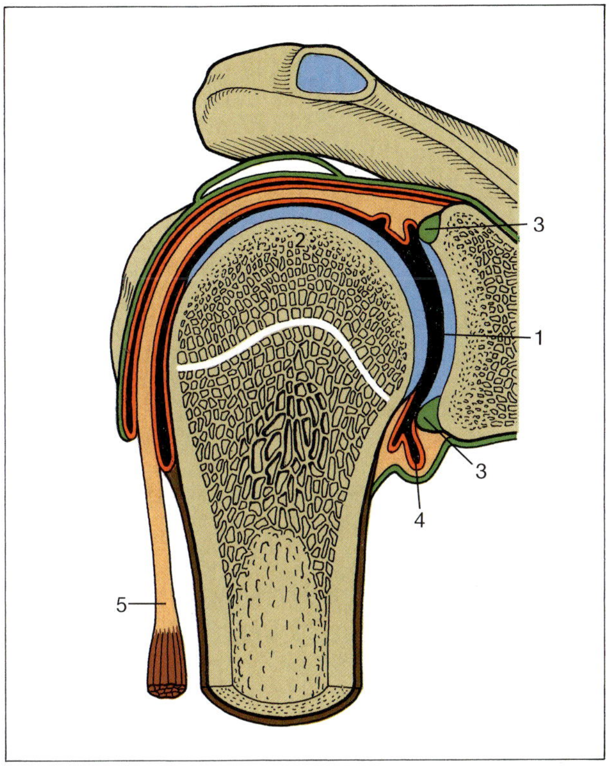

Abb. J-12: Schultergelenk. Schematische Darstellung. Blau: Gelenkknorpel; rot: synoviale Gelenkkapsel. **1** Gelenkspalt. **2** Humeruskopf. **3** Labrum glenoidale. **4** Recessus axillaris. **5** Bizepssehne.

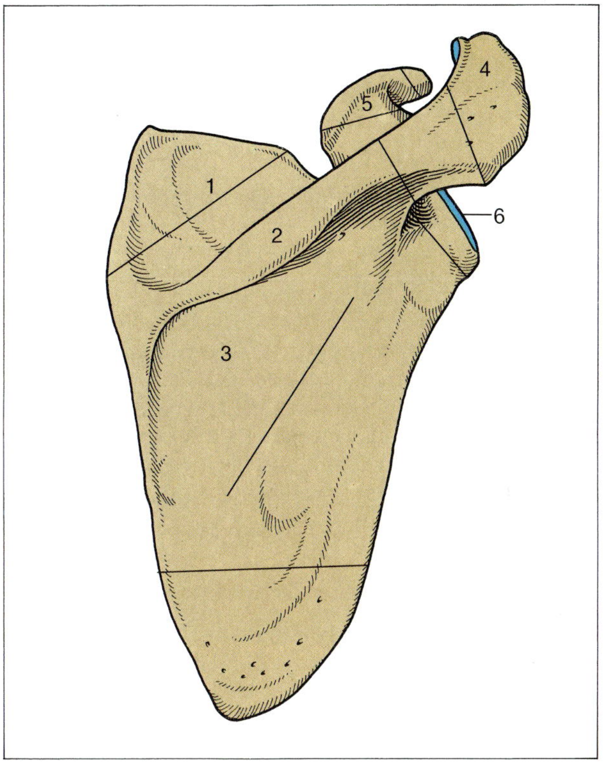

Abb. J-13: Schulterblatt (dorsale Ansicht) mit eingezeichneten Frakturlinien. **1** Fossa supraspinata. **2** Spina scapulae. **3** Fossa infraspinata. **4** Acromion. **5** Processus coracoideus. **6** Cavitas glenoidalis mit Collum scapulae.

3.1 Anatomie

3.1.1 Schultergürtel

Der Schultergürtel besteht aus:

- **Schulterblatt** *(Scapula)*, einem flachen dreieckigen Knochen, der durch einen oberen *(Margo superior)*, einen inneren *(M. medialis)* und einen äußeren Rand *(M. lateralis)* begrenzt wird. Die vordere Seite des Schulterblatts *(Facies costalis)* ist weitgehend glatt, die hintere Seite *(Facies dorsalis)* wird durch die horizontal verlaufende *Spina scapulae* in eine kleinere *Fossa supraspinalis* und eine größere *Fossa infraspinalis* unterteilt. Die Spina scapulae endet in dem keulenförmig verdickten **Acromion** mit seiner Gelenkfläche für das Schlüsselbein *(Facies articularis acromialis)*. Vor dem Acromion liegt die große Gelenkfläche für den Humeruskopf *(Cavitas glenoidalis)*. Oben wird das Schultergelenk durch den *Processus coracoideus* geschützt.

- **Schlüsselbein** *(Clavicula)*, einem S-förmig gebogenen Knochen fibrösen Ursprungs. Das innere Ende steht mit dem Sternum in Verbindung *(Facies articularis sternalis)*, das äußere Ende mit dem Acromion *(Facies articularis acromialis)*.

Die Knochen des Schultergürtels sind mit dem Rumpf durch das *Ligamentum costoclaviculare* und das Sternoklavikulargelenk verbunden, untereinander durch das *Ligamentum coracoclaviculare* und das Acromioklavikulargelenk.

3.1.2 Schultergelenk (Articulatio humeri)

Die von hyalinem Knorpel ausgekleideten Gelenkflächen setzen sich aus der eher kleinen *Cavitas glenoidalis* und dem großen Humeruskopf zusammen. Die Gelenkpfanne wird durch das faserknorpelige *Labrum glenoidale* vergrößert. Hier ist auch die synoviale Gelenkkapsel befestigt. Begrenzt wird das Gelenk durch die fibröse Kapsel, die in ihrem oberen Anteil durch das *Ligamentum coracohumerale* verstärkt wird.

3.2 Fehlbildungen – Formveränderungen

Dysostosis cranioclavicularis (s. S. 19). **Angeborene Pseudarthrose der Klavikula**, imponiert als knöcherner Tumor in der Klavikulamitte, der sich an der Oberfläche vorwölbt. **Sprengel-Deformität:** Angeborener Hochstand eines Schulterblatts.

3.3 Degenerative Veränderungen

3.3.1 Omarthrose

Degeneration des Glenohumeralgelenks, die bevorzugt nach lokalen Entzündungen oder traumatischen Einwirkungen vorkommt, primär dagegen nur selten. Pathologisch-anatomisch und röntgenologisch besteht ein Hochstand des Humeruskopfs mit Gelenkspaltverschmälerung. Außerdem lassen sich Randosteophyten finden. Klinisch liegt eine Einschränkung der Gelenkmotilität vor.

3.3.2 Arthrose des Akromioklavikulargelenks

Nach mechanischer Belastung oder posttraumatisch entwickeln sich röntgenologisch nachweisbare degenerative Veränderungen. Klinisch besteht ein punktueller Schmerz mit pseudoradikulärer Ausstrahlung.

3.3.3 Periarthrosis humeroscapularis adhaesiva

Bei der »schmerzhaften Schulter« handelt es sich um eine meist einseitige schmerzhafte Einschränkung der aktiven und passiven Abduktionsbewegung des Schultergelenks wegen einer Kapselfibrose und subakromialen Verklebungen. Besonders eingeschränkt ist die Rotation. Zu den Ursachen zählen Ruhigstellung des Schultergelenks in Adduktion (Schonhaltung), örtliche Traumen oder Entzündungen. Bei einigen Fällen bleibt die Ätiologie ungeklärt. Die Röntgenuntersuchung zeigt in der Regel ein unauffälliges knöchernes Gelenk.

3.3.4 Periarthrosis humeroscapularis calcificans

Vorwiegend bei Frauen röntgenologisch nachweisbare Kalkablagerungen im Ansatzbereich der Rotatorenmanschette, die bei Einbruch in die Bursa subacromialis **(Bursitis calcarea)** besonders schmerzhaft sind (Berührungsempfindlichkeit, Schonhaltung).

3.3.5 Impingement-Syndrom

Bei mittlerer Abduktion (unter 120°) des Schultergelenks werden degenerativ oder entzündlich bedingte Schmerzen im subakromialen Raum (Sehne des Musculus supraspinatus) angegeben. Charakteristisch: schmerzhafter Bogen. Es kann auch ein Riß der Rotatorenmanschette vorliegen.

3.4 Verletzungen

3.4.1 Traumatische Luxation des Schultergelenks

Die Verrenkung des Schultergelenks stellt die häufigste Luxation dar. Die vordere Luxation kommt durch eine Abduktions- und Außenrotationsbewegung zustande. Der Arm bleibt in schmerzhafter Abduktion. Die Diagnose wird durch Palpation und Röntgenbefund gesichert. Habituelle Luxationen treten bereits beim An- oder Auskleiden auf. Sie werden in ihrer Entstehung durch Schädigungen der ventrodistalen Glenoidkante *(Bankart-Läsion)* oder des Humeruskopfs *(Hill-Sachs-Defekt)* begünstigt. Unter Berücksichtigung der Position des luxierten Humeruskopfs unterscheidet man eine Luxatio subcoracoidea, L. axillaris und L. infraspinata posterior. Zu den klinischen Zeichen zählen die laterale Delle als Ausdruck einer leeren Gelenkpfanne, eine deformierte Gelenkkontur und eine federnde Fixation. Ferner bestehen lokale Schmerzen und eine eingeschränkte Funktion.

3.4.2 Luxation des Akromioklavikulargelenks

Bei einem Sturz auf den ausgestreckten Arm oder auf die Schulter kann es zur Zerreißung der Kapsel und der Bänder des Akromioklavikulargelenks und des Korakoklavikularbands kommen. Von diagnostischer Bedeutung sind das hochstehende Klavikulaende *(Klaviertastenphänomen)* und der Druckschmerz. Trägt der Patient ein Gewicht an den herabhängenden Armen, dann wird der Klavikulahochstand – im Vergleich zur anderen Seite – röntgenologisch sichtbar. Der Schweregrad (I bis III) wird nach *Tossy* bestimmt.

3.4.3 Verletzungen der Rotatorenmanschette

M. supraspinatus, M. infraspinatus, M. teres minor und M. subscapularis bilden ein Dach über dem Humeruskopf. Bei degenerativen Veränderungen treten besonders häufig bei älteren Menschen kleine bis ausgedehnte Risse *(Humeruskopfglatze)* auf. **Akute Risse** kommen nach einem Trauma (Sturz auf den ausgestreckten Arm) vor und manifestieren sich durch Schmerzen sowie durch einen Verlust der aktiven Abduktion und der Außenrotation des Armes. Die klinische Symptomatik ist bei den **chronischen Formen** gering *(Pseudoparalyse:* Einschränkung der aktiven Abduktion bei Läsion der Sehne des M. supraspinatus). **Röntgenologisch** besteht ein Hochstand des Humeruskopfs bei nicht verschmälertem Gelenkspalt. Durch Arthrographie läßt sich eine abnorme Verbindung zwischen Bursa subacromialis und Gelenk darstellen. Auch die Sonographie ist von diagnostischer Bedeutung.

3.4.4 Schlüsselbeinbruch

Die Klavikulafraktur kommt bei einem Sturz auf den ausgestreckten Arm vor (Biegungsmechanismus mit Biegungskeil). Bevorzugte Lokalisation ist das mittlere Drittel. Klinisch sind das durch den M. sternocleidomastoideus hochgezogene zentrale Knochenfragment und die entsprechende Knochenstufe deutlich zu tasten.

3.4.5 Schulterblattfrakturen

Nach einem Sturz auf die Schulter oder nach Stauchung über den ausgestreckten Arm kommt es zu Schulterblattbrüchen, die von der Fissur bis zur Trümmerfraktur reichen können. Zu den wichtigsten Formen zählen:

- **Fraktur des Schulterblatthalses** mit Schädigung des N. axillaris oder des Plexus brachialis als Komplikationen
- **Fraktur des Schulterblattkörpers.** Sie entsteht als Folge einer direkten Gewalteinwirkung und kommt vorwiegend im infraspinalen Bereich vor. Zu den Komplikationen zählen große Hämatome nach Verletzung der A. suprascapularis oder Schädigungen des N. suprascapularis mit Beeinträchtigung der Außenrotation.
- **Fraktur der Gelenkpfanne** durch Sturz auf die Schulter bei seitlich ausgestrecktem Arm. Ein Bruch des unteren Pfannenrandes führt zur habituellen Luxation des Schultergelenks. Die Differentialdiagnose gegenüber einer Humeruskopffraktur wird röntgenologisch gesichert.
- **Fortsatzfrakturen** treten im Akromion oder im Processus coracoideus auf. Sie können isoliert, häufiger jedoch kombiniert mit Frakturen der Klavikula oder anderer Schulterblattregionen auftreten.

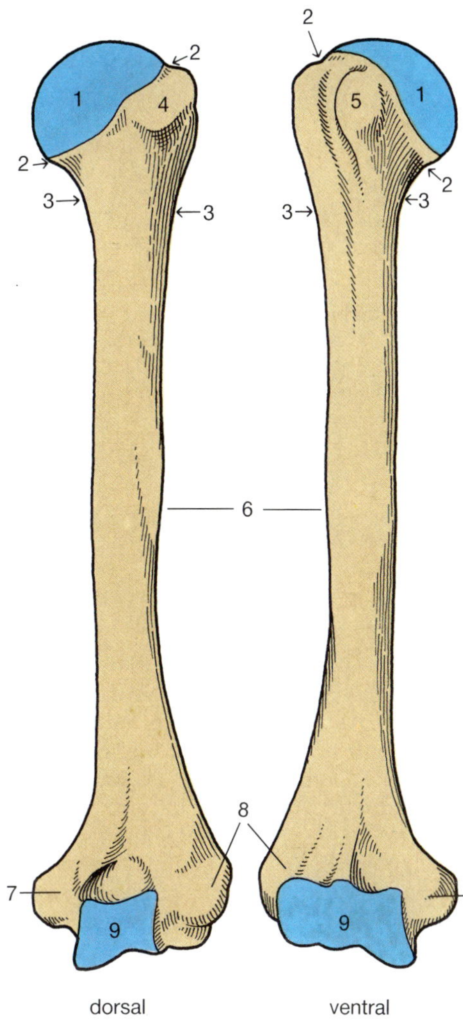

Abb. J-14: Oberarmknochen. 1 Caput humeri. 2 Collum anatomicum. 3 Collum chirurgicum. 4 Tuberculum majus. 5 Tuberculum minus. 6 Diaphyse. 7 Epicondylus medialis. 8 Epicondylus lateralis. 9 Condylus humeri.

3.5 Entzündungen

Das Schultergelenk kann im Rahmen einer rheumatischen Arthritis (Omarthritis) mitbetroffen sein. Infektionen treten gelegentlich iatrogen (örtliche Injektionen) auf.

4 Oberarmknochen

4.1 Anatomie

Der lange Röhrenknochen **Humerus** ist proximal mit dem Schulterblatt und distal mit den beiden Unterarmknochen (Radius und Ulna) verbunden. Er setzt sich aus dem **proximalen Ende** mit dem Humeruskopf *(Caput humeri),* aus dem mittleren Teil (**Humeruskörper,** *Corpus humeri*) und dem distalen Ende zusammen. Im Kopfbereich, der durch einen oberen chirurgischen und einen unteren anatomischen Hals begrenzt wird, befinden sich die beiden Vorwölbungen *Tuberculus major et minor.* Das **distale Ende** besteht aus der inneren *Trochlea humeri* und dem äußeren *Capitulum humeri,* die zusammen den *Condylus humeri* bilden. Das **distale Ende** zeigt oberhalb des Gelenkknorpels auf der Vorderseite zwei Vertiefungen *(Fossa radialis et coronoidea),* auf der Hinterseite eine *(Fossa olecrani).*

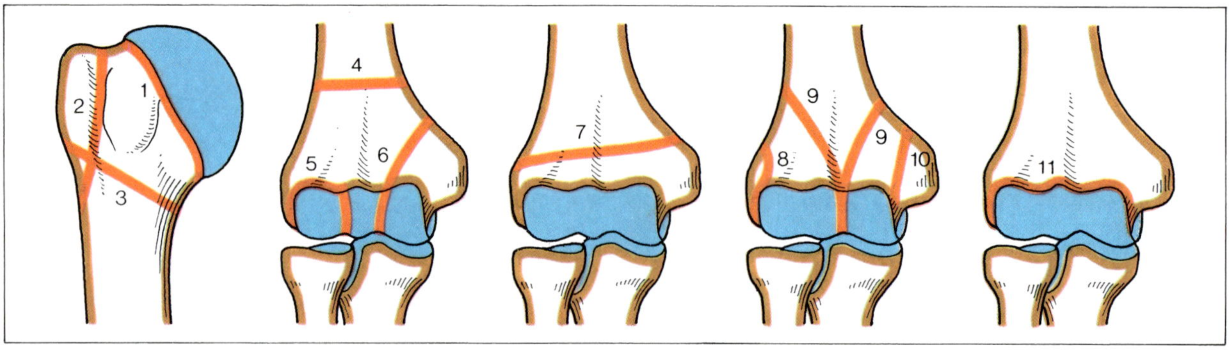

Abb. J-15: Frakturlinien im proximalen und distalen Humerusende. **1** Kalottenfraktur. **2** Tuberculum-majus-Abriß. **3** Subkapitale Humerusfraktur. **4** Suprakondyläre Fraktur. **5** Capitulum-humeri-Fraktur. **6** Condylus-medialis-Fraktur. **7** Perkondyläre Fraktur. **8** Abrißfraktur des Epicondylus lateralis. **9** Y-förmige Fraktur. **10** Abrißfraktur des Epicondylus medialis. **11** Trochleafraktur.

4.2 Verletzungen

Oberarmbrüche kommen im proximalen und distalen Bereich sowie im Humeruskörper vor.

- Bei den **proximalen Brüchen** – die mit oder ohne Luxation einhergehen können – sind Humeruskopf, Tuberculum majus, Tuberculum minus oder der Humerusschaft betroffen. Von klinischer Bedeutung sind die Fragmentdislokation (mindestens 1 cm), das Ausmaß des Achsenknicks und die Zahl der Knochenfragmente. Die Unterteilung erfolgt nach der Neer-Klassifikation. Es kommen reine *Kalottenfrakturen* (Frakturlinie entlang des anatomischen Humerushalses), *Abrißfrakturen des Tuberculum majus* und *subkapitale Brüche* durch den chirurgischen Humerushals vor.
- **Diaphysäre Frakturen** entstehen durch direkte traumatische Einwirkung und können quer, schräg oder spiralförmig verlaufen. Zu den wichtigen Komplikationen zählen die Verletzungen des N. radialis oder der A. brachialis. Klinisch stehen Schmerz, hämatombedingte Schwellung, abnorme Beweglichkeit und Deformierung des Oberarms im Vordergrund.
- **Frakturen im distalen Humerusbereich** können extra- oder intraartikulär (Kondylusfraktur, Epikondylusabriß) verlaufen. Sie entstehen in der Regel durch Sturz auf die Hand bei leicht angewinkeltem Unterarm. Die wichtigsten Frakturformen gehen aus der Abbildung hervor.

Eine besondere klinische Rolle spielen die **distalen Humerusfrakturen beim Kind,** da sie – wegen der Knochenkerne – röntgenologisch häufig nur schwer zu diagnostizieren sind. Zu den wichtigsten Lokalisationen zählen die extraartikuläre suprakondyläre Fraktur (Sturz auf die Hand bei rechtwinkliger Ellenbogenposition), die Condylus-radialis-Fraktur und die Abrißfraktur des Epicondylus medialis. Der Schweregrad hängt vom Ausmaß der Verschiebung der Bruchenden ab.

4.3 Entzündungen

Proximale und distale Humerusmetaphysen sind bevorzugte Lokalisationen einer hämatogenen Osteomyelitis.

4.4 Neubildungen

Solitäre Zyste	18%
Osteosarkom	16%
Chondrosarkom	15%
Ewing-Sarkom	9%
Chondroblastom, Osteochondrom	je 8%
Riesenzelltumor	6%
Fibrosarkom	5%
Aneurysmale Knochenzyste, fibröse Dysplasie, eosinophiles Granulom, Osteoidosteom	je 2%
Malignes Lymphom, Chondrom	je 1%
Nichtossifizierendes Fibrom, Angiosarkom	je 0,5%

5 Unterarmgelenk – Unterarmknochen

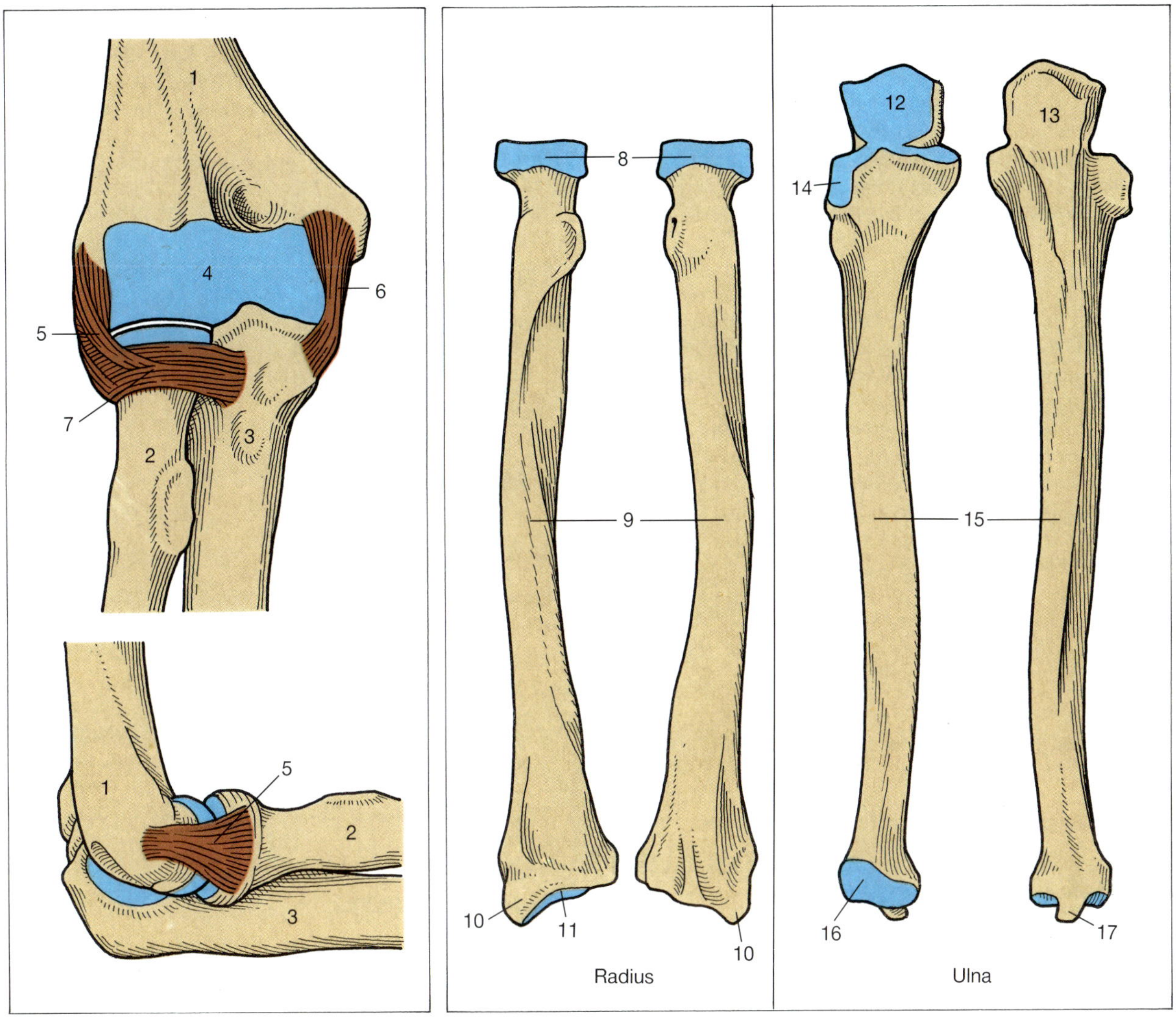

Abb. J-16: Unterarmgelenk – Unterarmknochen. Links: Unterarmgelenk in Vorder- und Seitenansicht. Mitte: Speiche (Radius). Rechts: Elle (Ulna). **1** Humerus. **2** Radius. **3** Ulna. **4** Condylus humeri. **5** Ligamentum collaterale radiale. **6** Ligamentum collaterale ulnare. **7** Ligamentum anulare. **8** Caput radii. **9** Corpus radii. **10.** Processus styloideus. **11** Facies articularis carpea. **12** Incisura trochlearis. **13** Olecranon. **14** Incisura radialis. **15** Corpus ulnaris. **16** Circumferentia articularis. **17** Processus styloideus.

5.1 Anatomie

5.1.1 Unterarmgelenk

Das Gelenk *(Articulatio cubiti)* besteht aus drei Gelenkkörpern (*Humerus, Radius* und *Ulna*) mit drei Gelenken *(Articulatio humeroradialis, A. humeroulnaris, A. radioulnaris)*. Diese werden von einer schlaffen Gelenkkapsel umgeben. Letztere setzt sich aus der inneren *Membrana synovialis* und der äußeren *Membrana fibrosa* zusammen; dazwischen liegt reichlich Fettgewebe. Gelenk und Gelenkkapsel werden durch mehrere Bänder *(Ligamentum collaterale ulnare, L. c. radiale, L. quadratum, L. anulare radii)* verstärkt und gefestigt.

5.1.2 Speiche

Außen liegt die Speiche *(Radius)* mit dem mittleren, dreieckförmig auf einem Querschnitt aufgebauten Körper *(Corpus radii)* und den beiden Enden *(Extremitas proximalis et distalis).* Im **proximalen Teil** erkennt man das *Caput radii* mit der eingesunkenen Gelenkfläche *(Fovea articularis).* Diese wird von der *Circumferentia articularis* umgeben. Darunter befindet sich der **Hals** *(Collum radii).* Der **Radiuskörper** weist eine vordere, eine hintere und eine seitliche Fläche auf, die von den entsprechenden Knochenkanten *(Margo anterior, M. posterior, M. lateralis)* begrenzt werden. Der distale Knochenabschnitt setzt sich aus dem äußeren *Processus styloideus* und der Gelenkfläche der Handwurzel *(Facies articularis carpea)* zusammen.

5.1.3 Elle

Die Elle *(Ulna)* besteht aus einem dreiseitigen Körper und zwei Enden *(Extremitas proximalis et distalis).* Auf der Rückseite des proximalen Endes liegt ein Fortsatz *(Olecranon),* der auf seiner Vorderseite von hyalinem Gelenkknorpel bedeckt ist und die *Incisura trochlearis* bildet, die sich bis zum *Processus choronoideus* (lateral etwas tiefer als *Incisura radialis*) fortsetzt. Das distale Ende besteht aus der *Circumferentia articularis* mit einem kleinen Fortsatz *(Processus styloideus).*

Beide Knochen sind in Längsrichtung durch die *Membrana interossea* verbunden, die proximal durch die *Chorda obliqua* verstärkt wird.

5.2 Fehlbildungen – Formveränderungen

5.2.1 Radioulnare Synostose

Die angeborene Synostose zwischen Radius und Ulna im unteren Drittel kann ein- und doppelseitig vorkommen und zu einer Einschränkung der Beweglichkeit führen, die durch das Handgelenk weitgehend kompensiert wird.

5.2.2 Madelung-Deformität

Häufig doppelseitige Bajonettstellung der Hand durch Wachstumsstörung des distalen Radiusendes.

5.2.3 Achsenabweichungen

Zu den wichtigsten Veränderungen gehören die Achsenabweichungen im Ellenbogengelenk. Der Unterarm kann nach außen **(Cubitus varus)** oder nach innen **(Cubitus valgus:** bis 10° Normvariante) verschoben sein. Zu den wichtigsten Ursachen zählen posttraumatische Fehlstellungen (Frakturen der Kondylen und des Epicondylus ulnaris) sowie die Luxation des Radiusköpfchens.

5.3 Degenerative Veränderungen

5.3.1 Ellenbogengelenkarthrose

Sekundäre Degeneration, die als Komplikation von Fehlstellungen (nach intraartikulären Frakturen), Entzündungen und Chondromatosen auftreten kann. Klinisch ist das Krankheitsbild durch Schmerzen, Instabilität und Funktionsverlust gekennzeichnet.

5.3.2 Gelenkchondromatose

Bei dieser Erkrankung kommen multiple Knorpelknötchen in der Membrana synovialis vor. Sie können ossifizieren und sind dann röntgenologisch nachweisbar. Bewegungseinschränkungen, schmerzhafte Gelenkblockierungen und Gelenkschwellung sind die wichtigsten Befunde.

5.4 Verletzungen

5.4.1 Ellenbogenluxation

Schmerzhafte Luxation nach traumatischer Einwirkung, die mit Fehlstellung einhergeht.

5.4.2 Pronatio dolorosa

Es handelt sich um eine Subluxation des Radiusköpfchens, die bei Kleinkindern auftritt, wenn plötzlich (z. B. bei Gefahr im Straßenverkehr) an dem nach oben, in Pronationsstellung ausgestreckten Arm gezogen wird.

5.4.3 Monteggia-Fraktur

Ulnafraktur im proximalen Drittel mit Luxation des Radiusköpfchens und Zerreißung des Ligamentum anulare. Klinisch liegt eine Achsenknickung im oberen Ulnadrittel vor. Kurz nach der Fraktur läßt sich das luxierte Radiusköpfchen in der Ellenbeuge tasten.

5.4.4 Galeazzi-Fraktur

Radiusfraktur mit Luxation der distalen Ulna.

5.4.5 Gelenkfrakturen

Gelenkfrakturen sind im Radiusköpfchen, Radiushals oder im Olekranon lokalisiert. Sie entstehen durch eine fortgeleitete Krafteinwirkung (Sturz auf den ausgestreckten Arm). Schmerz, Schwellung, Fehlstellung und Bewegungseinschränkung sind die wichtigsten Befunde.

5.4.6 Ulnaschaftfrakturen

Die Brüche im mittleren Drittel kommen vorwiegend als Folge einer direkten traumatischen Einwirkung (Schlag auf den schützend gehobenen Arm) vor.

5.4.7 Radiusschaftfraktur

Der Bruch ist Folge einer direkten traumatischen Einwirkung oder eines Sturzes auf die Hand.

5.4.8 Doppelseitige Unterarmfraktur

Nach direkter traumatischer Einwirkung kommt es zu Brüchen in den jeweiligen Schwachstellen: Radiusfraktur in Diaphysenmitte und Ulnafraktur am Übergang des mittleren Drittels zum distalen Drittel. Schmerzen, Deformierung, abnorme Beweglichkeit, Knochenreiben und Hämatom sind die wichtigsten Befunde.

5.4.9 Distale Radiusfraktur

Häufigste Extensionsfraktur, die durch Sturz auf die Hand des gestreckten Unterarms entsteht. Sie wird als Colles-Fraktur *(Fractura radii in loco classico)* bezeichnet. Typisch ist die Bajonett-Fehlstellung des Unterarms. Die Frakturlinie liegt etwa 2 cm oberhalb des Gelenks, radiokarpal, radioulnar oder kombiniert vor. Der Bruch kann von einer Luxation, einer Sehnenruptur (M. extensor pollicis longus) und von einem Karpaltunnelsyndrom gefolgt werden.

5.4.10 Komplikationen einer Unterarmfraktur

Nach einer Ulna- oder Radiusfraktur kann sich eine *Pseudarthrose* bilden, die durch abnorme Knochenbeweglichkeit, Fehlstellung und Einschränkung der Funktion (kraftloser Arm) gekennzeichnet ist. In den meisten Fällen ist sie auf eine mechanische Instabilität der Frakturenden zurückzuführen. Als weitere Ursachen sind Muskel- oder Sehneninterposition, lokale Infektionen sowie Medikamente (Kortison, Immunsuppressiva, Zytostatika u. a.) zu nennen. Im Rahmen einer Fraktur kann es zu einer *Läsion der N. medianus* oder *der Blutgefäße* kommen. Zu den Komplikationen eines Unterarmbruchs zählt ferner die *sympathische Reflexdystrophie* (s. S. 29).

5.5 Entzündungen

5.5.1 Bursitis olecrani

Die chronische Entzündung der Bursa olecrani bildet sich nach einer langandauernden mechanischen Belastung und manifestiert sich als Schwellung. Sie kann auch als akute eitrige Bursitis (Fluktuation und Schmerz) vorkommen.

5.5.2 Epikondylitis

Schmerzhafte Entzündung im epikondylären Ansatzbereich der Streckmuskulatur nach chronischer Belastung *(Tennisellenbogen)*.

5.6 Neubildungen

Radius	
Riesenzelltumor	24%
Osteosarkom, Ewing-Sarkom, aneurysmale Zyste	je 12%
Chondrom	9%
Chondrosarkom, fibröse Dysplasie	je 5%
Malignes Lymphom, Angiosarkom, Osteoidosteom, Osteoblastom, Angiom, solitäre Zyste, eosinophiles Granulom	je 3%
Ulna	
Riesenzelltumor	23%
Chondrosarkom	16%
Osteosarkom, Ewing-Sarkom	12%
Malignes Lymphom	10%
Chondrom, aneurysmale Zyste, fibröse Dysplasie	je 6%
Osteochondrom, Osteoidosteom, chondromyxoides Fibrom	je 3%

6 Hand – Handgelenk

6.1 Anatomie

6.1.1 Handwurzel

Die **Handwurzel** *(Carpus)* setzt sich aus acht Handwurzelknochen *(Ossa carpi)* zusammen, die in zwei Reihen angeordnet sind.

6.1.2 Mittelhand

Die Mittelhand *(Metacarpus)* besteht aus fünf Mittelhandknochen *(Ossa metacarpalia),* die aus dem Körper, dem proximalen Anteil *(Basis)* und dem distalen Kopf *(Caput)* aufgebaut sind.

6.1.3 Finger

Die Finger *(Digiti manus)* weisen jeweils drei Knochen *(Ossa digitorum manus)* auf, die man als proximale, mittlere und distale Phalangen bezeichnet. Der Daumen besteht nur aus zwei Phalangen. Die proximalen und mittleren Phalangen sind in ihren Enden von Gelenkknorpel überzogen. Die distalen Phalangen enden in einer Platte *(Tuberositas phalangis distalis).*

6.1.4 Handwurzelgelenke

Das proximale Handwurzelgelenk *(Articulatio radiocarpea)* verbindet Radius und Discus articularis mit der proximalen Reihe der Handwurzelknochen. Das distale Handwurzelgelenk *(Articulatio mediocarpea)* besteht aus den proximalen und distalen Handwurzelknochen. Letztere bilden mit den Metakarpalknochen eine feste funktionelle Einheit *(Articulationes carpometacarpeae).* Die Gelenkkapsel wird dorsal und palmar durch mehrere Bänder verstärkt. Zwischen den einzelnen Metakarpalknochen liegen die Intermetakarpalgelenke *(Articulationes intermetacarpeae).*

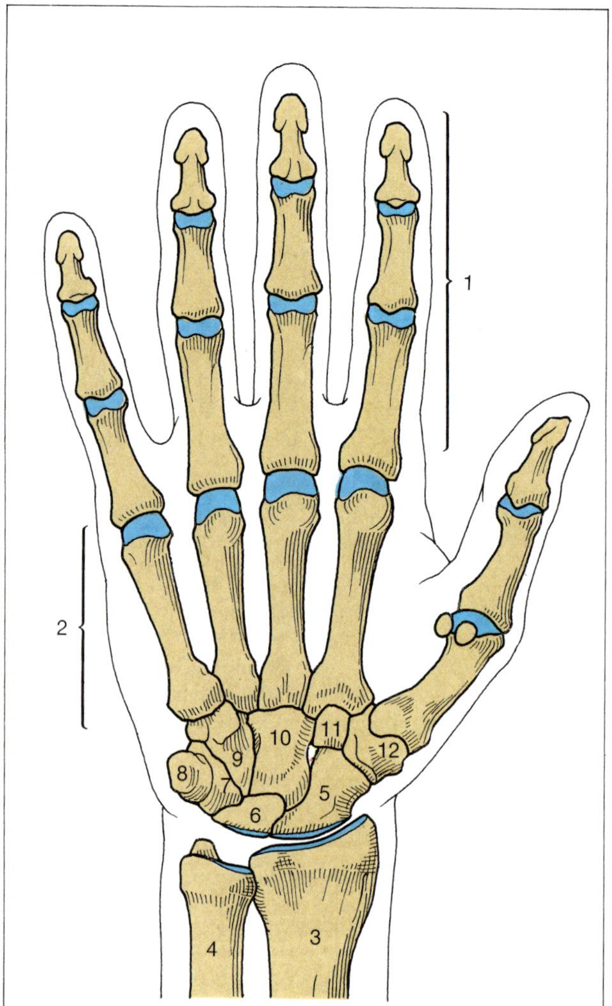

Abb. J-17: Handgelenk und Handknochen. **1** Ossa digitorum (I–V mit Phalanx proximalis, media et distalis). **2** Metacarpus (I–V). **3** Radius. **4** Ulna. **5** Os scaphoideum. **6** Os lunatum. **7** Os triquetrum. **8** Os pisiforme. **9** Os hamatum. **10** Os capitatum. **11** Os trapezoideum. **12** Os trapezium.

6.1.5 Fingergelenke

Die Fingergelenke setzen sich aus den Gelenken zwischen den Metakarpalknochen und den proximalen Phalangen *(Articulationes metacarpophalangeae)* und aus den Gelenken zwischen den einzelnen Phalangen *(Articulationes interphalangeae manus)* zusammen.

6.2 Degenerative Veränderungen

6.2.1 Handgelenkarthrose

Die degenerativen Veränderungen treten in den meisten Fällen als Folge traumatischer Frakturen oder nach Entzündungen auf. Bevorzugt betroffen sind zunächst das Radiokarpalgelenk, später die Handwurzelgelenke. Klinisch manifestiert sich das Leiden durch schmerzhafte Bewegungseinschränkungen und tastbare Osteophyten.

6.2.2 Heberden-Arthrose

Es handelt sich um eine Degeneration der Fingerendgelenke mit schmerzhafter Beugekontraktur. Sie kommt vorwiegend bei älteren Frauen vor. Die seltene Degeneration der Fingermittelgelenke wird als **Bouchard-Arthrose** bezeichnet.

6.2.3 Rhizarthrose

Häufige, in den meisten Fällen doppelseitige Degeneration des Daumensattelgelenks bei älteren Frauen, die isoliert oder im Rahmen einer Polyarthrose auftritt.

6.2.4 Morbus Dupuytren

Idiopathische schmerzlose Beugekontraktur der Hohlhandfaszie infolge einer fibromatösen Wucherung und Retraktion. Kommt bevorzugt bei Männern nach dem 4. Dezennium vor. Die Stadiumeinteilung erfolgt unter Berücksichtigung des Streckdefizits (von 0–45° im Stadium I bis über 135° im Stadium IV).

6.2.5 **Lunatummalazie** siehe Seite 53
Ganglion siehe Seite 118

6.3 Verletzungen

6.3.1 Fraktur des Os naviculare (scaphoid)

Kommt vorwiegend bei jüngeren Menschen vor. Die Frakturlinien können quer oder schräg verlaufen. Als Komplikation kann es zur Pseudarthrose kommen – auch mit Nekrose des proximalen Knochenanteils.

6.3.2 Metakarpalfrakturen

Sie entstehen durch direkte Gewalteinwirkung oder als Stauchungs-/Biegungsfrakturen bei einem Sturz auf die Hand. Sonderformen stellen die einfache Basisfraktur **(Bennett-Fraktur)** und die Y-förmige Basisfraktur **(Rolando-Fraktur)** des Os metacarpale I dar.

6.4 Entzündungen

6.4.1 Rheumatische Polyarthritis

Bei diesem Krankheitsbild sind die Finger bereits in der Frühphase mit Morgensteifigkeit betroffen. Später kommt es zu destruktiven entzündlichen Veränderungen im Bereich der Fingermittel- und Fingergrundgelenke. Typisch ist die Ulnardeviation der Finger.

6.4.2 Tendovaginitis stenosans de Quervain

Infolge einer chronischen Traumatisierung entwickelt sich progredient eine fibröse Stenose mit chondroider Metaplasie der gemeinsamen Sehnenscheide des kurzen Daumenstreckers und des langen Daumenspreizers. Verstärkte Schmerzen beim Greifen sind typisch. Beim »schnellenden Finger« treten die Veränderungen im Bereich der Sehnenscheide der Fingerbeuger auf.

6.4.3 Karpaltunnelsyndrom

Als Folge einer Entzündung (chronische Polyarthritis), einer chronischen Tendosynovitis oder einer Fehlstellung der Handwurzel (Luxationen, Frakturen) kann der N. medianus durch das Ligamentum carpi transversum komprimiert werden. Zunächst kommt es zu sensiblen Störungen (»Einschlafen« der Hand, insbesondere der drei mittleren Finger). Später treten Schmerzen (Klopfschmerz = Tinel-Zeichen) und eine Daumenballenatrophie auf. Die Diagnose kann durch die Bestimmung der Nervenleitgeschwindigkeit gesichert und quantifiziert werden.

6.5 Neubildungen

Handknochen	
Osteoidosteom	32%
Riesenzelltumor, Osteoblastom, fibröse Dysplasie, Angiom	je 17%
Mittelhand- und Fingerknochen	
Chondrom	50%
Chondrosarkom, aneurysmale Zyste	je 15%
Ewing-Sarkom, Osteochondrom, Osteoidosteom	je 5%
Osteosarkom, Osteoblastom, chondromyxoides Fibrom, Angiom, fibröse Dysplasie	je 1%

7 Beckenknochen

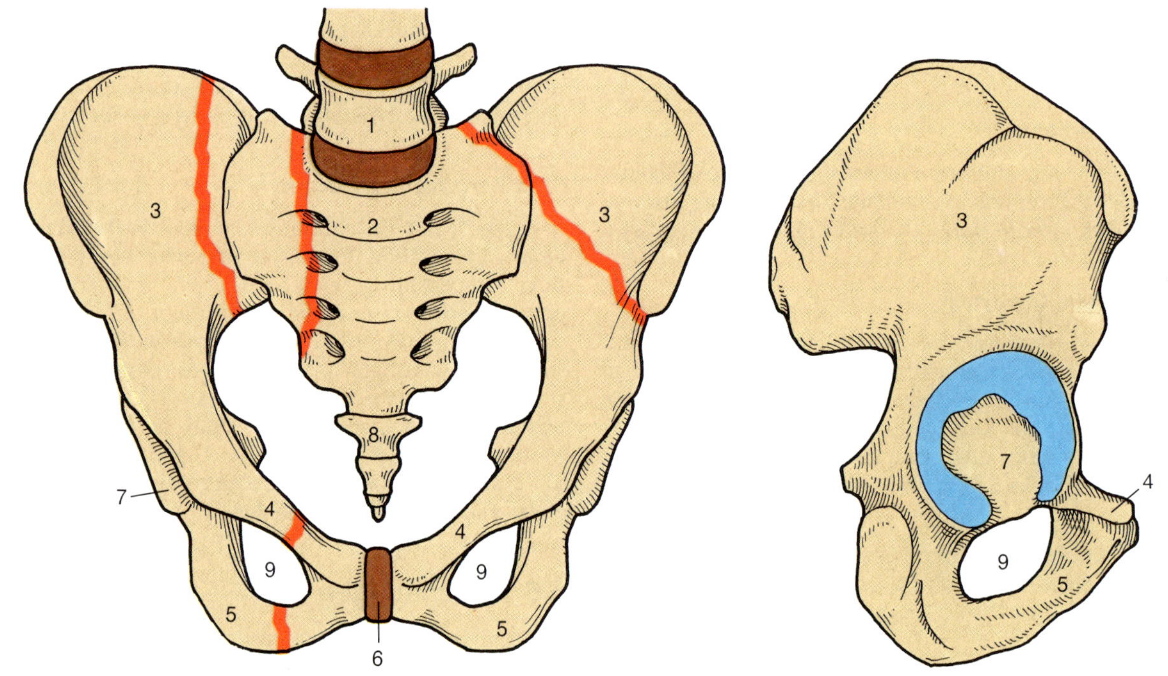

Abb. J-18: Beckenknochen mit den häufigsten Frakturlinien. **1** 5. LWK. **2** Os sacrum. **3** Os ilium (Fossa iliaca). **4** Os pubis (Ramus superior). **5** Os pubis (Ramus inferior). **6** Symphysis pubica. **7** Acetabulum (blau: Gelenkknorpel). **8** Os coccygis. **9** Foramen obturatum.

7.1 Anatomie

Das knöcherne Becken setzt sich aus dem Hüftbein, dem Kreuzbein und dem Steißbein zusammen. Diese drei Knochen bilden das Gerüst des Beckens, das in ein größeres oberes und ein kleineres unteres Becken unterteilt wird. Die obere Beckenöffnung wird als *Apertura pelvis superior,* die untere als *Apertura pelvis inferior* bezeichnet. Die Grenze zwischen dem großen und dem kleinen Becken wird in Höhe des oberen Symphysenrandes *(Linea terminalis)* gezogen.

7.1.1 Hüftbein

Das Hüftbein *(Os coxae)* besteht aus dem Schambein *(Os pubis),* dem Darmbein *(Os ilium)* und dem Sitzbein *(Os ischii).* Diese drei Teile sind untereinander synostotisch verbunden. Über die *Facies symphysialis* – mit dem aus Faserknorpel aufgebauten *Discus interpubicus* – stehen das rechte und das linke Schambein in Verbindung und bilden die **Symphyse.**

Os pubis und *Os ischii* begrenzen das *Foramen obturatum,* das teilweise durch die *Membrana obturatoria* verschlossen wird. Darüber liegt das *Acetabulum,* das halbmondförmig von Knorpel ausgekleidet ist und sich nach unten – als *Incisura acetabuli* – öffnet.

Der obere Rand des großen Beckens wird durch den Darmbeinkamm *(Crista iliaca)* dargestellt, der von der *Spina iliaca anterior superior* bis zur *Spina iliaca posterior superior* reicht. Darunter liegt die große **Darmbeinschaufel** *(Ala ossis ilii)* mit einer inneren *(Fossa iliaca)* und einer äußeren Fläche *(Fossa gluteae).*

7.1.2 Kreuzbein

Die fast unbewegliche Verbindung zwischen *Os sacrum* (s. a. S. 123) und *Os ileum* (Amphiarthrose) bezeichnet man als *Articulatio sacroiliaca,* die Gelenkflächen als *Facies articularis.* Das Gelenk wird direkt oder indirekt durch mehrere Bänder verstärkt.

7.1.3 Steißbein siehe Seite 123

7.2 Fehlbildungen – Formveränderungen

Formveränderungen des Beckens kommen bei Rachitis, Osteoporose oder als sekundäre Anpassung an Deformitäten der Wirbelsäule oder der unteren Extremitäten (einseitige Beinverkürzung) vor. Störungen kommen auch als Einpassung des Kreuzbeins in den Beckenring (steile oder horizontale Sakrumstellung) vor. Eine Fehlbelastung kann zu einer Osteochondrose des knorpeligen Verschlusses des Beckenrings unter dem Bild einer *Synchondrosis ischiopubica van Neck* führen.

7.3 Degenerative Veränderungen

7.3.1 Insertionstendinosen

Degenerative Veränderungen kommen vorwiegend im Bereich der Insertion der Bänder *(Ligamentum iliolumbale* und *L. sacrotuberale)* vor. Hier kann es bei Belastung zu röntgenologisch nachweisbaren Kalkablagerungen kommen. Spontane und Belastungsschmerzen in der Leistenbeuge sind die Leitsymptome.

7.3.2 Kokzygodynie

Schmerzen in der Steißbeinregion werden unter dem Sammelbegriff *Kokzygodynie* geführt. Sie kommen häufiger bei Frauen vor und können u.a. Folge von Traumen, Belastungen und Diskushernien sein.

7.4 Verletzungen

Die wichtigsten Verletzungen des Beckens sind **Zerreißungen des Ileosakralgelenks** oder der **Symphyse** sowie **Frakturen der Beckenschaufel,** des **Sitzschambeins** oder der **Hüftgelenkpfanne.** Von klinischer Bedeutung ist, ob diese Verletzungen von einer Beckeninstabilität, Gelenkzerstörung und/oder von einer Verletzung innerer Organe (Harnblase, Harnröhre, Plexus lumbosacralis, N. obturatorius, A. femoralis, A. iliaca communis) begleitet werden. **Beckenstabilitätsverlust** kommt bei Frakturen des oberen und unteren Schambeinasts (beidseitig als Schmetterlingsfraktur), der Symphyse, des Iliosakralgelenks und bei vertikaler dorsaler Alafraktur vor. Da die Beckenverletzungen häufiger Folge eines schweren Unfalls sind und mit großem Blutverlust (bis zu 5 Liter) einhergehen, entwickelt sich meist ein Schockzustand (hämorrhagischer Schock, Fettembolie). Ohne Beckenstabilitätsverlust sind die isolierten Frakturen des Beckenrands, des Sitzbeins, des oberen Scham- und Steißbeins, des Os sacrum im distalen Bereich sowie die Abrißfrakturen der Spina iliaca anterior superior et inferior.

Die **Azetabulumbrüche** können auf den Rand der Gelenkpfanne beschränkt bleiben oder als dorsaler/ventraler Pfeilerbruch bzw. als transazetabulärer Querbruch verlaufen.

Bei der **postpartalen Symphysendehiszenz** handelt es sich um eine Sprengung der Symphyse, die sich während der Geburt entwickelt und durch postpartale Schmerzen in der Symphysengegend manifestiert.

7.5 Entzündungen

siehe M. Bechterew, Seite 128

7.6 Neubildungen

Becken	
Chondrosarkom	27%
Ewing-Sarkon	26%
Osteosarkom	11%
Riesenzelltumor, fibröse Dysplasie	je 6%
Aneurysmale Zyste, solitäre Zyste, eosinophiles Granulom	je 5%
Chondroblastom, Chondrom, Osteoblastom	je 2%
Fibrosarkom, malignes Lymphom, Angiom	je 1%

8 Hüftgelenk

8.1 Anatomie

Die Gelenkflächen des Hüftgelenks *(Articulatio coxae)* setzen sich aus der **Gelenkpfanne** *(Facies lunata acetabuli)* und dem Kopf des Oberschenkelknochens *(Caput femoris)* zusammen. Die Gelenkpfanne wird durch das faserknorpelhaltige *Labrum acetabulare* erweitert und unten durch das *Ligamentum transversum acetabuli* geschlossen. Der Femurkopf ist mit der *Fossa acetabuli* durch das *Ligamentum femoris capitis* verbunden. Als **Pfannendach** bezeichnet man den mittleren, oberen Teil des Pfannenrands. Die Gelenkkapsel verläuft vorn entlang der *Linea intertrochanterica* und hinten oberhalb der *Crista intertrochanterica*. Verstärkt wird das Gelenk durch vier extrakapsuläre Bänder (das *Ligamentum ileofemorale* ist das stärkste Band des Körpers).

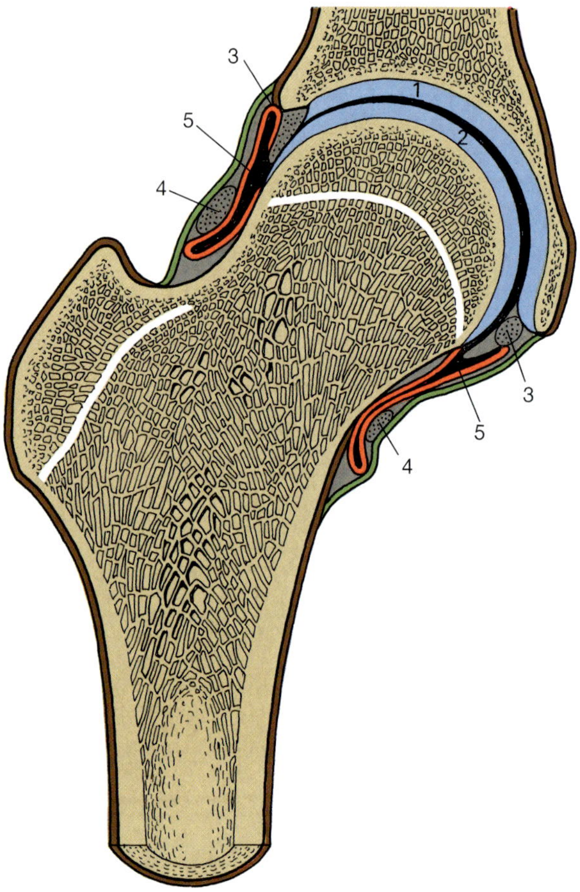

Abb. J-19: Hüftgelenk. Schematische Darstellung. Blau: Gelenkknorpel; rot: synoviale Kapsel mit eingeschlossenem Gelenkspalt. **1** Facies lunata acetabuli. **2** Gelenkfläche des Caput femoris. **3** Labrum acetabulare. **4** Gelenkbänder. **5** Gelenkhöhle.

8.2 Fehlbildungen – Formveränderungen

8.2.1 Hüftgelenkdysplasie und Hüftgelenkluxation

Bei einer angeborenen Dysplasie des Hüftgelenks kommt es regelmäßig zu einer Luxation, so daß man von einer Krankheitseinheit spricht. Genetische Faktoren (z. B. bei Arthrogryposis multiplex congenita) und intrauterine/postnatale Erkrankungen (Gelenkkapseldehnung bei Steißlage, Säuglingskoxitis) können von pathogenetischer Bedeutung sein. Die mechanische Instabilität führt zu gestörter Verknöcherung (Dysplasie) und mangelnder Entwicklung des Pfannendachs.

Durch die Luxation tritt eine einseitige Beinverkürzung auf, die durch eine Beckenverkippung und LWS-Hyperlordose kompensiert wird. Typisch ist der *watschelnde Gang* der Kinder. Eine Frühdiagnose (bzw. der dringende Verdacht) ist durch sonographische Untersuchung meist schon Tage nach der Geburt möglich.

8.2.2 Achsenfehlstellungen

Bei der **Coxa valga** liegt eine Steilstellung des Schenkelhalses (über 130°) vor, die isoliert oder als Komplikation anderer Erkrankungen (Hüftgelenkdysplasie, zentralnervöse Leiden) vorkommen kann. Als **Coxa vara** bezeichnet man die Engstellung des Schenkelhalses (90°). Diese Fehlstellungen wirken statisch negativ auch auf das Kniegelenk.

8.2.3 Protrusio acetabuli

Abnorme Pfannentiefe, die primär oder als Komplikation einer chronischen Polyarthritis oder eines Traumas auftritt. Durch die Tiefstellung des Femurkopfes entwickelt sich eine Einschränkung der Beweglichkeit und später eine Arthrose.

8.3 Degenerative Veränderungen

8.3.1 Koxarthrose

Begriffsbestimmung – Pathogenese: Eine Degeneration des Hüftgelenks entwickelt sich progredient durch mechanische Fehlbelastung und kommt bei älteren Menschen zur klinischen Manifestation. Die Veränderungen können auch Folge einer Vorerkrankung des Hüftgelenks sein: Hüftgelenkdysplasie, Morbus Perthes, Femurkopfnekrose, Femurhalsfraktur, Infektionen oder chronische Polyarthritis.

Röntgen: In der **Frühphase** der Erkrankung liegen eine Verschmälerung des Gelenkspalts und Osteophytenbildungen am Pfannendach vor. Im gelenknahen Knochen finden sich kleine rundliche Aufhellungen *(Geröllzysten). Später* wird der Gelenkspalt vollständig verlegt, die Osteophyten nehmen an Zahl und Größe zu. Subchondral findet man eine verstärkte Osteosklerose. In der **Spätphase** ist der Femurkopf weitgehend abgebaut.

Pathologie siehe Seite 101

Klinik: Das klinische Bild ist durch Hüftschmerzen geprägt, die bei Belastung zunehmen. Die Beweglichkeit wird zunehmend eingeschränkt. Gleichzeitig kommt es zu einer Haltungsstörung.

8.3.2 Periarthrosis coxae

Eine chronische mechanische Belastung kann sich im Ansatzbereich der Muskulatur in der Umgebung des Hüftgelenks (besonders am Trochanter major) durch schmerzhafte, degenerative Kalkablagerungen manifestieren. Die Diagnose wird röntgenologisch gestellt.

8.4 Entzündungen

8.4.1 Rheumatische Koxitis

Im Rahmen einer chronischen Polyarthritis kann auch das Hüftgelenk betroffen sein. Die Symptome entsprechen denen einer aktivierten Koxarthrose.

8.4.2 Infektiöse Koxitis

Die bakteriell bedingte Arthritis des Hüftgelenks tritt vorwiegend bei Säuglingen im Rahmen einer septischen Streuung auf. Beim **Pyarthros** ist der Gelenkraum mit Eiter angefüllt, so daß röntgenologisch der Gelenkspalt erweitert erscheint. Von diagnostischer Bedeutung sind die Gelenkpunktion (Erregernachweis), die Ultraschalluntersuchung (Ausmaß des Gelenkergusses) und die Knochenszintigraphie (verstärkte Kontrastmittelanreicherung) sowie die Kernspintomographie.

9 Oberschenkelknochen

9.1 Anatomie

Der lange Röhrenknochen **Femur** (Oberschenkelknochen, *Os femoris*) besteht aus einem mittleren **Körper** *(Corpus femoris)*, der proximal über den **Femurhals** *(Collum femoris)* in die **obere Epiphyse** *(Extremitas proximalis)* übergeht. Der Femurkörper zeigt auf einem Querschnitt drei Flächen (*Facies lateralis, medialis* und *anterior*). Facies lateralis et medialis sind durch eine randförmige Verdickung der Kompakta *(Linea aspera)* getrennt. Der Übergang vom Femurkörper zum Femurhals ist vorne durch die *Linea intertrochanterica* und hinten durch die *Crista intertrochanterica* markiert. Diese Linien reichen vom oberen größeren Fortsatz *(Trochanter major)* bis zum unteren kleineren Fortsatz *(Trochanter minor)*. Das **distale Femurende** besteht aus einer großen Gelenkfläche, die vorn eine Vertiefung *(Facies patellaris)* aufweist und hinten die durch die *Fossa intercondylaris* getrennten Condyli überzieht. Man unterscheidet einen äußeren *Condylus lateralis* und einen inneren *Condylus medialis*. Seitlich zeigen die Condyli eine Vorwölbung *(Epicondylus lateralis et medialis)*.

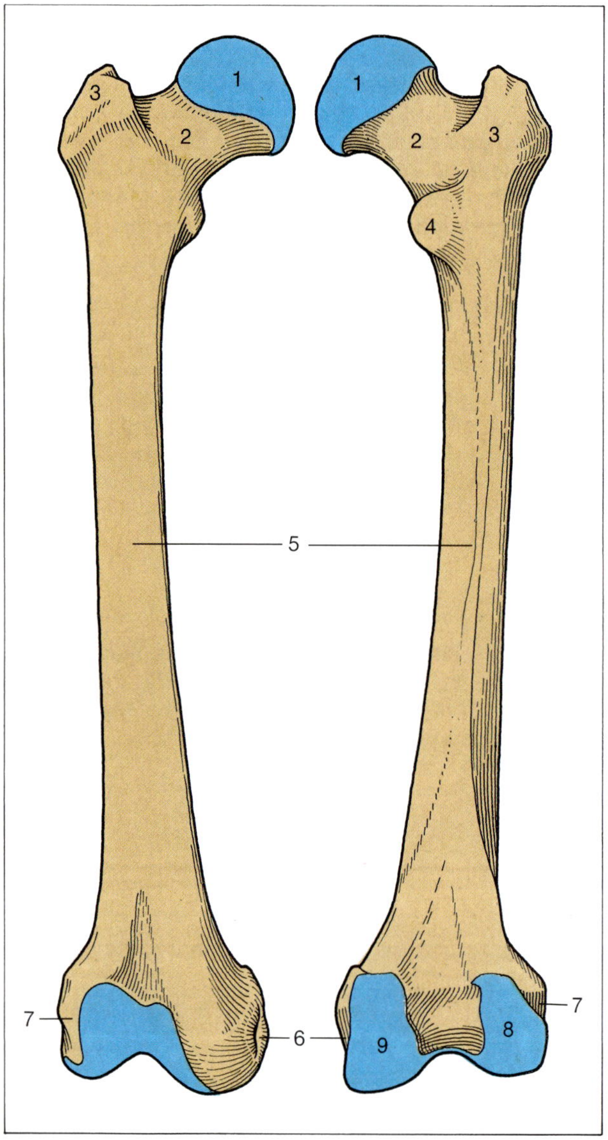

Abb. J-20: Oberschenkelknochen. Blau: Gelenkknorpel. **1** Caput femoris. **2** Collum femoris. **3** Trochanter major. **4** Trochanter minor. **5** Corpus femoris. **6** Epicondylus medialis. **7** Epicondylus lateralis. **8** Condylus lateralis. **9**. Condylus medialis.

9.2 Fehlbildungen – Formveränderungen

Im Rahmen komplexer Mißbildungen (Amelie, Phokomelie) kann der Femur fehlen. Zu den Formfehlern zählen auch die Veränderungen des **Collum-Corpus-Winkels**, der – unter physiologischen Bedingungen – altersabhängig ist: Er beträgt beim Neugeborenen 145°, beim Erwachsenen 126° und beim Greis 120°. Unter pathologischen Bedingungen kann der Winkel kleiner (90°: *Coxa vara*) oder größer (130°: *Coxa valga*) sein. Diese Femurveränderung wird im Kniegelenk kompensiert (*Genu valgum* bzw. *varum*). Die Vor- oder Rückwärtstorsion bezeichnet man als *Coxa antetorta* bzw. *retrotorta*.

Epiphyseolysis capitis femoris: Es handelt sich um eine Dislokation der proximalen Femurepiphyse, die bevorzugt bei Knaben und Jugendlichen (vor dem Wachstumsabschluß) beobachtet wird. Sie steht nur selten mit einem traumatischen Ereignis in Zusammenhang. Bei der *akuten Form* kann es zu einer plötzlichen Trennung kommen, die mit einer Unterbrechung der Vaskularisation des Femurkopfs und konsekutiver Nekrose einhergeht. Häufiger ist jedoch die Teillokkerung *(Lentaform)* mit einer progredienten Verbreiterung der Wachstumsfuge im ventral-kranialen Bereich. Klinisch signifikant ist das *Drehmann-Zeichen* (Außenrotation und Abduktion des Beins bei aktiver Beugung im Hüftgelenk). Die Diagnose wird röntgenologisch gesichert (orthograde Aufnahme bei Flexion und Abduktion der Hüfte).

9.3 Verletzungen

Ein Bruch im Femur kann in allen Altersklassen die Folge einer traumatischen Einwirkung (Sturz) sein. Besonders häufig ist die Fraktur bei älteren Menschen (Frauen!) mit Osteoporose, die metabolisch, endokrin (M. Cushing) oder neoplastisch (osteolytische Karzinommetastase) bedingt sein kann. In diesen Fällen reicht ein inadäquates Trauma, um eine *pathologische Fraktur* hervorzurufen.

Proximaler Femur: Frakturen der Hüftkopfkalotte kommen – nach einer fortgeleiteten traumatischen Einwirkung – isoliert (Absprengung unterschiedlich

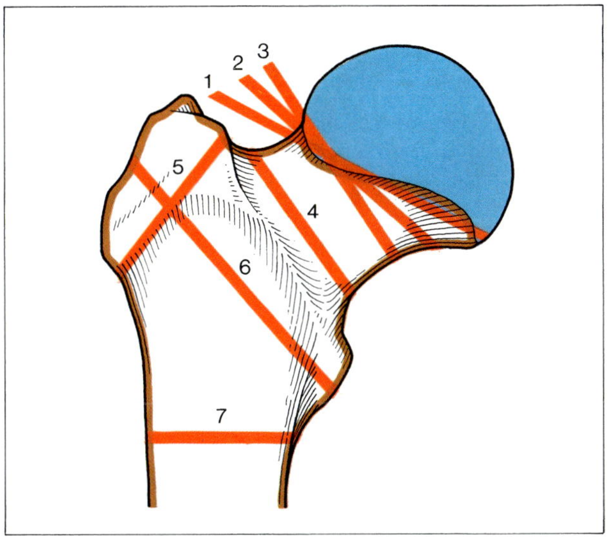

Abb. J-21: Frakturlinien im proximalen Femurende. **1–3** Mediale Femurhalsfraktur nach Pauwels I–III. **4** Laterale Femurhalsfraktur. **5** Pertrochantäre Fraktur. **6** Intertrochantäre Fraktur. **7** Subtrochantäre Fraktur.

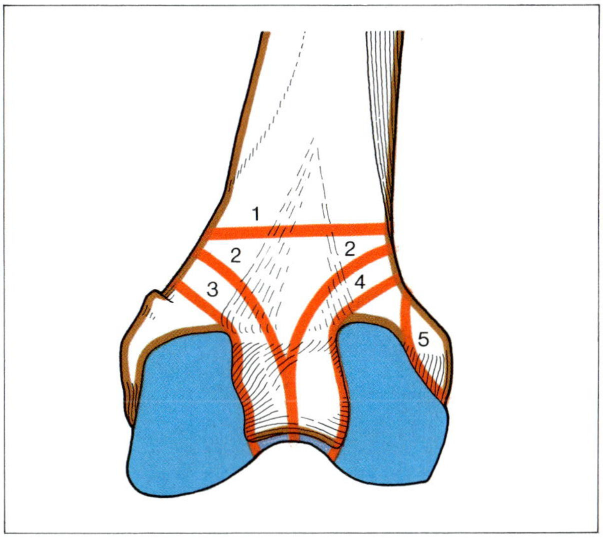

Abb. J-22: Frakturlinien im distalen Femurende. **1** Suprakondyläre Fraktur. **2** Y-förmige, interkondyläre Fraktur. **3** Monokondyläre mediale Fraktur. **4** Monokondyläre laterale Fraktur. **5** Ligamentäre laterale Fraktur.

großer Fragmente) oder kombiniert mit einem Pfannenrandbruch vor. Beim **medialen Schenkelhalsbruch** kommt die Adduktionsfraktur in 90% der Fälle vor. Der Winkel der Frakturfläche ist von Bedeutung (*Typ Pauwels I* = 30°, *Typ II* ≤50° und *Typ III* >70°): Bei einem steilen Winkel kommt es häufiger zur Nekrose des Femurkopfs und zur Pseudarthrose. Klinisch stehen der Spontan- und Bewegungsschmerz, die Stellung in Außenrotation und die Verkürzung der Extremität als die wichtigsten Befunde im Vordergrund. Die **laterale Schenkelhalsfraktur** sowie die pertrochanteren und subtrochanteren Frakturen liegen extraartikulär, die zwischen oder unterhalb der Trochanteren verlaufen können. **Femurschaftfrakturen** können infolge einer Biegung, Torsion oder Stauchung entstehen und treten dementsprechend als Quer-, Schräg- oder Drehbrüche auf. Sie verursachen einen starken Blutverlust, so daß es zum Schock kommen kann. Die Art der Dislokation hängt von der Höhe der Fraktur ab (proximaler Zug des M. iliopsoas und distal des M. gastrocnemius). Die **distale Oberschenkelfraktur** verläuft *suprakondylär* (Querfraktur ohne Gelenkbeteiligung) oder diakondylär (intraartikuläre Absprengung eines Condylus oder Y-Fraktur zwischen beiden Kondylen). Durch Dislokation können Blutgefäße (A. und V. poplitea) und/oder Nerven (N. tibialis und N. peronaeus) verletzt werden.

Bei der **Schenkelhalspseudarthrose** bildet sich ein falsches Gelenk. Diese Veränderung kann angeboren, sich im Rahmen einer Coxa vara entwickeln oder die Folge einer Fraktur (besonders beim Typ Pauwels III) sein.

9.4 Entzündungen

Der Femur ist die häufigste Lokalisation der hämatogenen Osteomyelitis (obere und untere Metaphyse).

9.5 Neubildungen

Femur	
Osteosarkom	37%
Chondrosarkom	13%
Fibrosarkom, Riesenzelltumor	je 9%
Nichtossifizierendes Fibrom, Ewing-Sarkom	je 5%
Solitäre Zyste	4%
Aneurysmale Zyste, fibröse Dysplasie	je 3%
Chondroblastom, Osteoidosteom, Chondrom	je 2%
Malignes Lymphom, Angiosarkom, chondromyxoides Fibrom, Osteoblastom, Osteochondrom	je 1%
Angiom, eosinophiles Granulom	je 0,5%
Patella	
Osteosarkom	34%
Chondroblastom	33%
Solitäre Zyste	33%

10 Kniegelenk

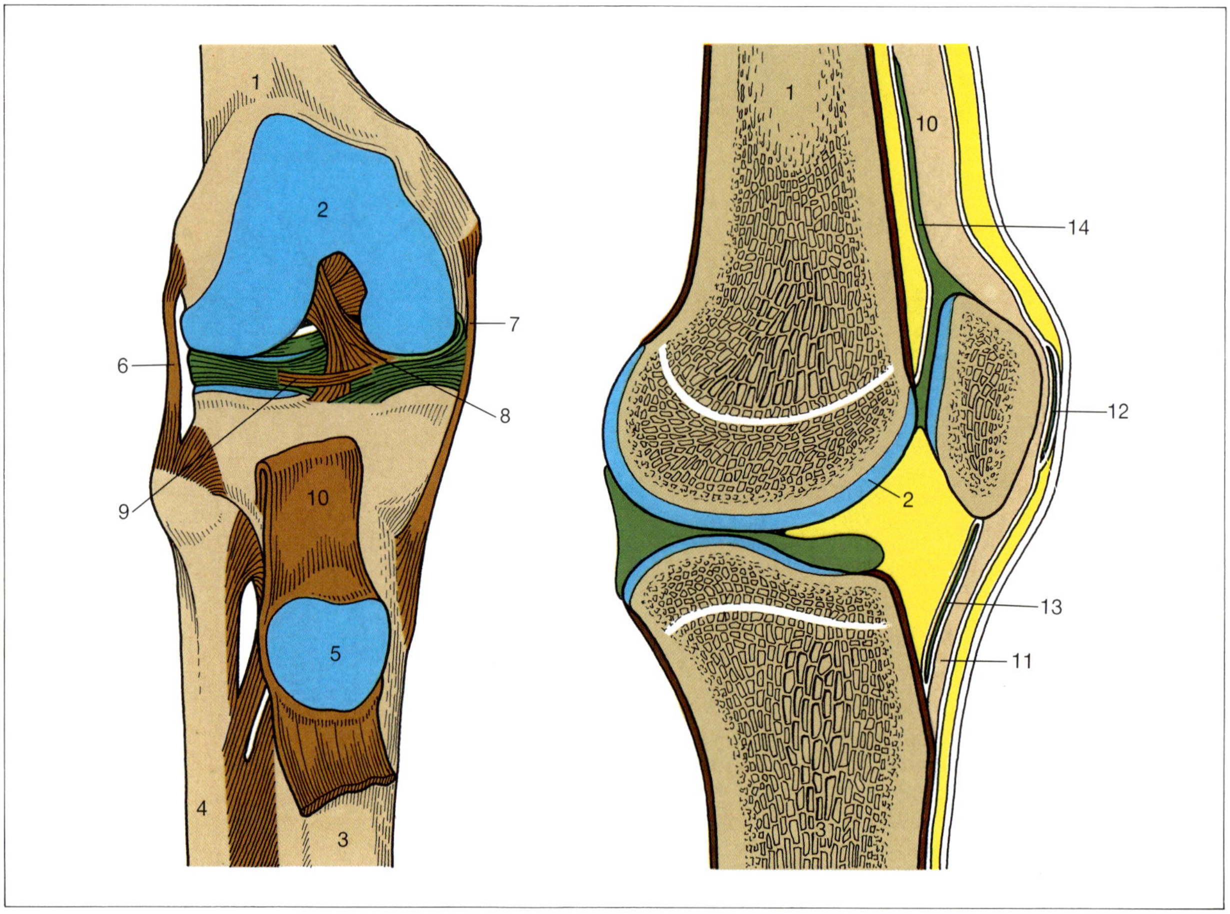

Abb. J-23: Kniegelenk. Schematische Darstellung in ventraler und sagittaler Ansicht. Blau: Gelenkknorpel, grün: Bursen und Meniskus. **1** Femur. **2** Condylus femoris. **3** Tibia. **4** Fibula. **5** Patella. **6** Ligamentum collaterale fibulare. **7** Ligamentum collaterale tibiale. **8** Ligamentum cruciatum anterius (dahinter L. c. posterius). **9** Ligamentum transversum genu. **10** Ligamentum patellae. **11** Quadrizepssehne. **12** Bursa praepatellaris. **13** Bursa infrapatellaris profunda. **14** Bursa suprapatellaris.

10.1 Anatomie

Das **Kniegelenk** *(Articulatio genus)* setzt sich aus unterschiedlich großen Gelenkkörpern *(Condyli femoris et tibiae)* zusammen. Die Gelenkfläche wird durch die Menisci ausgeglichen und vorn durch das Femoropatellargelenk ergänzt.

Die **Kniescheibe** *(Patella)* stellt den größten Sesamknochen des Körpers dar. Sie weist eine vordere rauhe Oberfläche und hinten zwei von Knorpel überzogene Gelenkflächen *(Facies articularis medialis et lateralis)* auf. Der untere Teil der Patella *(Apex patellaris)* verläuft spitz.

Die **Kapsel des Kniegelenks** ist dünn und wird durch Bänder und Menisci verstärkt. Zu den wichtigsten **Bändern** zählen das *Ligamentum patellae, Retinaculum patellae laterale et mediale, Ligamentum collaterale tibiale et fibulare, Ligamentum popliteum obliquum et arcuatum.* Intrakapsulär, aber extraartikulär (also zwischen *Membrana fibrosa et synovialis)* liegen das **vordere** und das **hintere Kreuzband** *(Ligamentum cruciatum anterius et posterius).* Seitlich wird das Kniegelenk durch das *Ligamentum collaterale tibiale* **(Innenband)** und *fibulare* **(Außenband)** verstärkt. Diese Bänder verbinden die Epicondyli mit der Tibia bzw. mit der Fibula. Das Innenband ist mit dem Innenmeniskus verwachsen.

Die aus Faserknorpel bestehenden **Menisci** sind nach innen abgeplattet und außen mit der *Membrana syn-*

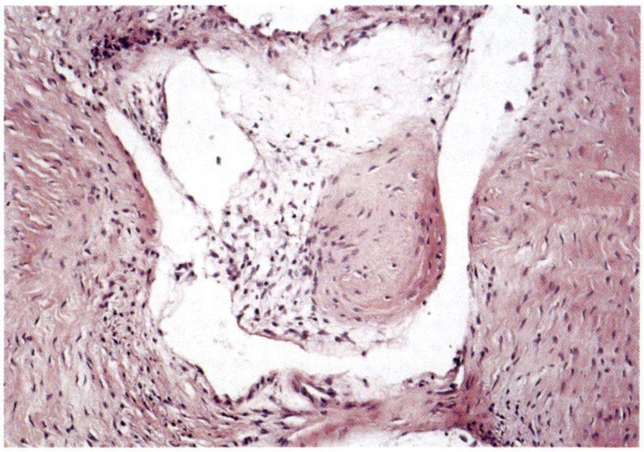

Abb. J-24: Meniskusganglion. Myxoide und pseudozystische Auflockerung der Grundsubstanz. HE-Fbg.

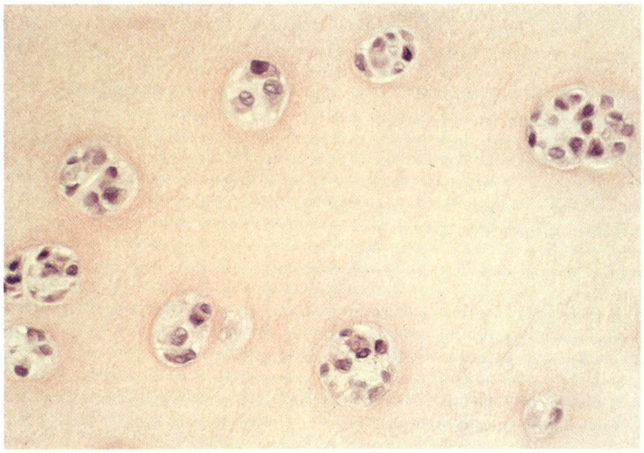

Abb. J-25: Chondropathia patellae. Sogenannte Brutkapseln. HE-Fbg.

ovialis verbunden. Der mediale **Innenmeniskus** ist halbmondförmig gestaltet und hinten *(Crus posterius)* breiter als vorne *(Crus anterius)*. Der gleichbreite, laterale **Außenmeniskus** ist C-förmig aufgebaut mit einem zur Gelenkmitte offenen Anteil. Die Meniskusenden werden auch als **Vorder-** und **Hinterhorn** bezeichnet. Beide Meniskusvorderhörner sind durch das *Ligamentum transversum genus* verbunden.

Die **Gelenkkapsel** setzt sich aus einer inneren *Membrana synovialis* und einer äußeren *Membrana fibrosa* zusammen. Die Umschlagfalte der *Membrana synovialis* dehnt sich nach vorn und oben (kommunizierende *Bursa suprapatellaris*) aus. Unterhalb und vor der Patella findet man die nicht kommunizierenden *Bursa infra- et praepatellaris*. In der Umgebung der Bursa infrapatellaris findet man reichlich Fettgewebe *(Corpus adiposus infrapatellare)*.

10.2 Fehlbildungen – Formveränderungen

10.2.1 Angeborene Kniegelenkluxation

Seltene, ein- oder doppelseitige Luxation des Kniegelenks, vergesellschaftet mit anderen Mißbildungen.

10.2.2 Genu valgum – Genu varum – Genu recurvatum

Abweichungen der Kniegelenkachse können nach außen (**Genu valgum**, X-Beine: bis 10° Normvariante bei Frauen) oder nach innen (**Genu varum**, O-Beine: bis 5° Normvariante beim Mann) gerichtet sein. Der Grad der Achsenabweichungen wird durch den Abstand der Innenknöchel bzw. der medialen Femurkondylen bestimmt. Bei **Genu recurvatum** liegt eine Überstreckbarkeit des Kniegelenks als Folge einer Schädigung der proximalen Tibiaepiphyse vor. Sie führt zu einem Abfall des vorderen Tibiaplateaus. Diese Veränderung kommt auch bei Lähmung der Streckmuskulatur des Oberschenkels vor.

10.2.3 Patella partita

Eine angeboren geteilte Patella wird bei einem Ausbleiben der knöchernen Verschmelzung der Ossifikationskerne beobachtet. In 90% der Fälle liegt ein kleiner Knochen im oberen äußeren Quadranten *(Patella bipartita)* vor. Diese Veränderung stellt häufig einen röntgenologischen Zufallsbefund dar. Posttraumatisch kann es zur Lösung der Syndesmose und somit zu erheblichen Schmerzen kommen.

10.2.4 Scheibenmeniskus

Persistenz des fetalen scheibenförmigen Außenmeniskus. Klinisch kommt es zu Einklemmungen und Streckhemmung mit einer chronisch reaktiven Begleitsynovitis. Röntgenologisch liegt eine Erweiterung des lateralen Gelenkspalts vor.

10.3 Degenerative Veränderungen

10.3.1 Meniskusganglion

Pseudozystische Degeneration des Außenmeniskus nach einer Kniedistorsion. Sie manifestiert sich als tastbare Vorwölbung. Klinisch entspricht der Befund einer Läsion des Außenmeniskus.

10.3.2 Chondropathia patellae

Das **parapatellare Schmerzsyndrom** ist durch Schmerzen in der Patellaregion gekennzeichnet. Es ist auf eine Degeneration der hier ansetzenden Sehnen (Quadrizeps, Patellarsehne), eine muskuläre Dysbalance oder eine chronische Fehlbelastung zurückzuführen. Der Druckschmerz läßt sich in der Patellaperipherie lokalisieren.

10.3.3 Chondromalacia patellae

Degeneration des retropatellaren Knorpels, die häufiger mit chronischer Synovitis und Gelenkerguß einhergeht. Spätkomplikation ist eine Arthrose des Femoropatellargelenks.

10.3.4 Meniskusläsionen

Meniskuserkrankungen sind sehr häufig und kommen als Degeneration oder als plötzliche akute Schädigung vor.

Die **degenerative Meniskusläsion** wird durch chronische Überbeanspruchung des Kniegelenks hervorgerufen und befällt vorwiegend den Innenmeniskus. Im **Röntgenbild** lassen sich mittels Doppelkontrastarthrographie unscharfe Konturen mit aufgefaserter Oberfläche sowie zusätzlich tiefe Einrisse nachweisen. Das Kontrastmittel dringt in die degenerierten Areale des Meniskus ein, so daß dieser schollig zerfallen erscheint. **Makroskopisch** erscheint der degenerierte Meniskusanteil weich, aufgelockert, graurot, mürbe und eingerissen. Im **histologischen Schnitt** beobachten wir im myxoid aufgelockerten Meniskusgewebe Nekrosefelder und pseudozystische Hohlräume. In der Sudan-Färbung finden sich unregelmäßig große Herde einer feintropfigen Verfettung, die – im Gegensatz zur traumatischen Meniskusläsion – auch den freien Rand betrifft. Bei älteren Läsionen treten auch dystrophische Kalkablagerungen auf. Diese degenerativen Veränderungen können primär vorhanden sein oder sekundär in einer älteren traumatischen Meniskusläsion entstehen. Ein Abgrenzung läßt sich daher nur bei genauer Kenntnis des Krankheitsverlaufs treffen.

10.3.5 Gonarthrose

Die Degeneration des Kniegelenks gehört zu den häufigen Gelenkerkrankungen. Ursachen sind Achsenfehler der unteren Extremität, Meniskusschaden/-resektion, rezidivierte Blutungen (Blutergelenk), neurologische Erkrankungen (Tabes dorsalis), Osteochondrosis dissecans, Infektionen u. a. In der Frühphase steht der Bewegungsschmerz in der Knieregion im Vordergrund, später auch der Ruheschmerz. Die Beweglichkeit ist deutlich eingeschränkt. Gelegentlich lassen sich die Osteophyten tasten. Die Diagnose wird röntgenologisch gesichert.

10.3.6 Baker-Zyste

Unter pathologischen Bedingungen kommt es zu einem Übertritt von Synovia des Kniegelenks in die Bursa gastrocnemiosemimembranosa (Kniekehle). Makroskopisch handelt es sich um eine hernienartige, dünnwandige Aussackung mit Fibrinausschwitzungen. In der Wand alter Baker-Zysten lassen sich Knorpel- und Knocheneinlagerungen finden. Klinisch liegt eine Schwellung der Wade vor, die eine Thrombophlebitis vortäuschen kann. In der Kniekehle ist eine prall elastische Geschwulst zu tasten. Die klinische Untersuchung wird durch Arthroskopie, Arthrographie und Sonographie ergänzt.

10.3.7 Plica mediopatellaris

Es handelt sich um eine Hypertrophie der häufig vorkommenden Plica mediopatellaris, die durch Reibung am medialen Kondylus zu einer Chondromalazie führen kann.

10.4 Verletzungen

10.4.1 Luxation der Patella

Die Verlagerung der Patella kann angeboren (hypoplastische Patella) oder posttraumatisch bedingt sein. Klinisch liegt eine nach außen seitlich verschobene Patella vor, die sich leicht aus dem Gleitlager herausdrücken läßt. Folge ist eine eingeschränkte Streckfähigkeit.

10.4.2 Intraartikuläre Frakturen

Im Bereich des unteren Femurs kommen einseitige Kondylusabbrüche sowie Y-förmige interkondyläre Brüche vor. Die Patella weist glatte, querverlaufende Bruchlinien auf. Das proximale Tibiaende zeigt Impressions-, Spalt- und Trümmerfrakturen.

10.4.3 Traumatische Meniskusläsion

Bei dieser Verletzung handelt es sich um eine mechanische Zerreißung (Schermechanismus: Kniegelenkrotation bei fixiertem Unterschenkel) eines gesunden Meniskus infolge eines sportlichen (Patienten unter 30 Jahre alt) oder beruflichen (Patienten über 30 Jahre alt) Unfalls. Der mediale Meniskus ist etwa zehnmal häufiger betroffen als der laterale. Es kann ein vollständiger oder teilweiser Meniskusriß (Abriß des Meniskusvorder- oder -hinterhorns) vorliegen oder noch häufiger ein Substanzriß (Längs- oder Korbhenkelriß) bestehen, bei dem der Meniskus gespalten ist. Im Doppelkontrastarthrogramm (besser mit der Kernspintomographie) sind die verschiedenen Rißformen zu erkennen: Vertikalrisse, Schrägrisse, Horizontalrisse und Mischformen. Beim sog. Korbhenkelriß kommt es häufig zu einer Luxation des inneren Fragments ins Gelenk mit entsprechender Gelenksperre. Klinisch treten akuter Schmerz und eine Gelenkblokkade auf. Es entwickeln sich ein Reizerguß und ein Belastungsschmerz. Die Untersuchung besteht aus verschiedenen Methoden, die einen Provokationsschmerz auslösen. Gesichert wird die Diagnose durch die Arthroskopie.

Meniskusspätschäden: Bei einer länger zurückliegenden Meniskusverletzung sieht man einen umschriebenen Knorpelschwund im Bereich der Läsion sowie Zeichen der typischen unilokulären Arthrose mit Verschmälerung des Gelenkspalts und Randauswulstung.

Histologisch findet man in den ersten drei Wochen Zellschädigungen und umschriebene Nekrosen sowie eine reaktive Zellvermehrung mit Fibrinablagerungen im Bereich des zerfetzten Rißrands. Später kommt es zu Vernarbung und dystrophischer Verfettung, wobei – im Gegensatz zur primär degenerativen Meniskusläsion – der freie Meniskusrand fettfrei bleibt. Art des vorangegangenen Traumas und dessen Zeitpunkt müssen dem Pathologen mitgeteilt werden, um eine traumatische Meniskusläsion diagnostizieren zu können.

10.4.4 Bandverletzungen

Zu diesen Läsionen zählt der Riß eines Seiten- oder Kreuzbands. Er entsteht durch Rotation bei fixiertem Unterschenkel *und kann isoliert* oder kombiniert (*unhappy triad:* Verletzung von Innenmeniskus, vorderem Kreuzband und Innenband) sowie akut oder chronisch vorkommen. Von diagnostischer Bedeutung ist der Nachweis eines begleitenden Hämarthros.

10.5 Entzündungen

10.5.1 Gonitis

Zu den wichtigsten pathogenetischen Faktoren einer Entzündung des Kniegelenks gehören bakterielle Infektionen (Kniegelenkempyem), die chronische Polyarthritis sowie eine reaktive Synovitis bei Arthrose. Die Entzündungszeichen (Schwellung, Rötung, Schmerz, eingeschränkte Beweglichkeit) hängen von der Ursache und dem Grad der Entzündung ab. Die Diagnose wird durch die Gelenkpunktion und Untersuchung des Exsudats gestellt.

10.5.2 Bursitis praepatellaris

Die Entzündung der Bursa praepatellaris kommt bei den sog. knienden Berufen (Plattenleger, Raumpflegerinnen u. a.) gehäuft vor. Klinisch imponiert eine Schwellung vor der Patella.

10.5.3 Hoffa-Krankheit

Bei dieser Erkrankung liegt eine Liposynovitis infrapatellaris vor. Sie kommt bei älteren Männern nach langdauernder mechanischer Belastung vor. Klinisch besteht eine lokal druckschmerzhafte Schwellung.

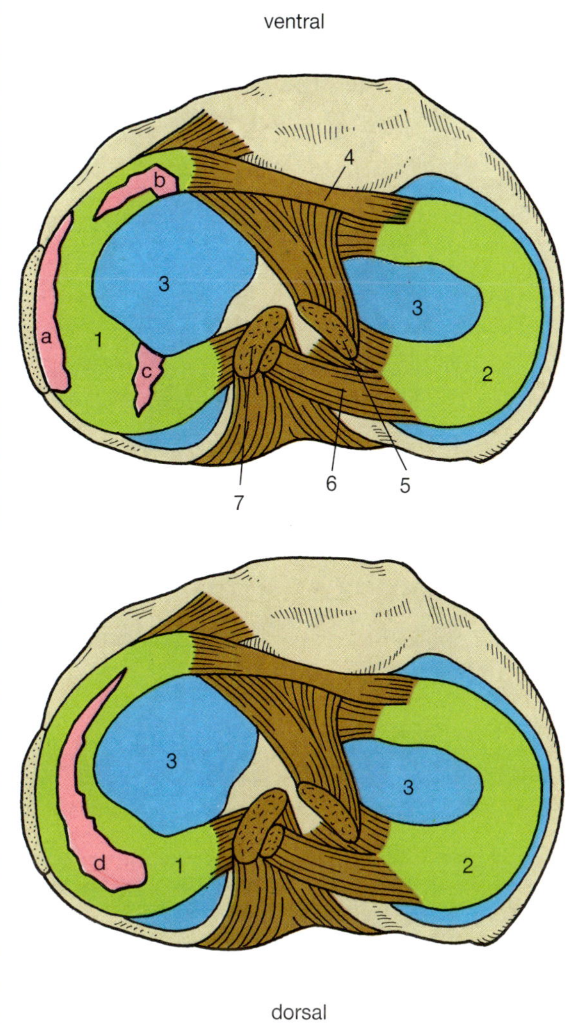

Abb. J-26: Kniegelenk (Meniscus und Bandapparat) mit traumatischen Läsionen. **1** Meniscus medialis. **2** Meniscus lateralis. **3** Facies articularis superior tibiae. **4** Ligamentum transversum genus. **5** Ligamentum cruciatum anterius. **6** Ligamentum meniscofemorale posterius. **7** Ligamentum cruciatum posterius. **a** Lösung der Meniskusbasis. **b** Hinterhornriß. **c** Vorderhornriß. **d** Korbhenkelriß.

11 Unterschenkelknochen

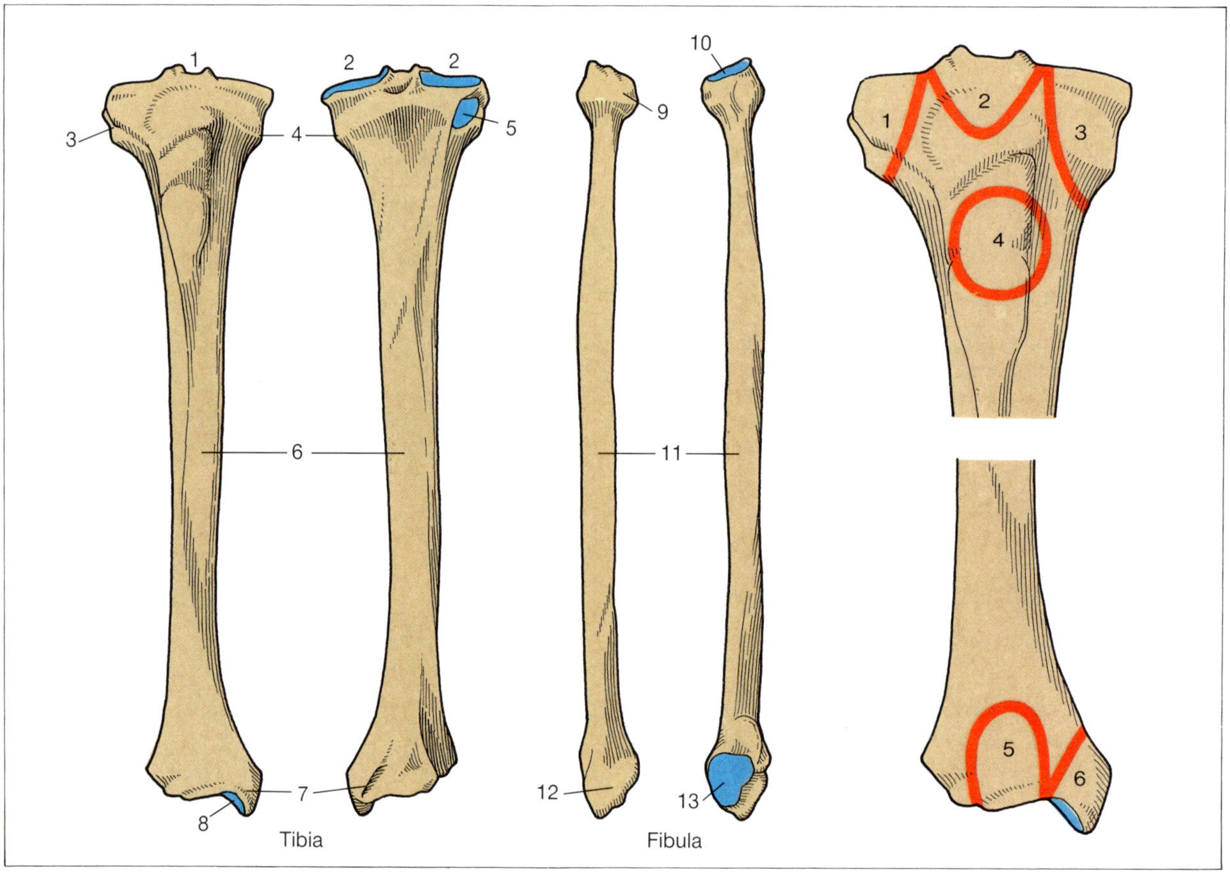

Abb. J-27: Unterschenkelknochen mit eingezeichneten Frakturlinien. Tibia: 1 Eminentia intercondylaris. **2** Facies articularis superior. **3** Condylus lateralis. **4** Condylus medialis. **5** Facies articularis fibularis. **6** Corpus tibiae. **7** Malleolus medialis. **8** Facies articularis inferior tibiae. **Fibula: 9** Caput fibulae. **10** Facies articularis capitis. **11** Corpus fibulae. **12** Malleolus lateralis. **13** Facies articularis malleoli lateralis.

11.1 Anatomie

11.1.1 Schienbein

Das Schienbein *(Tibia)* setzt sich aus einem dreiseitigen Körper *(Corpus tibiae)* sowie aus einem proximalen und einem distalen Ende zusammen. Der **Schaft** weist einen vorderen scharfen Rand *(Margo anterior)* auf, der die *Facies lateralis* und *medialis* trennt. Das **proximale Ende** besteht aus dem *Condylus lateralis.* Seine obere Seite bildet die untere Kniegelenkfläche *(Facies articularis superior),* die in der Mitte durch die *Eminentia intercondylaris* unterbrochen wird. Diese besteht aus dem *Tuberculum intercondylare mediale* und dem *T. intercondylare laterale.* Seitlich vom Condylus lateralis befindet sich die Gelenkfläche für die Fibula *(Facies articularis fibularis).* Das distale Ende weist eine größere Gelenkfläche *(Facies articularis inferior tibiae)* auf, die seitlich innen durch den *Malleolus medialis* begrenzt wird. Die Außenseite zeigt eine Vertiefung *(Incisura fibularis),* in der die Fibula mit der Tibia syndesmotisch verbunden ist.

11.1.2 Wadenbein

Der Wadenknochen *(Fibula)* setzt sich aus einem – gegenüber der Tibia – wesentlich schlankeren Körper *(Corpus fibulae)* und den beiden Enden *(Extremitas proximale et distale)* zusammen. Oben zeigt der Fibulakopf eine kleine Gelenkfläche *(Facies articularis capitis)* und einen Höcker *(Apex capitis).* Das untere Ende besteht aus dem *Malleolus lateralis* mit einer Gelenkfläche auf seiner Innenseite *(Facies articularis malleoli lateralis).* Daneben liegt eine kleine Vertiefung *(Fossa malleoli lateralis).*

11.2 Fehlbildungen – Formveränderungen

11.2.1 Kongenitale Unterschenkelpseudarthrose

Angeborene einseitige Pseudarthrose von Tibia und Fibula bei Crus varus et antecurvatum, die meist am Übergang des mittleren Drittels zum distalen Drittel der Knochen lokalisiert ist. Klinisch besteht eine abnorme Beweglichkeit sowie eine Verkürzung der Extremität.

11.2.2 Achsendeformität des Unterschenkels

Verschiedene *angeborene* (Skelettdysplasien, Hypo- oder Aplasien der Unterschenkelknochen) oder *erworbene* (Rachitis, Epiphysenwachstumsstörungen nach Trauma, Entzündung, Tumor oder Zysten sowie neuromuskuläre Erkrankungen) *Leiden* können eine gleichmäßig generalisierte oder eine kurzbogige Formveränderung des Unterschenkels hervorrufen. Je nach Ausrichtung unterscheidet man folgende Formen:

– **Crus varum:** nach innen konkav
– **Crus valgum:** nach außen konkav
– **Crus antecurvatum:** nach hinten konkav
– **Crus recurvatum:** nach vorn konkav.

11.3 Verletzungen

Im Bereich des Unterschenkels kann es zu einem doppelseitigen Bruch (Unterschenkelfraktur im engeren Sinne) oder zu einer isolierten Fraktur von Tibia bzw. Fibula kommen.

11.3.1 Frakturen im Unterschenkelbereich

- **Tibiakopffrakturen** kommen bei Stauchungen oder durch einen Schermechanismus zustande und werden nicht selten von Verletzungen der Kapsel, der Bänder und/oder des Meniskus begleitet. Es kommen monokondyläre, bikondyläre Frakturen sowie Abrisse der Eminentia intercondylea oder der Tuberositas tibiae vor. Zu den wichtigsten klinischen Befunden zählen Hämaskos, Deformierung, Einschränkung der Beweglichkeit, Schmerz und Knochenreiben.
- **Unterschenkelfrakturen im mittleren Drittel:** Sie sind Folge eines Unfalls im Straßenverkehr oder beim Sport. Dabei entwickelt sich bevorzugt eine Spiral-, seltener eine Quer- oder Trümmerfraktur. Zu den wichtigsten Komplikationen der Tibiakopf- und proximalen Unterschenkelfrakturen zählen Läsionen der Blutgefäße, der Nerven und das Kompartmentsyndrom.
- **Distale Unterschenkelfrakturen:** Bei einer vertikalen Stauchung (Sturz auf das ausgestreckte Bein) kann es – in Abhängigkeit von der Position des Fußes – zur Bildung eines vorderen und/oder hinteren *Tibiakantenfragments* kommen. Im Rahmen einer *komplexen Verletzung des oberen Sprunggelenks* (in der Regel indirektes Trauma durch Abknickung des Fußes) werden Brüche der Malleolen sowie Bandrisse beobachtet. Diese Schäden sind von der *Distorsion des oberen Sprunggelenks* abzugrenzen, bei der es zu einer Bandzerrung bis -überdehnung (Ruptur von kollagenen Fasern) kommt. Schmerzen, Hämatom und eingeschränkte Gelenkbeweglichkeit beherrschen das klinische Bild.

11.3.2 Achillessehnenruptur

Die Querruptur erfolgt vorwiegend zwei Querfinger oberhalb des Ansatzes. Sie kann durch ein direktes oder indirektes Trauma auf dem Boden einer normalen oder bereits vorgeschädigten Sehne (Entzündung, Degeneration) entstehen. Die Pathogenese ist histologisch zu klären, allerdings müssen Gewebsproben aus der Rupturstelle sowie aus einem rißfernen Anteil zur Beurteilung vorliegen. Klinisch zeigt die Inspektion eine Delle im Sehnenverlauf, die sich durch Palpation (passive Dorsalextension) bestätigen läßt. Zehengang und Zehenballenstand sind nicht durchführbar.

11.4 Entzündungen

Die Tibia (obere Metaphyse) ist eine bevorzugte Lokalisation der hämatogenen Osteomyelitis.

11.5 Neubildungen

Tibia	
Osteosarkom	33%
Riesenzelltumor, nichtossifizierendes Fibrom	je 11%
Chondrosarkom	10%
Fibröse Dysplasie	6%
Ewing-Sarkom	5%
Chondroblastom, Fibrosarkom, chondromyxoides Fibrom, Osteoidosteom	je 3%
Angiosarkom, Osteochondrom, Osteoblastom, aneurysmale Zyste	je 2%
Malignes Lymphom, solitäre Zyste, Chondrom, eosinophiles Granulom	1%
Fibula	
Ewing-Sarkom	23%
Osteosarkom	22%
Aneurysmale Zyste	11%
Riesenzelltumor	9%
Chondrosarkom	7%
Nichtossifizierendes Fibrom	5%
Osteoidosteom, solitäre Zyste	je 4%
Fibrosarkom, fibröse Dysplasie	je 3%
Chondroblastom, Osteoblastom, Osteochondrom	je 2%
Malignes Lymphom, Angiom, chondromyxoides Fibrom	je 1%

12 Sprunggelenk – Fuß

12.1 Anatomie

Der Fuß setzt sich aus der Fußwurzel, dem Mittelfuß und den Zehen zusammen. Die Fußunterfläche zeigt eine längsgerichtete und eine querverlaufende Wölbung. Letztere ist im Vorfuß lokalisiert und führt bei Abflachung zum Spreizfuß. Das Längsgewölbe reicht hinten bis zur Ferse und vorn bis zu den Köpfen des ersten und fünften Metatarsalknochens.

12.1.1 Fußwurzel

Der knöcherne Anteil der Fußwurzel besteht aus sieben Knochen: Sprungbein *(Talus)*, Fersenbein *(Calcaneus)*, Kahnbein *(Os naviculare)*, Würfelbein *(Os cuboideum)* und aus den drei Keilbeinen *(Ossa cuneiformia)*. Der Talus weist an der Oberseite eine große, konvexe Gelenkfläche *(Trochlea tali)* auf, die sich auf beiden Seiten als kleinere Gelenkflächen *(Facies malleolaris medialis et lateralis)* fortsetzt.

12.1.2 Mittelfuß

Der Mittelfuß *(Metatarsus)* besteht aus den fünf Mittelfußknochen *(Ossa metatarsalia)*. Dabei handelt es sich um Röhrenknochen mit einem proximalen konkaven Ende *(Basis)* und einem distalen konvexen Kopf *(Caput)*. Der fünfte Mittelfußknochen zeigt einen äußeren Fortsatz *(Tuberositas ossis metatarsalis)*.

12.1.3 Zehen

Die 14 Zehenknochen *(Phalanges)* unterteilen sich in proximale, mittlere und distale Phalangen. Die große Zehe besitzt nur zwei Phalangen.

12.1.4 Sesamknochen

Am Metatarsophalangealgelenk (besonders am Kopf des *Os metatarsale I*) findet man kleine Sesamknochen.

12.1.5 Fußgelenke

Das **obere Sprunggelenk** *(Articulatio talocruralis)* besteht aus den unteren Gelenkflächen von Tibia und Fibula sowie aus der Talusrolle. Das Gelenk wird von einer Kapsel umgeben und durch mehrere Bänder verstärkt. Das **untere Sprunggelenk** setzt sich aus zwei voneinander unabhängigen Gelenken *(Articulatio subtalaris* und *Articulatio talocalcaneonavicularis)* zusammen.

Die Gelenke zwischen Fußwurzel- und Mittelfußknochen zeigen eine nur geringe Beweglichkeit (Amphiarthrosen). Ihre Kapsel wird durch Bänder verstärkt. Die Zehengelenke bestehen aus den Articulationes metatarsophalangeae und den Articulationes interpha-

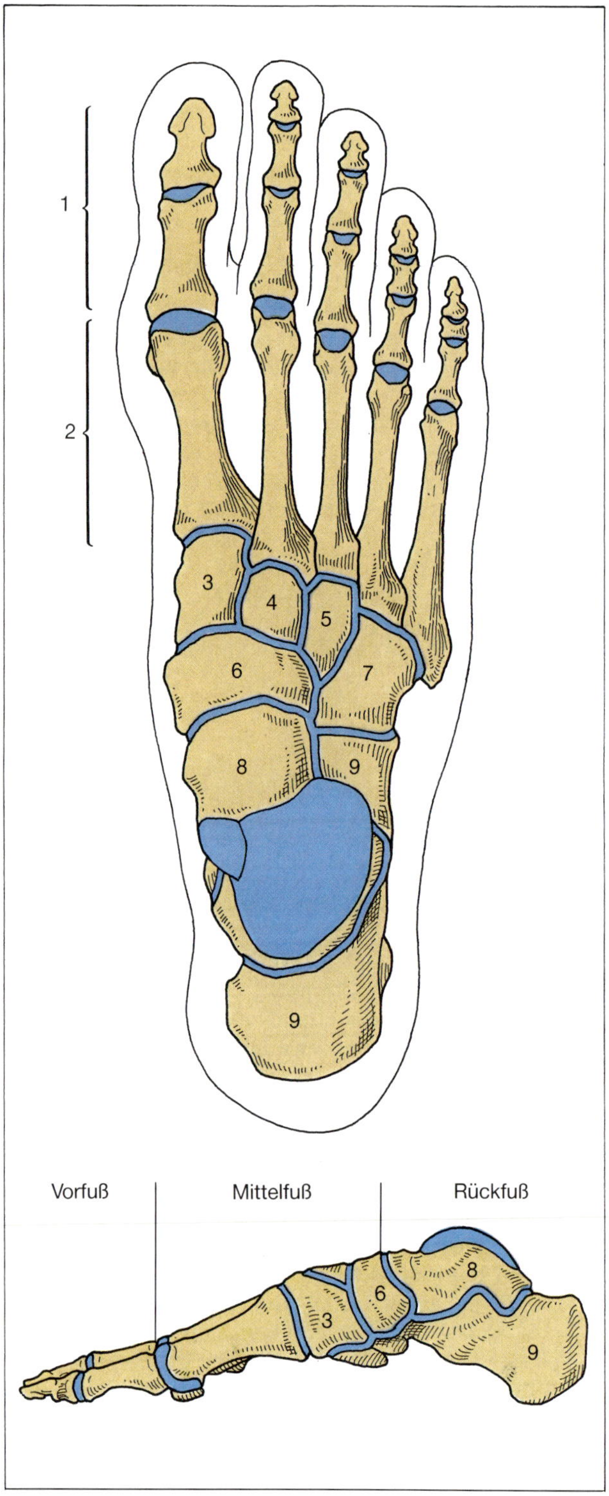

Abb. J-28: Fußskelett (dorsale und laterale Ansicht). **1** Ossa digitorum pedis (I–V mit Phalanx proximalis, media et distalis). **2** Ossa metatarsalia (I–V). **3** Os cuneiforme mediale. **4** Os cuneiforme medium. **5** Os cuneiforme laterale. **6** Os naviculare. **7** Os cuboideum. **8** Talus. **9** Calcaneus.

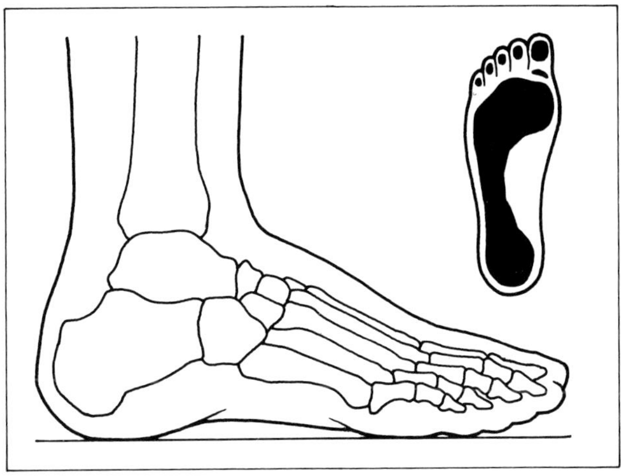

Abb. J-29: Gesunder Fuß

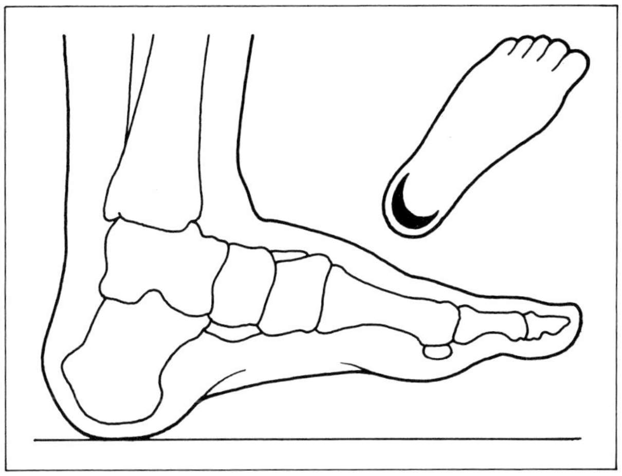

Abb. J-30: Hackenfuß

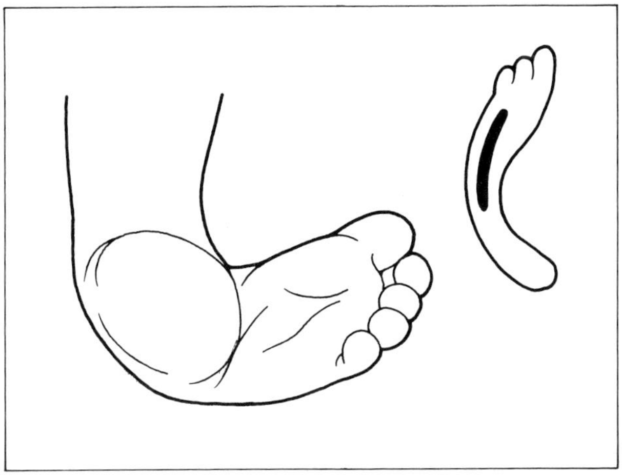

Abb. J-31: Klumpfuß

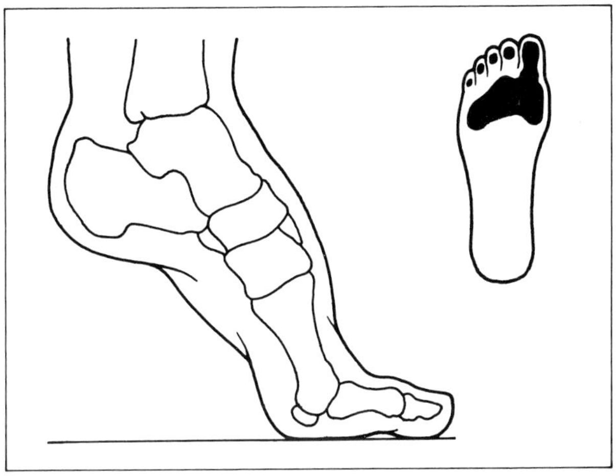

Abb. J-32: Spitzfuß

langeae. Die **Bänder** verbinden Tibia und Fibula untereinander und mit der Fußwurzel. Die Bänder sind seitlich *(Ligamentum deltoideum, L. talofibulare, L. talotibialis, L. calcaneofibulare)*, dorsal *(L. talonaviculare und talofibulare anterior)*, plantar *(L. plantare longum, L. calcaneonaviculare)* und hinten *(L. talocalcaneum posterius)* lokalisiert.

12.2 Fehlbildungen – Formveränderungen

12.2.1 Klumpfuß

Beim **Pes equinovarus** handelt es sich um eine komplexe Deformität, die aus einem Spitz-Hohlfuß mit Supinationsstellung des Fersenbeins, einer Subluxation des Chopart-Gelenks und einer Verkürzung der Achillessehne besteht. Diese Veränderungen (unmittelbar nach der Geburt zu diagnostizieren und behandeln!) können auch isoliert – als eigenständige Krankheitsbilder – oder als Folge einer neuromuskulären Erkrankung vorkommen (Spina bifida, Zerebralparesen, Arthrogryposis multiplex congenita).

12.2.2 Spitzfuß

Beim **Pes equinus** besteht ein Fersenhochstand, der sich funktionell wie eine Beugekontraktur im oberen Sprunggelenk auswirkt. Diese Deformität kommt bei Zerebralparesen, traumatisch bedingter Verkürzung der Achillessehne oder bei längerer Bettlägerigkeit (Verkürzung des M. gastrocnemius durch nicht abgestützten Fuß) vor. Als Komplikation kann die einseitige Extremitätenüberlänge zu einem Genu recurvatum und zur Lumbalskoliose führen.

12.2.3 Hängefuß

Infolge einer Lähmung der Extensoren kann der Fuß nicht mehr aktiv gehoben werden. Zu den Ursachen zählen Poliomyelitis, Diskusprolaps mit Kompression der Nervenwurzeln L5 sowie eine Schädigung des N. peronaeus am Fibulaköpfchen.

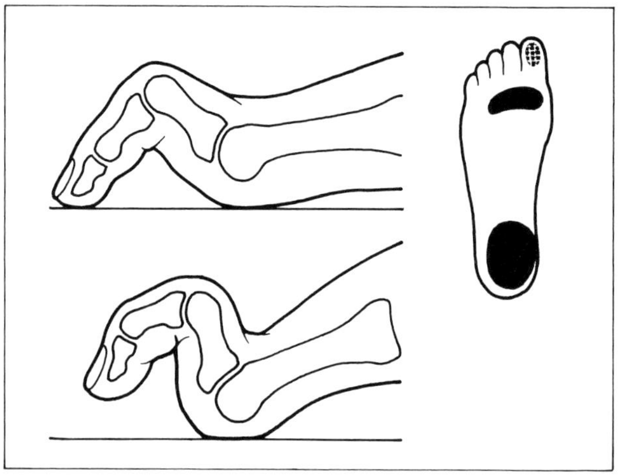

Abb. J-33: Krallen- und Hammerzehe

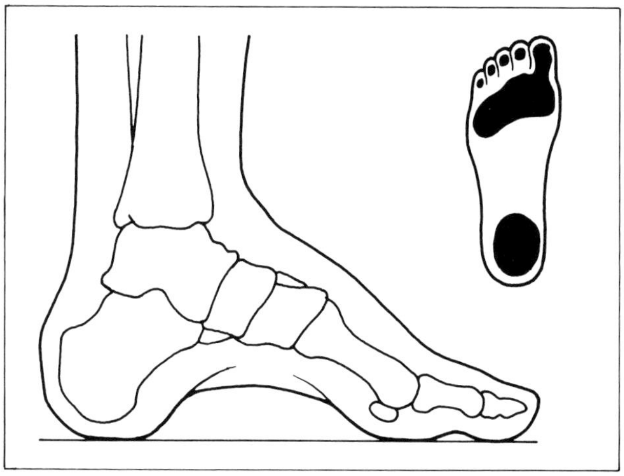

Abb. J-34: Hohlfuß

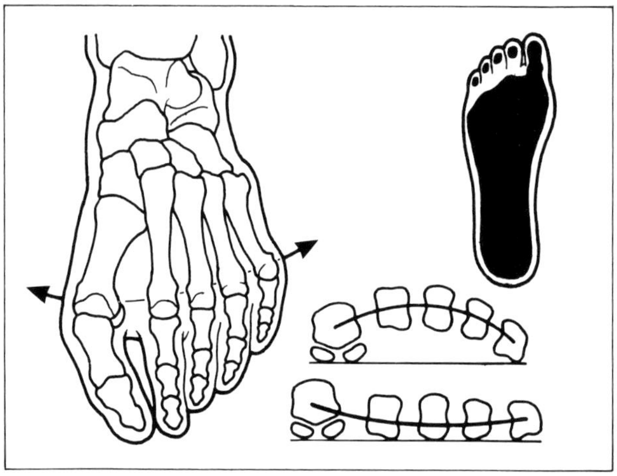

Abb. J-35: Spreizfuß

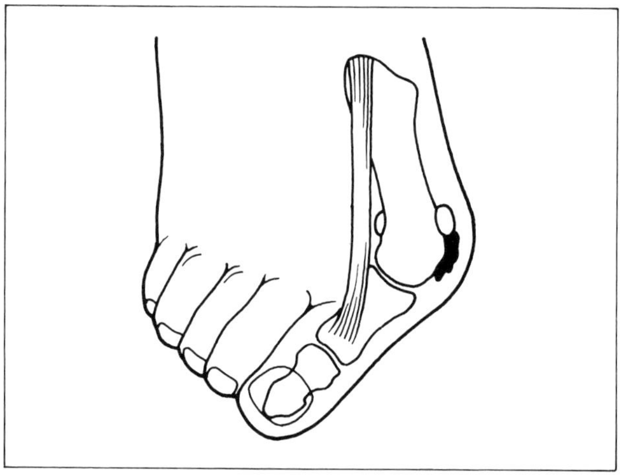

Abb. J-36: Hallux valgus

12.2.4 Hackenfuß

Pes calcaneus ist eine Steilstellung der Ferse, die auf eine intrauterine Zwangsposition zurückzuführen ist. Diese Deformität kann auch postnatal infolge eines Ausfalls der Wadenmuskulatur (Läsion des N. tibialis, Durchtrennung der Achillessehne) erworben sein.

12.2.5 Hohlfuß

Verstärkte Fußwölbung bei verschiedenen neuromuskulären Erkrankungen. Sie kann durch Krallenzehen kompliziert werden.

12.2.6 Spreizfuß

Beim **Pes transversoplanus** liegt eine schmerzhafte Fußdeformität vor, bei der das Quergewölbe (Plattfuß, Pes planus) abgeflacht ist, so daß es zu einer verstärkten Belastung der Metatarsalien II–IV kommt. Durch die Fehlstatik weichen die Metatarsalköpfe auseinander. Sekundär können sich Zehendeformitäten entwickeln (z. B. Hallux valgus).

12.2.7 Hallux valgus

Die Großzehe befindet sich in Valgusstellung, das Os metatarsale I in Varusstellung. Diese Deformität ist in der Regel erworben (siehe Spreizfuß). Sie kommt auch als Zeichen einer Arthrose im Grundgelenk der Großzehe vor. Auf der Innenseite des Metatarsalköpfchens I entwickelt sich eine schmerzhafte Bursitis.

12.2.8 Hallux rigidus

Isolierte Arthrose des Grundgelenks der Großzehe mit Beugekontraktur. Der Patient kann nicht auf Zehenspitzen stehen. Differentialdiagnostisch ist eine Gicht (Podagra) abzugrenzen, bei der die Schmerzen anfallsweise auftreten.

12.2.9 Hammerzehe

Es liegt ein gestrecktes Grundgelenk und eine fixierte Beugung im Zehenendgelenk vor.

12.2.10 Krallenzehe

Man erkennt gebeugte Mittel- und Endgelenke bei Überstreckung des Grundgelenks. Hammer- und Krallenzehen kommen als Teilmanifestation eines Hallux valgus oder eines Spitzfußes vor. Ferner treten sie auch bei neuromuskulären Erkrankungen auf.

12.2.11 Sichelfuß *(Pes adductus)*, Knickfuß *(Pes valgus)*

12.3 Degenerative Veränderungen

12.3.1 Arthrose des oberen Sprunggelenks

Bei der talokruralen Arthrose handelt es sich in der Regel um einen erworbenen Verschleiß, der sich auf dem Boden einer Vorerkrankung (Fehlstellung, Sprunggelenkfrakturen) entwickelt. Klinisch besteht eine schmerzhafte Einschränkung der Gelenkbeweglichkeit.

12.3.2 Achillodynie

Schmerzen im Ansatzbereich der Achillessehne sind Folge einer chronischen Degeneration nach einer Entzündung oder Stoffwechselerkrankung (Gicht). Diese degenerativen Veränderungen werden von einer Paratendinitis begleitet. Die Achilessehne erscheint verdickt, die Verschieblichkeit eingeschränkt. Bei diesem Leiden sind Knochen- und Sprunggelenkerkrankungen röntgenologisch auszuschließen.

12.4 Verletzungen

12.4.1 Bandrupturen

Die Außenbandruptur ist Folge eines Umknickens des Fußes nach innen (kommt besonders häufig beim Laufsport vor). Es liegen eine Schwellung des Sprunggelenks mit Druckschmerz im Rupturbereich sowie eine eingeschränkte oder aufgehobene Beweglichkeit vor. Passiv läßt sich das Gelenk nach außen aufklappen. Durch eine Röntgenaufnahme sollte eine *flake fracture* (Abschälungsfraktur) ausgeschlossen werden.

12.4.2 Tibialis-anterior-Syndrom

Bei einer Einengung der Tibialis-anterior-Loge (Raum vor Tibia, Fibula und Membrana interossea) entwickelt sich infolge einer Ischämie eine örtliche Schädigung von Muskeln und Nerven. Ursachen sind Frakturhämatome sowie Muskelödeme.

12.4.3 Kalkaneusfraktur

Bei Stürzen aus großer Höhe treten vorwiegend Trümmerfrakturen in diesem Knochen auf. Ein plötzlicher Zug auf die Achillessehne kann zu einem Abrißbruch führen.

12.4.4 Metatarsalfrakturen

Diese Knochenbrüche können isoliert vorkommen. Sie werden besonders bei untrainierten Menschen beobachtet, bei denen der Mittelfuß einer mechanischen Dauerbelastung (langer Marsch) ausgesetzt ist. In diesen Fällen spricht man von einer Marsch- oder Dauerfraktur. Bei einem Bruch des ersten oder fünften Metatarsalknochens kann das Fußgewölbe geschädigt werden. Von diagnostischer Bedeutung ist, daß die Metatarsalfrakturen erst nach einigen Wochen – im Rahmen der Kallusbildung – röntgenologisch sichtbar werden. Im Knochenszintigramm werden die Umbauvorgänge frühzeitig nachgewiesen und ermöglichen eine rechtzeitige Diagnose.

12.5 Entzündungen

Zu den wichtigsten Entzündungen im Sprunggelenk und im Fuß zählen chronische Polyarthritis, Arthritis psoriatica und Arthritis urica.

12.6 Neubildungen

Tarsus	
Osteoblastom	23%
Chondroblastom	19%
Osteoidosteom	15%
Chondrosarkom	10%
Aneurysmale Zyste	8%
Nichtossifizierendes Fibrom, Angiom, fibröse Dysplasie	je 5%
Osteosarkom, Ewing-Sarkom, Angiosarkom, chondromyxoides Fibrom	je 2,5%
Metatarsus und Phalangen	
Chondrosarkom	27%
Chondromyxoides Fibrom	17%
Osteochondrom	13%
Riesenzelltumor, aneurysmale Zyste, fibröse Dysplasie	je 9%
Osteosarkom, Chondroblastom, Osteoidosteom, Osteoblastom	je 4%

K. Sachverzeichnis

L. Quellennachweis der Abbildungen

Adler CP. Knochenkrankheiten. Stuttgart, New York: Thieme, 1983

Cotta H. Orthopädie. Stuttgart, New York: Thieme, 1984

Faller A. Der Körper des Menschen. Stuttgart, New York: Thieme, 1988

Frick H, Leonhardt H, Starck D. Allgemeine Anatomie. Spezielle Anatomie I. Stuttgart, New York: Thieme, 1987

Kuner E, Schlosser V. Traumatologie. Stuttgart, New York: Thieme, 1988

Niethard FU, Pfeil J. Orthopädie. MLP – Duale Reihe. Stuttgart: Hippokrates, 1989

Platzer W. Bewegungsapparat. In: Taschenatlas der Anatomie. Kahle W, Leonhard H, Platzer W (Hrsg). Stuttgart, New York: Thieme, 1984

Staubesand J (Hrsg). Sobotta – Atlas der Anatomie des Menschen. München, Wien, Baltimore: Urban & Schwarzenberg, 1988

Thomas C. Histopathologie. 10. Aufl. Stuttgart, New York: Schattauer, 1986

Thomas C. Makropathologie. 7. Aufl. Stuttgart, New York: Schattauer, 1987